KRAUSE

ALIMENTOS, NUTRIÇÃO E DIETOTERAPIA
Perguntas e Respostas

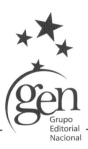

O GEN | Grupo Editorial Nacional – maior plataforma editorial brasileira no segmento científico, técnico e profissional – publica conteúdos nas áreas de ciências da saúde, exatas, humanas, jurídicas e sociais aplicadas, além de prover serviços direcionados à educação continuada e à preparação para concursos.

As editoras que integram o GEN, das mais respeitadas no mercado editorial, construíram catálogos inigualáveis, com obras decisivas para a formação acadêmica e o aperfeiçoamento de várias gerações de profissionais e estudantes, tendo se tornado sinônimo de qualidade e seriedade.

A missão do GEN e dos núcleos de conteúdo que o compõem é prover a melhor informação científica e distribuí-la de maneira flexível e conveniente, a preços justos, gerando benefícios e servindo a autores, docentes, livreiros, funcionários, colaboradores e acionistas.

Nosso comportamento ético incondicional e nossa responsabilidade social e ambiental são reforçados pela natureza educacional de nossa atividade e dão sustentabilidade ao crescimento contínuo e à rentabilidade do grupo.

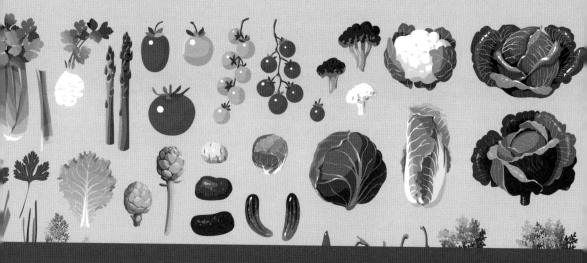

KRAUSE

ALIMENTOS, NUTRIÇÃO E DIETOTERAPIA

Perguntas e Respostas

Glorimar Rosa

Nutricionista
Mestre em Ciências (Bioquímica Nutricional)
Doutora em Ciência
Professora Associada de Nutrição Clínica
Instituto de Nutrição Josué de Castro
Programa de Pós-Graduação em Cardiologia da Faculdade de Medicina da Universidade Federal do Rio de Janeiro

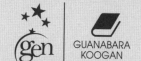

- A autora deste livro e o GEN | Grupo Editorial Nacional Participações S/A empenharam seus melhores esforços para assegurar que as informações e os procedimentos apresentados no texto estejam em acordo com os padrões aceitos à época da publicação, *e todos os dados foram atualizados pela autora até a data da entrega dos originais à editora.* Entretanto, tendo em conta a evolução das ciências da saúde, as mudanças regulamentares governamentais e o constante fluxo de novas informações sobre terapêutica medicamentosa e reações adversas a fármacos, recomendamos enfaticamente que os leitores consultem sempre outras fontes fidedignas, de modo a se certificarem de que as informações contidas neste livro estão corretas e de que não houve alterações nas dosagens recomendadas ou na legislação regulamentadora.

- Data de fechamento do livro: 28/01/2021

- A autora e a editora se empenharam para citar adequadamente e dar o devido crédito a todos os detentores de direitos autorais de qualquer material utilizado neste livro, dispondo-se a possíveis acertos posteriores caso, inadvertida e involuntariamente, a identificação de algum deles tenha sido omitida.

- Some content from Mahan Krause's Food & the Nutrition Care Process 14ed 9780323340755 by L. Kathleen Mahan and Janice L. Raymond (Copyright © 2017 Elsevier Inc, All rights Reserved) is used with permission from Elsevier Inc.

- Parte do conteúdo de Mahan Krause's Food & the Nutrition Care Process 14ed 9780323340755 de L. Kathleen Mahan and Janice L. Raymond (Copyright © 2017 Elsevier Inc, All rights Reserved) é publicada por acordo com a Elsevier Inc.

- **Atendimento ao cliente:** (11) 5080-0751 | faleconosco@grupogen.com.br

- Direitos exclusivos para a língua portuguesa
  Copyright © 2021 by
  GEN | Grupo Editorial Nacional S.A.
  Publicado pelo selo Editora Guanabara Koogan

  Travessa do Ouvidor, 11
  Rio de Janeiro – RJ – CEP 20040-040
  www.grupogen.com.br | faleconosco@grupogen.com.br

- Reservados todos os direitos. É proibida a duplicação ou reprodução deste volume, no todo ou em parte, em quaisquer formas ou por quaisquer meios (eletrônico, mecânico, gravação, fotocópia, distribuição pela Internet ou outros), sem permissão, por escrito, do GEN | Grupo Editorial Nacional Participações S/A.

- Editoração eletrônica: Estúdio Castellani

- Ficha catalográfica

R694B
    Rosa, Glorimar
        Krause : alimentos, nutrição e dietoterapia : perguntas e respostas / Glorimar Rosa – 1. ed. – Rio de Janeiro : GEN | Grupo Editorial Nacional S.A. Publicado pelo selo Editora Guanabara Koogan Ltda., 2021.
        352 p. ; 24 cm.

        Inclui bibliografia
        ISBN 9788595151130

        1. Nutrição. 2. Dietoterapia. 3. Alimentos.

19-61163
                                                            CDD: 615.854
                                                           CDU: 615.874.2

Vanessa Mafra Xavier Salgado – Bibliotecária – CRB-7/66440

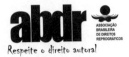

Deus quer, o homem sonha, a obra nasce.
Fernando Pessoa

Dedicatória

*Dedico esta obra aos meus ex-alunos, alunos e pacientes
que me inspiram diariamente a me aperfeiçoar
e evoluir como pessoa e profissional.*

Agradecimentos

A Deus, pelo dom da vida, infinito amor e misericórdia sempre presentes em minha vida.

Aos meus pais Edyr Rosa (*in memoriam*) e Jurema da Conceição Rosa, pelo amor, princípios, valores transmitidos e estímulo para enfrentar todas as dificuldades.

Às minhas avós Djanira da Silva Rosa e Palmira Ferreira da Conceição, mulheres guerreiras, a minha eterna gratidão.

Aos meus familiares, em especial, o meu menino Bernardo Mourão, que alegra meu viver e é responsável pela maioria dos meus sorrisos.

À minha maninha do coração, Leila, pelo amor, carinho, incentivo e força constantes.

Aos meus meninos peludos Teddy (*in memoriam*), Blair e Willie, pelo amor incondicional.

Prefácio

Como nutricionista e docente da área de Nutrição Clínica durante as últimas quatro décadas, posso afirmar que o livro *Krause | Alimentos, Nutrição e Dietoterapia*, assim denominado desde a primeira tradução aqui no Brasil, em 1989, é, desde então, considerado o livro-texto de referência em Nutrição.

Krause | Alimentos, Nutrição e Dietoterapia passou por relevantes revisões e complementações conforme o avanço da ciência da nutrição. Conceitos foram reformulados e fundamentados em evidências científicas até a 14ª edição, publicada em 2018, além da ampliação de conteúdos desde as primeiras edições. Destacamos alguns como inflamação e fisiopatologia da doença crônica; clínica | genômica nutricional; comportamento e meio ambiente | o indivíduo na comunidade; fornecimento de alimento e nutrientes | diretrizes de dieta, padrões de nutrientes e competência cultural (neste com referência ao guia alimentar para a população brasileira do ministério da saúde); nutrição voltada ao exercício e ao desempenho esportivo, sem esquecer a abordagem preventiva e os cuidados paliativos, entre outros. Para cada um dos conceitos abordados, foram incluídas indicações de *sites* úteis.

A proposta deste livro vai além de ser simplesmente um compilado de "perguntas e respostas", uma vez que o livro Krause é considerado leitura fundamental, em praticamente todas as referências de concursos. Atualmente, a velocidade e o ritmo de aquisição de conhecimentos criaram uma seletividade assustadora. Com minha experiência como educadora, percebo que a problematização entre a teoria e a prática potencializa e impulsiona a construção de conhecimentos, com grande potencial pedagógico para preparar profissionais e cidadãos para uma sociedade em rápidas transformações. Os casos clínicos comentados tem por objetivo estimular os leitores e estudiosos ao processo de ação-reflexão para soluções e aplicações possíveis, com criatividade e criticidade quanto à realidade das situações apresentadas.

Este livro contribuirá para um estudo sistematizado, além de promover a (re)significação de práticas para profissionais das diversas áreas da Nutrição.

Bom estudo!

Eliane Moreira Vaz

Professora Aposentada do Instituto de Nutrição Josué de Castro da Universidade Federal
do Rio de Janeiro. Doutora em Nutrição pela Universidade de Granada (Espanha).
Mestre em Nutrição Humana pela Universidade de Chile (Chile). Nutricionista Clínica.
Membro da Comissão de Avaliadores do Conselho Federal de Nutricionistas (CFN).

Apresentação

A ciência da Nutrição se transforma diariamente e com impressionantes avanços científicos. Por outro lado, vivenciamos a valorização da ética e do humanismo, que exige um jeito novo de ensinar e aprender com base na problematização.

Nesse contexto, surgiu a ideia desta obra, baseada no livro *Krause | Alimentos, Nutrição e Dietoterapia*, considerado o livro mais importante na formação do nutricionista. Nosso objetivo é direcionar o aprendizado para a prática clínica, capacitando o leitor a aplicar a teoria baseada em evidências científicas apresentada no livro da Krause.

Este livro contempla questões objetivas comentadas e casos clínicos sobre os temas mais pertinentes da prática clínica, que possibilitarão aprendizado diferenciado ao leitor.

Sumário

PARTE 1 **Perguntas**...1

Digestão, Absorção, Transporte e Excreção de Nutrientes.................3
Ingestão | Energia..5
Inflamação e Fisiopatologia da Doença Crônica.........................6
Ingestão | Análise da Dieta...8
Clínica | Genômica Nutricional.......................................10
Clínica | Água, Eletrólitos e Equilíbrio Acidobásico.................12
Clínica | Avaliação Bioquímica, Física e Funcional...................13
Clínica | Interações de Alimentos e Fármacos.........................17
Comportamento e Meio Ambiente | O Indivíduo na Comunidade............19
Alimento e Nutrição | Terapia Nutricional............................21
Nutrição para a Saúde Reprodutiva e Aleitamento......................26
Nutrição na Lactância..28
Nutrição na Infância...30
Nutrição na Adolescência...31
Nutrição na Idade Adulta...33
Nutrição no Envelhecimento...34
Nutrição no Controle da Massa Corporal...............................36
Nutrição nos Transtornos Alimentares.................................45
Nutrição Voltada ao Exercício e ao Desempenho Esportivo..............52
Nutrição e Saúde dos Ossos...55
Nutrição para Saúde Oral e Dental....................................58
Terapia de Nutrição Médica para Reações Adversas aos Alimentos |
  Alergia e Intolerâncias..62
Dietoterapia para as Doenças do Sistema Gastrintestinal Superior.....65
Dietoterapia para as Doenças do Sistema Gastrintestinal Inferior.....72
Dietoterapia para Doenças Hepatobiliares e Pancreáticas..............81
Dietoterapia para Diabetes Melito e Hipoglicemia de Origem não Diabética....96
Dietoterapia para Doenças das Glândulas Tireoide e Suprarrenais.....102
Dietoterapia para Anemia..104
Dietoterapia nas Doenças Pulmonares.................................108
Dietoterapia para Doença Cardiovascular.............................112
Dietoterapia nas Doenças Renais.....................................121

xvi Krause | Alimentos, Nutrição e Dietoterapia – Perguntas e Respostas

Dietoterapia para Prevenção e Tratamento do Câncer e Sobreviventes de
Câncer. 129
Dietoterapia em HIV/AIDS 138
Dietoterapia em Cuidados Intensivos 145
Dietoterapia para Doença Reumática. 147
Dietoterapia para Doenças Neurológicas 152
Dietoterapia nos Transtornos Psiquiátricos e Cognitivos 159
Dietoterapia para Lactentes com Baixo Peso ao Nascer 165
Dietoterapia para Distúrbios Metabólicos Genéticos 168
Dietoterapia para Distúrbios de Deficiência Intelectual e do Desenvolvimento. . 170

PARTE 2 **Respostas, Comentários e Referências Bibliográficas**. . . . 173

Digestão, Absorção, Transporte e Excreção de Nutrientes 175
Ingestão | Energia 176
Inflamação e Fisiopatologia da Doença Crônica. 177
Ingestão | Análise da Dieta 179
Clínica | Genômica Nutricional 181
Clínica | Água, Eletrólitos e Equilíbrio Acidobásico 182
Clínica | Avaliação Bioquímica, Física e Funcional. 184
Clínica | Interações de Alimentos e Fármacos. 187
Comportamento e Meio Ambiente | O Indivíduo na Comunidade 188
Alimento e Nutrição | Terapia Nutricional. 191
Nutrição para a Saúde Reprodutiva e o Aleitamento 195
Nutrição na Lactância 199
Nutrição na Infância 201
Nutrição na Adolescência. 202
Nutrição na Idade Adulta. 205
Nutrição no Envelhecimento 207
Nutrição no Controle da Massa Corporal 209
Nutrição nos Transtornos Alimentares. 217
Nutrição Voltada ao Exercício e ao Desempenho Esportivo. 222
Nutrição e Saúde dos Ossos 226
Nutrição para a Saúde Oral e Dental 229
Terapia de Nutrição Médica para Reações Adversas aos Alimentos |
Alergia e Intolerâncias. 233
Dietoterapia para as Doenças do Sistema Gastrintestinal Superior. 236
Dietoterapia para as Doenças do Sistema Gastrintestinal Inferior 241
Dietoterapia para Doenças Hepatobiliares e Pancreáticas 248
Dietoterapia para Diabetes Melito e Hipoglicemia de Origem Não Diabética . . 257
Dietoterapia para Doenças das Glândulas Tireoide e Suprarrenais. 262
Dietoterapia para Anemia 266
Dietoterapia nas Doenças Pulmonares 270

Dietoterapia para Doença Cardiovascular 275
Dietoterapia nas Doenças Renais 287
Dietoterapia para Prevenção e Tratamento do Câncer e Sobreviventes de
  Câncer. 294
Dietoterapia em HIV/AIDS 300
Dietoterapia em Cuidados Intensivos 308
Dietoterapia para Doença Reumática. 312
Dietoterapia para Doenças Neurológicas 316
Dietoterapia nos Transtornos Psiquiátricos e Cognitivos 320
Dietoterapia para Lactentes com Baixo Peso ao Nascer 325
Dietoterapia para Distúrbios Metabólicos Genéticos 328
Dietoterapia para Distúrbios de Deficiência Intelectual e do Desenvolvimento. . 331

PARTE I

Perguntas

Digestão, Absorção, Transporte e Excreção de Nutrientes

Os processos de ingestão, digestão e utilização de nutrientes são importantes para identificar todas as áreas de inadequação ou de excesso alimentar – isso porque, se houver a necessidade de alguma modificação na dieta, o nutricionista deve obter o diagnóstico nutricional apropriado para que se realize uma intervenção eficiente, levando a um grau desejável de saúde nutricional. Esse diagnóstico deve contemplar: função gastrintestinal alterada; desequilíbrio na ingestão de nutrientes; utilização alterada de nutrientes dietéticos; biomarcadores nutricionais alterados; ingestão de fluidos inadequada ou excessiva; e interação de alimentos e medicamentos.

O sistema gastrintestinal (SGI) é um dos tecidos mais ativos metabolicamente e tem o maior número de células do sistema imunológico. A saúde do corpo, portanto, depende em grande parte de um SGI saudável e funcional.

O ótimo funcionamento do SGI humano parece girar mais em torno de um suprimento alimentar constante do que de um consumo de grandes quantidades de alimentos interrompido por jejuns prolongados. No processo de digestão, diversas enzimas são mobilizadas; há digestão de lipídios, carboidratos e proteínas, reduzindo-os em tamanho. No intestino delgado, em razão da presença de alimento no SGI, há a liberação de hormônios, além da absorção de quase todos os macronutrientes, minerais, vitaminas, oligoelementos e fluidos, antes que o quimo chegue ao cólon.

O intestino grosso também oferece armazenamento temporário para resíduos, enquanto o cólon distal, o reto e o ânus controlam a defecação.

1ª QUESTÃO

O sistema gastrintestinal secreta mais de trinta famílias de hormônios envolvidos no controle da fome e da saciedade. Assim, avalie a veracidade das afirmações a seguir, relativas à ação dos hormônios gastrintestinais.

I. O polipeptídeo insulinotrópico dependente de glicose (GIP), e o peptídeo semelhante ao glucagon 1 (GLP-1), a oxintomodulina, o polipeptídeo pancreático e a bombesina enviam sinais para reduzir a fome e aumentar a saciedade.

II. O GLP-1 e o GIP são incretinas que ajudam a aumentar a glicemia ao diminuir as concentrações de insulina.

III. A colecistocinina estimula o pâncreas a secretar enzimas, bicarbonato e água, bem como a contração da vesícula biliar.

IV. A somatostatina liberada pelas células D do antro e do piloro durante o jejum estimula a motilidade e a secreção de hormônios do estômago e do intestino.

É **correto** o que se afirma na(s):

    a) Opção I
    b) Opção III
    c) Opções I e III
    d) Opções II e IV
    e) Opções I, II e IV

2ª QUESTÃO

A absorção dos minerais cátions é complexa e se dá por meio do processo chamado quelação, que consiste na ligação com:

a) Ligando, que normalmente é um ácido ou aminoácido, para se apresentar em um formato absorvível pelas células intestinais
b) Proteínas de transporte, que facilitam o transporte do mineral através da membrana de borda em escova
c) Vitaminas hidrossolúveis, que garantem o transporte passivo do mineral através da membrana dos enterócitos
d) Lipídios, formando micelas solúveis que atravessam a membrana basolateral dos enterócitos
e) Nenhuma das anteriores

3ª QUESTÃO

As enzimas digestivas são sintetizadas por células especializadas. Correlacione cada enzima com sua respectiva ação.

I. Alfa-amilase	( ) Hidrolisa ligações peptídicas terminais para formar aminoácidos
II. Lipase	( ) Hidrolisa a elastina, formando peptídeos e aminoácidos
III. Carboxipeptidase	( ) Dá origem a monoglicerídeos e ácidos graxos
IV. Quimotripsina	( ) Ativa a tripsina
V. Enteroquinase	( ) Forma dextrinas e maltose
VI. Elastase	( ) Origina polipeptídeos

a) II, IV, V, III, I, VI
b) I, V, IV, III, VI, II
c) III, VI, II, V, I, IV
d) V, III, II, VI, IV, I
e) IV, II, I, III, V, VI

4ª QUESTÃO

Algumas fibras, como o amido resistente, não são digeridas pelos seres humanos e, juntamente com fragmentos de aminoácidos e muco desprendido do intestino, são fermentados pela microbiota intestinal. Durante esse processo, inúmeros nutrientes são formados, como as vitaminas:

a) K_2, cobalamina, tiamina e riboflavina
b) D, piridoxina, ácido fólico e niacina
c) C, ácido pantotênico, cobalamina e riboflavina
d) A, tiamina, biotina e piridoxina
e) K_1, cianocobalamina, niacina e ácido fólico

5ª QUESTÃO

Correlacione a primeira coluna com a segunda.

I. Probiótico	( ) São ingredientes alimentares
II. Prebiótico	( ) Mistura de micróbios essenciais determinados por fatores genéticos, ambientais, dietéticos e patológicos
III. Recuperação colônica	( ) Microrganismos vivos que proporcionam benefícios à saúde do hospedeiro

IV. Microbiota

( ) Descarte de substratos residuais por meio da produção de ácidos graxos de cadeia curta

a) III, I, IV, II
b) II, IV, I, III
c) IV, II, III, I
d) I, IV, II, III
e) II, I, IV, III

Ingestão | Energia

O conceito de *energia* como a capacidade de realizar trabalho nos permite entender a importância de se fornecer energia regularmente para atender às necessidades do corpo ao envolver reações químicas que mantêm os tecidos corporais, a condução elétrica dos nervos, o trabalho mecânico dos músculos e a produção de calor que mantém a temperatura corporal, necessários para garantir a sobrevivência.

A energia proveniente de carboidratos, lipídios e proteínas é liberada por meio do metabolismo e, para isso, a ingestão energética alimentar é imprescindível e deve ser associada à massa corporal – que reflete a adequação do consumo energético, mas não é um indicador confiável da adequação de macronutrientes ou micronutrientes.

Como fator intrínseco importante, temos o gasto energético total (GET), que é a soma do gasto energético basal (GEB), efeito térmico do alimento e termogênese por atividade. O GET pode ser afetado por determinantes como idade, composição corporal, tamanho do corpo, clima, sexo, concentração hormonal, temperatura, fatores associados ao estilo de vida, consumo energético associado ao consumo, à digestão e à absorção de alimentos, energia gasta durante as atividades da vida cotidiana e, também, energia gasta durante a prática de esportes ou exercícios de preparo físico.

Existem diversos métodos disponíveis para medir o gasto energético humano: calorimetria indireta, calorimetria direta, quociente respiratório, água duplamente marcada, monitores triaxiais ou questionários de atividade física. Sendo assim, é importante entender as diferenças entre esses métodos e como eles podem ser aplicados em ambientes de prática clínica e de pesquisa científica.

1ª QUESTÃO

Termogênese obrigatória e facultativa são, respectivamente:

a) Consumo excessivo de oxigênio após exercício e consumo de energia após ingestão alimentar
b) Gasto energético em repouso e após a realização de exercício
c) Energia necessária para digerir, absorver e metabolizar os nutrientes e excesso de energia decorrente da ineficiência metabólica do sistema
d) Energia gasta durante atividades do cotidiano e energia gasta durante o exercício
e) Nenhuma das anteriores

2ª QUESTÃO

Qual é o nome do método de medição de gasto energético a partir da medição do consumo de oxigênio e produção de gás carbônico?

a) Calorimetria direta
b) Quociente respiratório
c) Monitor triaxial
d) Calorimetria indireta
e) Nenhuma das anteriores

3ª QUESTÃO

Qual das opções abaixo é expressa em unidade de equivalentes metabólicos?

a) Energia total disponível em um alimento
b) Necessidade energética estimada
c) Gasto energético em repouso
d) Consumo energético associado ao consumo dietético
e) Energia gasta por adultos durante atividade física

4ª QUESTÃO

Podemos conceituar taxa metabólica basal como:

a) Energia gasta em atividades para manter a homeostase
b) Ingestão alimentar energética para o crescimento e a manutenção orgânica
c) Energia mínima gasta em 24 h em repouso físico e mental
d) Energia para manter a respiração, a circulação, a síntese de compostos orgânicos e o transporte ativo através das membranas celulares
e) Nenhuma das anteriores

5ª QUESTÃO

São determinantes do gasto energético total:

a) Gasto energético basal, efeito térmico dos alimentos e termogênese por atividade física
b) Idade, sexo, composição corporal e tamanho do corpo
c) Consumo de cafeína, nicotina e bebidas alcoólicas
d) Período menstrual, temperatura corporal e ambiental
e) Consumo de oxigênio após o exercício, concentração dos hormônios tireoidianos

Inflamação e Fisiopatologia da Doença Crônica

As doenças crônicas são descritas como um processo epidemiológico associado a componentes bioquímicos e ao estilo de vida. A fim de mudar esse cenário, o cuidado preventivo é de extrema importância, considerando a modificação de hábitos dietéticos e de estilo de vida, identificando desafios como a indústria alimentícia, o setor agrícola, o clima político e a cultura.

Um profissional nutricionista precisa saber lidar com as características recém-identificadas da doença, que são: a biologia dos sistemas, a alostasia, a autofagia, o contínuo da saúde, a patogênese e as insuficiências nutricionais de latência longa. Para isso, é preciso ver o cliente/paciente como um todo, o organismo por inteiro e todos os sistemas trabalhando simultaneamente de forma interdependente, sabendo que existe um quadro de inflamação, sob forma de adaptação dos tecidos, em que o desafio é a avaliação do metabolismo e dos graus de inflamação em níveis molecular e celular.

Um mecanismo de sobrevida – que apresenta a degradação lisossomal de organelas, proteínas não dobradas ou material extracelular estranho – se faz necessário para a manutenção da homeostasia celular após infecções, dano mitocondrial ou estresse ao retículo endotelial. Na patogênese, é de suma importância que se destaquem os desencadeantes, os antecedentes e os mediadores, entendendo que existem insuficiências nutricionais de latência longa. Valoriza-se também o princípio de que, além da necessidade de equilíbrio de todos os macronutrientes, há nutrientes parceiros conhecidos que participam da nutrição e do estado inflamatório de um indivíduo.

Assim, o tratamento da doença crônica deve considerar toda a história de vida do cliente/paciente para determinar quais fatores estão relacionados ao seu estado de saúde atual.

1ª QUESTÃO

A ingestão de ácidos graxos pode modificar o metabolismo de eicosanoides, favorecendo a síntese de prostaglandinas e leucotrienos anti-inflamatórios, a partir da oxidação do seguinte ácido graxo:

a) Linoleico
b) Araquidônico
c) Alfalinolênico
d) Eicosapentaenoico
e) Docosapentaenoico

2ª QUESTÃO

A obesidade sarcopênica é caracterizada por:

a) Perda da massa corporal magra e carga inflamatória contínua e exacerbada por menor atividade física
b) Maior massa corporal graxa e magra, sedentarismo e baixo grau de inflamação
c) Inflamação crônica, baixa adiposidade e alta massa muscular
d) Alta massa muscular, inflamação sistêmica crônica e maior termogênese
e) Maior perímetro da cintura e massa magra, inflamação sistêmica crônica e menor termogênese

3ª QUESTÃO

É considerada condição de estabilidade metabólica decorrente de ajustes fisiológicos em resposta a fatores ambientais e ao estresse:

a) Autofagia
b) Contínuo de saúde
c) Latência
d) *Functio laesa*
e) Alostasia

8 Krause | Alimentos, Nutrição e Dietoterapia – Perguntas e Respostas

4ª QUESTÃO

A reação de metilação é muito importante para o nosso metabolismo. São nutrientes doadores do grupamento metil:

a) Ácido nicotínico e vitaminas A e K
b) Niacina, cobalamina e ácido pantotênico
c) Ácido fólico, cobalamina e piridoxina
d) Riboflavina, tiamina e biotina
e) Magnésio e vitaminas D e C

5ª QUESTÃO

A inflamação é uma reação natural e saudável para a remoção de estímulos nocivos. São considerados nutracêuticos para tratamento dessa condição, **EXCETO:**

a) Quercetina
b) Rutina
c) Curcumina
d) Enzimas proteolíticas
e) Alicina

Ingestão | Análise da Dieta

Uma das etapas da avaliação nutricional contempla averiguar se as necessidades energéticas e fisiológicas de nutrientes estão sendo alcançadas diariamente por meio do consumo alimentar.

Inicialmente, realiza-se a coleta de dados da ingestão dietética: informações sobre alimentos, bebidas e suplementos consumidos. Essa ingestão dietética pessoal é influenciada por fatores como situação econômica, disponibilidade de alimentos, comportamento de ingestão, clima emocional, base cultural, efeitos de doença e capacidade de adquirir e absorver nutrientes.

O cuidado dietético deve considerar quatro etapas: avaliação do estado nutricional; identificação do diagnóstico nutricional; intervenções dietéticas, educação alimentar e aconselhamento; coordenação do cuidado nutricional; monitoramento e avaliação da efetividade das intervenções.

Algumas ferramentas para avaliação do estado nutricional são: avaliação global subjetiva; formulário completo de miniavaliação nutricional; histórico clínico ou de saúde e de medicamentos ou uso de ervas; histórico social, dietético e nutricional, por meio de um diário alimentar; questionário de frequência alimentar; recordatório 24 h; e, também, análise da ingestão de nutriente. Dessa forma, a avaliação nutricional é base importante para a personalização do cuidado nutricional do indivíduo no contexto de causa, prevenção ou tratamento de doença ou promoção de saúde.

1ª QUESTÃO

Considerando as ferramentas de rastreamento nutricional para determinar o risco nutricional, correlacione a primeira coluna com a segunda.

I. MST   ( ) Útil para pacientes hospitalizados clínico-cirúrgicos
II. MNA   ( ) Utilizado para população hospitalizada em estado agudo
III. MUST   ( ) Confiável para população idosa subaguda e ambulatorial
IV. NRS   ( ) Avaliação rápida da má nutrição; pode ser aplicado por profissionais da área da saúde

a) II, III, I, IV
b) I, IV, II, III
c) III, II, IV, I
d) IV, I, II, III
e) I, II, IV, III

2ª QUESTÃO

Correlacione o conceito com seu respectivo significado:

I. Ageusia   ( ) Perda do apetite
II. Anosmia   ( ) Paladar distorcido
III. Disgeusia ( ) Perda da sensação de paladar
IV. Anorexia   ( ) Perda do olfato

a) II, III, I, IV
b) I, IV, II, III
c) III, II, IV, I
d) IV, III, I, II
e) I, II, IV, III

3ª QUESTÃO

São etapas do desenvolvimento da deficiência nutricional:

a) Paladar distorcido, absorção aumentada, disfunção celular e sinais de carência
b) Ingestão inadequada, depleção tecidual, disfunção biológica e sinais e sintomas
c) Perda de nutrientes aumentada, disfunção fisiológica, morbidade e mortalidade
d) Absorção alterada, disfunção celular, disfunção biológica e morbidade
e) Anorexia, disfunção celular, depleção tecidual e sinais e sintomas

4ª QUESTÃO

O estado nutricional revela o grau em que as necessidades fisiológicas de nutrientes são alcançadas, mas alguns fatores alteram a demanda de nutrientes. Dentre eles, pode-se apontar:

a) Problemas na deglutição
b) Padrão de beleza imposto pela sociedade
c) Prejuízo no processo de absorção
d) Doença infecciosa
e) Cultura e religião

5ª QUESTÃO

É considerada a primeira etapa do cuidado nutricional:

a) Avaliação do estado nutricional
b) Elaboração de um plano alimentar
c) Consulta aos profissionais e familiares que cuidam do paciente
d) Pesquisa sobre estudos epidemiológicos da comunidade
e) Investigação de programas e aplicativos para análise do consumo alimentar

Clínica | Genômica Nutricional

Uma terapia nutricional eficaz é aquela que consegue envolver conhecimento, habilidades e ferramentas que visam aos aspectos moleculares, bioquímicos, fisiológicos e sociais de saúde e doença. Sabemos que a doença crônica está relacionada ao estilo de vida, e pode ser resultante de escolhas diárias inadequadas, principalmente as nutricionais, e de interações com a composição genética de cada indivíduo (seu ácido desoxirribonucleico, o DNA). Essas escolhas são desenvolvidas na primeira infância e, para muitos, no período pré-natal.

Variações comuns no DNA interagem com uma grande variedade de fatores ambientais, tais como os alimentos consumidos, influenciando os resultados fisiológicos (p. ex., tendência à saúde ou à doença). A *nutrigenética* estuda modificações nos genes que podem levar a alterações nas informações codificadas por eles e que, por sua vez, podem conduzir a mudanças na capacidade funcional, por exemplo: indivíduos com polimorfismo no gene da enzima metilenotetra-hidrofolato redutase (MTHFR) precisam de maior consumo da forma ativa do ácido fólico para a saúde ideal. Por outro lado, a genômica nutricional tem como foco as interações de genes, dieta e outros fatores relacionados ao estilo de vida, além de sua influência na saúde e na doença, sendo capaz de identificar a assinatura genética de cada indivíduo, avaliar a saúde e as suscetibilidades às doenças, quais escolhas são mais prováveis de promover a saúde, além de prevenir a doença ao longo da vida.

A aplicação dessas duas ferramentas permite que o profissional seja capaz de associar um único genótipo à suscetibilidade de um indivíduo a determinadas doenças, desenvolvendo intervenções adequadas. Sendo assim, destaca-se a importância de um profissional nutricionista, se possível, ser capaz de integrar na intervenção terapêutica de nutrição clínica as suscetibilidades genéticas do cliente e as influências ambientais, tornando a intervenção dietética personalizada e mais eficaz, otimizando a saúde e reduzindo as doenças.

1ª QUESTÃO
Conceitua-se genoma como:
   a) Sequência de DNA que resulta na síntese de uma proteína
   b) Interações de genes, dieta e fatores relacionados com o estilo de vida
   c) Soma do material genético de um organismo
   d) Sequência de DNA não codificante
   e) Variação genética de um indivíduo, que afeta a funcionalidade de uma proteína

2ª QUESTÃO
O Projeto Genoma Humano foi o primeiro passo para integrar princípios genéticos nos cuidados em saúde, e deu origem às ciências "ômicas". Assim, avalie as afirmações a seguir e as relacione com os conceitos dessas novas ciências:
   I. Centrada na identificação de proteínas codificadas em cada gene do genoma.
   II. Identificação de metabólitos que resultam da ação de proteínas.
   III. Investiga a ação de microrganismos benéficos e patogênicos que colonizam as cavidades corporais.
   IV. Analisa variações genéticas que promovem a síntese de enzimas que metabolizam os fármacos.
   V. Consiste na intersecção entre a ciência da computação e a ciência da informação.

( ) Metabolômica
( ) Bioinformática
( ) Microbiômica
( ) Proteômica
( ) Farmacogenômica

a) III, IV, II, I, V
b) IV, I, V, II, III
c) I, III, IV, V, II
d) V, IV, II, III, I
e) II, V, III, I, IV

3ª QUESTÃO

O material genético do ser humano está no núcleo das células, extremamente condensado, onde observamos o nucleossomo, que consiste em:

a) Localização do gene no cromossomo
b) Combinação do DNA acondicionado ao redor das proteínas chamadas histonas
c) Sequência de nucleotídios intervenientes do DNA
d) Região onde ocorre a ligação do ácido ribonucleico (RNA) mensageiro pela ação da RNA polimerase
e) Unidades essenciais para funcionamento de todos os seres vivos

4ª QUESTÃO

A variação do gene *MTHFR* 677C >T consiste na substituição da timina por citosina na posição nucleotídica 677. Em consequência, a enzima resultante terá menor poder catalítico, resultando em acúmulo de:

a) Homocisteína
b) Folato ativo
c) Cobalamina
d) Piridoxina
e) Tiamina

5ª QUESTÃO

A família dos fatores de transcrição denominada receptores ativados por proliferadores de peroxissomos (PPAR), para influenciar a expressão gênica, precisa formar um complexo com um segundo fator de transcrição, que é chamado:

a) Fator de necrose tumoral
b) Receptor retinoico X
c) Transportador de glicose do tipo 4
d) Proteína de transferência de ésteres de colesterol
e) 5-lipo-oxigenase

Clínica | Água, Eletrólitos e Equilíbrio Acidobásico

Os líquidos, em geral, têm suma importância nas funções e nos mecanismos homeostáticos que o organismo utiliza para manter um ambiente ideal para a função celular. As alterações de líquido, eletrólitos e equilíbrio acidobásico são comumente observadas em pacientes hospitalizados e podem influenciar a homeostasia tanto aguda quanto cronicamente. A água torna disponíveis os solutos para reações celulares, regula a temperatura corporal, mantém o volume sanguíneo, transporta nutrientes e é envolvida na digestão, absorção e excreção. Além disso, mesmo a desidratação branda (perda de 1 a 2% de água) pode ocasionar perda da função cognitiva e estado de alerta, aumento da frequência cardíaca e redução na *performance* de exercício.

No ambiente clínico, é importante reconhecer todas as fontes de oferta de líquido (oral, tubo de alimentação enteral, líquidos intravenosos, nutrição parenteral e líquidos intravenosos administrados com medicamentos) e todas as fontes de perdas de líquido (urina, medicamentos diuréticos e secreções gastrintestinais). Os eletrólitos são responsáveis por manter as funções fisiológicas do organismo, o metabolismo celular, a função neuromuscular e o equilíbrio osmótico. Eles podem ser sais inorgânicos simples de sódio, potássio ou magnésio, ou moléculas orgânicas complexas.

Embora a ingestão oral varie, os mecanismos homeostáticos regulam as concentrações de eletrólitos por todo o corpo. O equilíbrio acidobásico é o estado de equilíbrio dinâmico da concentração de íons de hidrogênio. O nível de pH sanguíneo, apesar da enorme carga ácida do consumo de alimentos e metabolismo tecidual, é mantido através dos mecanismos reguladores dos rins, pulmões e sistemas-tampões.

Dessa forma, quando perdas ou ganhos de ácido ou base excedem as capacidades reguladoras do corpo, ou quando mecanismos reguladores normais se tornam inefetivos, há o rompimento do equilíbrio acidobásico. Existem quatro principais anormalidades acidobásicas: *acidose metabólica, alcalose metabólica, acidose respiratória e alcalose respiratória*.

Portanto, quando em conjunto, esses desequilíbrios reguladores podem se desenvolver em associação com determinadas doenças, ingestão de toxina, mudanças no estado hídrico e determinados medicamentos e tratamentos cirúrgicos. Se não tratados, tais desequilíbrios têm consequências de graus variados de gravidade, incluindo morte. A compreensão da função e da regulação de líquido e eletrólitos possibilita a prevenção e o tratamento dos desequilíbrios em pacientes em qualquer estado de doença.

1ª QUESTÃO

São considerados efeitos adversos da desidratação, **EXCETO**:

a) Tontura, fraqueza e náuseas
b) Dificuldade em se concentrar, sede intensa e perda de apetite
c) Delírio, insônia e espasmos musculares
d) Diarreia, volume sanguíneo aumentado e menor *performance* física
e) Falha em regular a temperatura, insuficiência renal e esforço aumentado para trabalho físico

2ª QUESTÃO

Não existe um padrão ideal para avaliar o estado de hidratação, sendo necessário avaliar uma variedade de fontes, que incluem os seguintes, **EXCETO**:

a) Exame físico; avaliação de dados laboratoriais
b) Mudanças súbitas de massa corporal; sinais vitais
c) Relato de imagens; medicamentos
d) Líquidos intravenosos; urina
e) Secreções gastrintestinais; queda de cabelo

3ª QUESTÃO

Os eletrólitos são minerais com carga elétrica que se dissociam em solução em íons carregados positivamente ou negativamente. Mudanças nas concentrações desses eletrólitos resultam em importantes impactos nas funções orgânicas. Dentre os eletrólitos extracelulares, destacamos o sódio (Na), que regula o(a):

a) Coagulação sanguínea
b) Equilíbrio acidobásico
c) Metabolismo ósseo
d) Secreção do paratormônio
e) Pressão arterial

4ª QUESTÃO

A acidose metabólica, nos líquidos extracelulares, é resultado de:

a) Produção diminuída de ácidos e de base
b) Retenção de dióxido de carbono
c) Acúmulo de ácidos e perda de base
d) Ventilação aumentada e maior eliminação de dióxido de carbono
e) Aumento da reabsorção de bicarbonato e ventilação reduzida

5ª QUESTÃO

São condições patológicas em que podemos observar alcalose respiratória, **EXCETO**:

a) Insuficiência cardíaca congestiva
b) Embolia pulmonar
c) Acidente vascular cerebral
d) Vômito incontrolável
e) Tumores

Clínica | Avaliação Bioquímica, Física e Funcional

O profissional nutricionista deve ter habilidades de pensamento crítico para observar, interpretar e analisar dados bioquímicos, atributos físicos e mudanças funcionais, a fim de detectar novas carências nutricionais ou determinar quais questões relacionadas com a nutrição foram solucionadas.

Nutricionistas devem avaliar os pacientes em uma perspectiva global, solicitando exames necessários e se questionando sobre como os resultados irão mudar suas intervenções dietéticas. Os exames laboratoriais são prescritos para diagnosticar doenças, apoiar os diagnósticos nutricionais, monitorar a efetividade das prevenções nutricionais, avaliar a efetividade dos medicamentos e avaliar intervenções dietéticas.

Ressalta-se que as doenças crônicas se desenvolvem lentamente e também influenciam os resultados, fazendo com que os exames laboratoriais sejam importantes no cuidado preventivo.

Associados à avaliação bioquímica estão os estados de hidratação, inflamação e imunocompetência, a avaliação de carências nutricionais – ou, especificamente, de vitaminas –, o risco de doenças crônicas e o estresse oxidativo. Já a avaliação física compreende a antropometria com interpretação das medidas e informações obtidas, além de outros métodos como aparência geral, sinais vitais e sistemas. Ainda, a avaliação funcional observa o corpo com seus sistemas mutuamente interativos como um todo, em vez de um grupo de sinais e sintomas isolados, em que o foco é centrado no paciente, e não apenas na doença. Somado a isso, o estilo de vida e fatores de promoção da saúde incluem nutrição, exercício, sono adequado, relações saudáveis e um sistema de crença-mente-corpo positivo.

Mediante o exposto, é possível identificar causas básicas de doença crônica integrando a prática dietética tradicional com nutrigenômica, restauração da função gastrintestinal, abrandamento da inflamação crônica e interpretação dos biomarcadores nutricionais.

1ª QUESTÃO

A anemia macrocítica é caracterizada pela deficiência de:

a) Ferro ou piridoxina
b) Zinco ou albumina
c) Magnésio ou retinol
d) Vitaminas D e K
e) Folato ou cobalamina

2ª QUESTÃO

O aumento da concentração de homocisteína pode ser decorrente da diminuição das concentrações das seguintes vitaminas:

a) Folato e cobalamina
b) Piridoxina e retinol
c) Tiamina e ácido ascórbico
d) Ácido nicotínico e riboflavina
e) Colecalciferol e niacina

3ª QUESTÃO

O exame físico é uma importante etapa da avaliação nutricional e contempla quatro técnicas básicas. Dentre essas, três são utilizadas por nutricionistas na prática clínica. Avalie as afirmações a seguir, relativas aos conceitos dessas técnicas, e correlacione:

I. Observação geral que emprega os sentidos de visão, olfato e audição.
II. Exame tátil suave para sentir pulsações e vibrações.
III. Utiliza o diafragma do estetoscópio para escutar os sons corporais.

( ) Palpação
( ) Percussão
( ) Ausculta
( ) Inspeção

a) III, II, –, I
b) II, –, III, I
c) I, III, II, –
d) –, I, III, II
e) Nenhuma das anteriores

4ª QUESTÃO

São considerados marcadores de estresse oxidativo:

a) Vitaminas A, D e C
b) Cobalamina, ácido ascórbico e selênio
c) Superóxido dismutase, zinco e piridoxina
d) Malondialdeído, isoprostanos e nitrotirosina
e) Creatinina, ácido úrico e ureia

5ª QUESTÃO

A medicina funcional é centrada no paciente e não apenas na doença, integrando a prática dietética tradicional com a nutrigenômica, o que possibilita a identificação das causas básicas da doença crônica. Nesse contexto, o nutricionista deve coletar dados como:

a) História do paciente e fatores de estilo de vida
b) Massa corporal e exames laboratoriais
c) Dados antropométricos e exame físico
d) Dobras cutâneas e perímetros corporais
e) Massa magra e água extracelular

CASO CLÍNICO

Anemia

Identificação do paciente: sexo feminino, 25 anos, ensino superior incompleto, casada, estudante.

Dados clínicos

Queixa principal: palidez e fadiga aos menores esforços.

História da doença atual: paciente relata fadiga e dispneia aos pequenos esforços. Nega etilismo e tabagismo. Nega comorbidades e alergias.

História patológica pregressa: refere menstruação de fluxo intenso, com duração de 5 a 6 dias.

História social e familiar: nada consta.

Diagnóstico clínico: anemia ferropriva.

Exame físico

Nível de consciência	Responsivo
Cabelos	Com queda
Olhos e conjuntivas	Hidratados

Bola gordurosa de Bichat	Preservada
Musculatura temporal	Preservada
Lábios	Hipocorados
Língua	Sem alterações
Gengivas	Hipocoradas
Dentição	Completa
Musculatura das fossas supra e infraclaviculares	Preservada
Perfusão de extremidades	Lentificada
Musculatura interóssea	Preservada
Unhas	Sem alterações
Abdome	Plano, timpânico
Edema bilateral	Ausente

Avaliação antropométrica

Dados antropométricos	Avaliação	Classificação
Massa corporal atual (kg)	65	P50-P75
Massa corporal usual (kg)	65	P50-P75
Perda ponderal em 2 meses (%)	0	–
Estatura (m)	1,70	–
IMC (kg/m²)	22,49	Adequado
DCT (mm)	18	P25-P50
PB (cm)	26,5	P25-P50
CMB (cm)	20,85	P25-P50

DCT = dobra cutânea tricipital; PB = perímetro do braço; CMB = circunferência muscular do braço; IMC = índice de massa corporal

Avaliação bioquímica

Dados bioquímicos	Valores de referência	Avaliação	Classificação
Hemácias (milhões/mm³)	4,20-5,40	3,20	Diminuído
Hemoglobina (g/dℓ)	12,0-16,0	9,80	Diminuído
Hematócrito (%)	37,0-47,0	33,7	Diminuído
Leucócitos (/mm³)	4.000-11.600	4.500	Adequado
Linfócitos (/mm³)	1.500-3.900	1.600	Adequado
Plaquetas (mil/mm³)	150-450	210	Adequado
Proteínas totais (g/mℓ)	6,5-7,7	6,8	Adequado
Albumina (g/mℓ)	3,9-4,6	–	–
Colesterol total (mg/dℓ)	< 200 – desejável 200-239 – limítrofe > 240 – alto	109	Adequado

Dados bioquímicos	Valores de referência	Avaliação	Classificação
LDL-colesterol (mg/dℓ)	100-129 – desejável 130-159 – limítrofe > 160 – alto	101	Adequado
HDL-colesterol (mg/dℓ)	> 60 – desejável	45	Diminuído
Triglicerídeos (mg/dℓ)	< 150	56	Adequado
Glicose (mg/dℓ)	< 99	83	Adequado
Ureia (mg/dℓ)	17-43	29	Adequado
Creatinina (mg/dℓ)	0,5-1,0	0,9	Adequado
Ácido úrico (mg/dℓ)	2-5	–	–
Fosfatase alcalina (U/I)	21-85	–	–
Bilirrubina total (mg/dℓ)	Até 1,2	0,9	Adequado
Gamaglutamil transferase (U/ℓ)	5-38	19	Adequado
Transaminase glutâmico-oxaloacética (U/ℓ)	10-35	22	Adequado
Transaminase glutamicopirúvica (U/ℓ)	7-53	13	Adequado

LDL = lipoproteína de baixa densidade; HDL = lipoproteína de alta densidade.

Elabore um parecer nutricional a ser registrado no prontuário.

Clínica | Interações de Alimentos e Fármacos

Para entender sobre interação entre fármacos e alimentos, é preciso compreender que fármaco é qualquer substância química capaz de afetar os processos vivos. Portanto, as interações de fármacos e alimentos podem incluir desde interações inconsequentes menores até representar risco à vida. A toxicidade pode estar relacionada com alterações nas concentrações do fármaco dentro do organismo, resultando em aumento ou redução de sua eficácia.

As interações fármaco-nutriente incluem alterações específicas na atividade de um fármaco causadas por um ou mais nutrientes, ou alterações na cinética de um nutriente provocadas por um fármaco. Entretanto, a *interação alimento-fármaco* é um termo mais amplo, que também abrange os efeitos de uma medicação sobre o estado nutricional – isso porque o estado nutricional pode ser afetado pelos efeitos colaterais de uma medicação, como os gastrintestinais, metabólicos, renais, urinários ou alterações do apetite. As interações alimento-fármaco podem ser divididas em dois grandes tipos: (1) interações farmacodinâmicas, que afetam a atividade no local de ação no organismo; e (2) interações farmacocinéticas, que afetam a absorção, a distribuição, o metabolismo e a excreção do fármaco.

As interações podem ser causadas ou complicadas por numerosas variáveis específicas do paciente, incluindo polifarmácia, estado nutricional, genética, doença subjacente, dieta, suplementos nutricionais, produtos fitoterápicos ou fitonutrientes, consumo de bebidas alcoólicas, abuso de substâncias, microbiota intestinal, excipientes

18 Krause | Alimentos, Nutrição e Dietoterapia – Perguntas e Respostas

em fármacos ou alimentos, alergias ou intolerâncias. A pouca adesão do paciente e os padrões de prescrição dos médicos aumentam mais os riscos. Além disso, vários mecanismos podem contribuir para a redução da velocidade ou extensão da absorção de fármacos na presença de alimentos e nutrientes. Com isso, os pacientes devem ser avaliados individualmente quanto ao efeito dos alimentos sobre a ação dos fármacos e o estado nutricional.

Portanto, o profissional deve estar ciente das interações positivas e negativas e deve ter o cuidado de rever os medicamentos e nutrientes durante cada internação ou consulta com o paciente.

1ª QUESTÃO

São fármacos que provocam disgeusia:

a) Anfotericina B, fluoxetina e vimblastina
b) Captopril, amiodarona e metotrexato
c) Bromocriptina, donepezila e anfotericina B
d) Prednisona, ácido acetilsalicílico e ibuprofeno
e) Amoxicilina, cefalexina e colchicina

2ª QUESTÃO

Alguns fármacos afetam o metabolismo da glicose, causando hiperglicemia, por exemplo:

a) Paroxetina
b) Cipro-heptadina
c) Metilprednisolona
d) Ritonavir
e) Metronidazol

3ª QUESTÃO

Alguns fármacos contêm ingredientes nutricionalmente importantes. Mediante essa afirmação, avalie as opções a seguir e as correlacione:

I. Pode causar reação alérgica
II. Contém óleo de soja a 10%, fornecendo 1,1 kcal/mℓ do fármaco
III. Fornece mais de 2.760 mg de sódio/dose diária para adultos
IV. Fornece de 50 a 200 mg de magnésio por dia

( ) Propofol
( ) Didanosina
( ) Simeticona
( ) Quinapril

a) III, I, IV, II
b) IV, II, I, III
c) II, III, I, IV
d) I, IV, II, III
e) III, II, IV, I

4ª QUESTÃO

São fármacos que podem causar diarreia:

a) Ácido acetilsalicílico e captopril
b) Levodopa e claritromicina
c) Didanosina e metronizadol
d) Amiodarona e teofilina
e) Metronidazol e ampicilina

5ª QUESTÃO

É o fármaco que causa sangramento gastrintestinal e ulceração:

a) Fluoxetina
b) Lactulose
c) Orlistate
d) Metformina
e) Ritonavir

Comportamento e Meio Ambiente | O Indivíduo na Comunidade

A nutrição no meio comunitário é uma área de atuação em constante evolução e crescimento, com o foco em servir a população – ou seja, prima por enfatizar o acesso à alimentação segura e adequada; segurança hídrica; atua em casos de catástrofes e pandemias; e no controle sobre doenças relacionadas à nutrição. Além dessas preocupações, há questões que envolvem o uso de pesticidas e a modificação genética dos alimentos.

Mediante tais preocupações, a saúde pública passou a atuar nesse campo, que tem por objetivo a prevenção primária; a promoção da saúde na prevenção secundária, de modo a reduzir os riscos; e a prevenção terciária, com esforços na reabilitação. Nesse sentido, a nutrição na saúde pública dentro da comunidade age como forma de prevenir doenças e promover condições positivas de saúde e nutrição para indivíduos e grupos em seus ambientes domésticos e de trabalho. Não obstante, deve-se lembrar também dos determinantes sociais de saúde, que são as condições em que as pessoas nascem, crescem, vivem, trabalham e envelhecem, e de como eles impactam o surgimento de doenças crônicas e agudas. Portanto, junto com esses determinantes, a nutrição tem como objetivo auxiliar na promoção da saúde dentro da comunidade.

Assim, a prática nutricional envolve as seguintes funções: avaliação das necessidades da comunidade, desenvolvimento de políticas públicas e garantia da saúde pública. O governo atua no apoio ao desenvolvimento, na divulgação e no financiamento da saúde. Os profissionais de nutrição atuam como consultores e nas instituições, assim como criando programas para atender a população. Para isso, é preciso que o profissional conheça a estrutura econômica, social e política daquela comunidade, pesquisando sempre, de modo a compreender a condição alimentar, a adequação nutricional e até mesmo os efeitos dos programas criados. Muitos estudos, como o *National Health and Nutrition Examination Survey* (NHANES/EUA), auxiliaram no desenvolvimento de diretrizes e metas de nutrição para a população americana, assim como programas de alimentação escolar e a criação da *Dietary Recommendation Intake* (DRI). Além disso, ressalta-se a criação de programas de segurança alimentar e nutricional, do sistema de Análise de Perigos e Pontos Críticos de Controle (APPCC) no cuidado com o uso de pesticidas, na biossegurança e na atuação em caso de calamidades, em que o alimento e a água podem estar escassos.

1ª QUESTÃO

Ao observar um parecer de dados coletados de uma determinada comunidade, o nutricionista pode realizar uma avaliação das necessidades da população e pode observar questões alimentares e nutricionais de modo que se possa estabelecer uma relação com risco de doenças. Qual das opções a seguir pode ser considerada um gatilho observado nessa avaliação de necessidades?

a) Processamento do alimento
b) Compra de sal e açúcar
c) Refeições realizadas fora de casa
d) Concentrações elevadas de glicemia
e) Aumento do uso de automóveis

2ª QUESTÃO

A maioria dos surtos de origem alimentar é causada por bactérias. A bactéria que é classificada como Gram-positiva, formadora de esporos, aeróbica, cujos sintomas são diarreia aquosa, cólicas abdominais e vômitos, e com início de 6 a 15 h após o consumo principalmente de arroz, batata, massas, tortas e salada contaminados é:

a) *Campylobacter jejuni*
b) *Clostridium perfringens*
c) *Escherichia coli*
d) *Listeria monocytogenes*
e) *Bacillus cereus*

3ª QUESTÃO

É caracterizado por ser uma abordagem sistemática de identificação, avaliação e controle dos riscos à segurança alimentar:

a) Análise de Perigos e Pontos Críticos de Controle (APPCC)
b) Boas práticas
c) Procedimento Operacional Padrão (POP)
d) Educação nutricional
e) Segurança alimentar e nutricional

4ª QUESTÃO

Qual é o microrganismo cuja toxina causa paralisia muscular, visão dupla ou embaçada, pálpebras caídas, dificuldade de engolir, boca seca e fraqueza muscular e encontra-se geralmente em alimentos em conserva, principalmente caseira?

a) *Salmonella* spp.
b) *Staphylococcus aureus*
c) *Norovirus*
d) *Cryptosporidium parvum*
e) *Clostridium botulinum*

Alimento e Nutrição | Terapia Nutricional

Terapia nutricional é uma oferta alternativa de nutrientes por meio das vias enteral ou parenteral, em fórmulas, com a finalidade de manter ou restaurar o estado nutricional. *Nutrição enteral* (NE) se refere à nutrição fornecida ao sistema gastrintestinal por um cateter, sonda ou estoma que entrega os nutrientes em um ponto distal à cavidade oral, podendo ser uma solução temporária ou permanente. *Nutrição parenteral* (NP) é o fornecimento de nutrientes por meio da via intravenosa.

Essas alternativas de cuidados integrados são consideradas em casos em que o paciente não consegue se alimentar por via oral e para atender às necessidades nutricionais, seja em função de sintomas, doenças, efeitos colaterais de medicamentos ou outros motivos.

Na NE, para o uso de fórmulas, deve-se levar em consideração as necessidades nutricionais, a função do sistema gastrintestinal e o quadro clínico do paciente. Nos casos permanentes, uma opção que contorna possíveis questões socioeconômicas é o uso da nutrição artesanal por sonda, não tão comum na rotina hospitalar e contraindicada em casos de pacientes imunossuprimidos por ser totalmente manipulada, podendo causar complicações quando mal elaborada. Ela pode ser administrada por *bolus*, de forma intermitente ou contínua. Em qualquer uma das opções, o acompanhamento de possíveis complicações clínicas é indispensável.

A NP fornece os nutrientes diretamente na corrente sanguínea de modo intravenoso. Pode ser utilizada como adjuvante à nutrição oral ou NE para satisfazer as necessidades nutricionais, podendo ser a única fonte de nutrição, em alguns casos, durante a recuperação da doença ou lesão. Pode, também, ser uma terapia de manutenção da vida para pacientes que perderam a função do intestino quanto à absorção de nutrientes.

Como qualquer tipo de terapia nutricional que não seja por via oral, essas alternativas se tornam invasivas; assim, é importante levar em consideração o estado clínico do paciente e sua expectativa de vida. As decisões devem ser tomadas em equipe, sempre preservando a individualidade de cada paciente.

1ª QUESTÃO

Quando o paciente não consegue ou não ingere o suficiente para sustentar suas necessidades nutricionais por alguns dias, comprometendo, assim, seu estado nutricional, recomenda-se o uso da terapia nutricional enteral por sonda ou parenteral. As condições patológicas que exigem esses métodos especiais de alimentação são, **EXCETO**:

- a) Estado comatoso
- b) Traumatismo oral ou esofágico
- c) Fístulas de baixo débito
- d) Insuficiência respiratória aguda
- e) Sangramento gastrintestinal grave

2ª QUESTÃO

A localização da sonda no estômago é mais fácil e mais fisiológica que no intestino delgado; porém, algumas situações patológicas não permitem a nutrição gástrica. Neste contexto, responda quais são os sinais e sintomas de intolerância à alimentação gástrica:

a) Constipação intestinal e eructação
b) Formação excessiva de gases e gastroparesia
c) Refluxo gastresofágico e isquemia do intestino delgado
d) Vômito e diarreia persistentes
e) Náuseas e odinofagia

3ª QUESTÃO

Quando há a necessidade de nutrição enteral por mais de 3 a 4 semanas, o acesso recomendado deve ser:

a) Nasoduodenal
b) Nasojejunal
c) Nasogástrico
d) Gastrostomia
e) Nenhuma das anteriores

4ª QUESTÃO

Existem muitas fórmulas enterais no comércio para atender uma ampla gama de condições clínicas e indicações. Quais dos fatores a seguir não devem ser considerados no momento da escolha dessas fórmulas?

a) Densidade energética e proteica
b) Volume e temperatura
c) Relação custo-benefício
d) Função gastrintestinal
e) Teor de sódio, potássio, magnésio e fósforo

5ª QUESTÃO

A nutrição enteral pode ser administrada como *bolus*, de modo intermitente ou contínuo – esse último método exige o conhecimento do tempo de suspensão, isto é, período considerado seguro em que a fórmula pode ficar à temperatura ambiente para o fornecimento ao paciente. Mediante o exposto, indique o tempo de suspensão para os sistemas aberto e fechado, respectivamente:

a) 10 e 15 h
b) 8 e 18 h
c) 6 e 20 h
d) 4 e 24 h
e) 2 e 22 h

6ª QUESTÃO

Quanto à fonte de lipídios das fórmulas enterais, é **correto** afirmar:

a) Apresentam-se sob a forma de óleo de gergelim
b) As fórmulas elementares apresentam grande quantidade de triglicerídeos de cadeia longa (TCL)
c) A maioria dos TCL são formados por ômega-9 e gorduras interesterificadas
d) Os fruto-oligossacarídeos têm sido acrescidos às fórmulas enterais
e) Os lipídios estruturados são uma mistura de TCL e triglicerídeos de cadeia média (TCM), e são mais rapidamente absorvidos

7ª QUESTÃO

As complicações da nutrição enteral podem ser decorrentes de diferentes fatores. Considerando esses fatores e suas possíveis complicações, correlacione:

I. Acesso
II. Administração
III. Gastrintestinal
IV. Metabólica

( ) Má digestão/má absorção
( ) Erosão tecidual
( ) Síndrome da realimentação
( ) Regurgitação
( ) Necrose/ulceração/estenose por pressão
( ) Náuseas e vômitos
( ) Intolerância à glicose
( ) Contaminação microbiana

a) II, I, IV, III, I, IV, II, III
b) III, I, IV, II, I, III, IV, II
c) I, IV, II, III, II, I, III, IV
d) IV, II, III, IV, II, I, I, III
e) II, III, I, I, III, II, IV, IV

8ª QUESTÃO

O monitoramento do paciente em nutrição enteral por sonda deve contemplar, **EXCETO**:

a) Mudar o recipiente da fórmula enteral e os tubos 1 vez/semana
b) Avaliar distensão e desconforto abdominal
c) Realizar exames físico e clínico diariamente
d) Mensurar a massa corporal pelo menos 3 vezes/semana
e) Dosar glicemia diariamente até ficar estável

9ª QUESTÃO

Assinale **V** para as sentenças verdadeiras e **F** para as falsas:

( ) A nutrição parenteral é indicada quando o paciente é incapaz de digerir e absorver os nutrientes através do sistema digestório.
( ) O acesso central da nutrição parenteral refere-se à colocação do cateter em uma veia de pequeno calibre.
( ) A nutrição parenteral central permite uma fórmula mais energética e maior osmolalidade quando comparada ao acesso periférico.
( ) As emulsões lipídicas fornecem energia e ácidos graxos essenciais e, quando administradas, devem-se monitorar as concentrações de colesterol total. Quando estas ultrapassam 400 mg/dℓ, a infusão lipídica deve ser interrompida.
( ) A nutrição parenteral periférica é utilizada por um curto intervalo de tempo e tem um efeito mínimo no estado nutricional.
( ) A nutrição parenteral periférica é apropriada quando usada como alimentação suplementar ou método temporário para começar a alimentação quando o acesso central não tiver sido iniciado.

10ª QUESTÃO
Sobre a síndrome da realimentação podemos afirmar, **EXCETO**:

a) É caracterizada pela administração de substratos energéticos, particularmente carboidratos introduzidos na corrente sanguínea de pacientes anabólicos, e a proliferação tecidual aumenta a necessidade de glicose, potássio, fósforo, magnésio e outros nutrientes essenciais. Consequentemente, ocorre redução importante nas concentrações desses eletrólitos

b) Os pacientes que começam a nutrição parenteral e que receberam nutrição mínima por um período significativo devem ser monitorados quanto à flutuação dos eletrólitos e a sobrecarga hídrica

c) A fórmula parenteral inicial deve conter 25 a 50% da meta da concentração de dextrose e ser aumentada lentamente para evitar a hipomagnesemia

d) É consequência da infusão excessiva da nutrição parenteral no paciente subnutrido

e) A síndrome da realimentação também acontece em pacientes que recebem alimentação enteral

CASO CLÍNICO

Terapia enteral

Identificação do paciente: sexo feminino, 64 anos, ensino médio completo, técnica de enfermagem.

Dados clínicos

Queixa principal: falta de ar, tosse excessiva com muco, febre, falta de apetite e perda de peso.

História da doença atual: paciente internou com quadro de suspeita de tuberculose, apresentando piora do quadro, entrando em isolamento respiratório. Foi realizada traqueostomia, com perda ponderal, hipertensão arterial sistêmica. Etilista.

História patológica pregressa: paciente com histórico de insuficiência respiratória aguda, relata alergia à dipirona.

História social e familiar: nada consta.

Diagnóstico clínico: síndrome respiratória.

Exame físico

Nível de consciência	Desorientado
Cabelos	Com queda
Olhos e conjuntivas	Hipocorados 2+/4+
Bola gordurosa de Bichat	Depletada
Musculatura temporal	Depletada
Lábios	–
Língua	–
Gengivas	–
Dentição	Incompleta

Musculatura das fossas supra e infraclaviculares	Depletadas
Perfusão de extremidades	Preservadas
Musculatura interóssea	Depletada
Unhas	Sem alterações
Abdome	Atípico, peristáltico
Edema	Ausente

Avaliação antropométrica

Dados antropométricos	Avaliação	Classificação
Massa corporal atual (kg)	51	P25-P50
Massa corporal usual (kg)	70	P25-P50
Estatura (m)	1,69	–
Perda de peso em 2 meses (%)	27,14	Perda grave
IMC (kg/m²)	17,85	Magreza
DCT (mm)	13	P5-P10
PB (cm)	25	P5-P10
CMB (cm)	15,14	< P5
PC (cm)	79	Adequado

IMC = índice de massa corporal; DCT = dobra cutânea tricipital; PB = perímetro do braço; CMB = circunferência muscular do braço; PC = perímetro da cintura.

Avaliação bioquímica

Dados bioquímicos	Valores de referência	Avaliação	Classificação
Hemácias (milhões/mm³)	4,20-5,40	4,92	Adequado
Hemoglobina (g/dℓ)	12,0-16,0	13,30	Adequado
Hematócrito (%)	37,0-47,0	40,10	Adequado
Leucócitos (/mm³)	4.000-11.600	12,800	Aumentado
Linfócitos (/mm³)	1.500-3.900	310	Alterado
CTL (/mm³)	< 1.500	–	–
Plaquetas (mil/mm³)	150-450	164	Adequado
Proteínas totais (g/mℓ)	6,5-7,7	3,5	Diminuído
Albumina (g/mℓ)	3,9-4,6	1,7	Diminuído
Globulina (g/mℓ)	2,3 a 3,5	–	–
Colesterol total (mg/dℓ)	< 200 – desejável 200-239 – limítrofe > 240 – alto	194	Adequado
LDL-colesterol (mg/dℓ)	100-129 – desejável 130-159 – limítrofe > 160 – alto	123	Adequado
HDL-colesterol (mg/dℓ)	> 60 – desejável	53	Alterado

Dados bioquímicos	Valores de referência	Avaliação	Classificação
Triglicerídeos (mg/dℓ)	< 150	137	Adequado
Glicose (mg/dℓ)	< 99	88	Adequado
Ureia (mg/dℓ)	17 a 43	20	Adequado
Creatinina (mg/dℓ)	0,5 a 1,0	0,5	Adequado
Ácido úrico (mg/dℓ)	2 a 5	–	–
Fosfatase alcalina (U/I)	21 a 85	–	–

CTL = contagem total de linfócitos; LDL = lipoproteína de baixa densidade; HDL = lipoproteína de alta densidade.

Elabore um parecer nutricional a ser registrado no prontuário.

Nutrição para a Saúde Reprodutiva e Aleitamento

A nutrição ideal durante a gestação, que inclui quantidades adequadas de todas as vitaminas necessárias, minerais e macronutrientes, se inicia no período preconcepção. Como os fetos em desenvolvimento dependem apenas da transferência de substratos de seu hospedeiro, simplesmente não há outros meios para adquirir a nutrição no útero. O clichê de que o "feto é o parasita perfeito" implica que os fetos captem tudo de que precisam à custa do hospedeiro. No entanto, deficiências nutricionais ao longo da gestação podem interferir no desfecho, ou seja, no parto. Assim, algumas associações, como o baixo peso ao nascer e o parto prematuro, podem ser feitas em casos de deficiências nutricionais.

A triagem de mulheres para o uso de bebidas alcoólicas, tabagismo (incluindo cigarros) e uso de drogas recreativas é crítica e também pode ser importante para a exposição a uma toxina ocupacional. Estudos já associam o consumo de determinados tipos de peixes ao risco de concentrações tóxicas de mercúrio. Portanto, essas situações devem ser minuciosamente observadas ao longo da gestação a fim de evitar futuras complicações.

A suplementação da dieta da mãe durante a gestação pode assumir a forma de energia adicional, proteínas, ácidos graxos, vitaminas ou minerais que excedam sua ingestão diária rotineira. Quanto mais comprometido o estado nutricional da mulher, mais ela se beneficia de uma dieta e uma suplementação nutricional melhores.

As preocupações com a saúde reprodutiva não terminam no momento do parto. O aconselhamento nutricional e de exercícios físicos deve continuar no pós-parto e no período de aleitamento materno, com o objetivo de fazer a mãe voltar à massa corporal pré-gestacional dentro de 6 a 12 meses e atingir o IMC adequado antes de tentar outra gestação.

1ª QUESTÃO

A exposição de homens e mulheres a agentes químicos no período pré-gestacional provoca efeitos na saúde reprodutiva e no desenvolvimento. Mediante o exposto, correlacione os agentes químicos com seus efeitos:

I. Tolueno – diluentes de pintura, esmalte de unha, vernizes e adesivos.
II. Pesticidas – aplicados em grandes quantidades na agricultura, na comunidade e nas residências; estão presentes em alimentos, água, ar e solo.
III. Chumbo – usado na fabricação de baterias, reparação de automóveis, solda, limpeza e uso de armas de fogo e produção de joias.
IV. Solventes – usados em plásticos, resinas, náilon, fibras sintéticas, borracha, lubrificantes, tintas, detergentes, produtos para processo de impressão e de curtimento de couro, fibra de vidro, embalagens de alimentos e produtos de limpeza.
V. Bisfenol A – intermediário químico para o plástico de policarbonato e resinas.

( ) Provoca prejuízos no desenvolvimento cognitivo, no neurodesenvolvimento e no crescimento fetal
( ) Aborto
( ) Diminuição do peso fetal e ao nascer
( ) Agressão e hiperatividade em crianças do sexo feminino e aborto recorrente
( ) Aumento da probabilidade de apresentar alergias e prejuízo intelectual

a) III, V, II, I, IV
b) III, I, IV, V, II
c) I, III, V, II, IV
d) IV, II, III, I, V
e) II, IV, I, V, III

2ª QUESTÃO
A mulher obesa apresenta alterações metabólicas ao longo da gestação, como:

a) Síntese de proteínas aumentada
b) Aumento das concentrações de glicose em jejum
c) Maior resistência à insulina
d) Aumento da oxidação basal de lipídios
e) Diminuição da dislipidemia

3ª QUESTÃO
Mulheres que precisam de maior vigilância médica e avaliação nutricional para evitar complicações durante a gestação são aquelas que apresentam as situações a seguir, EXCETO:

a) Adolescente, síndrome do ovário policístico e anemia microcítica
b) Lúpus, hipertensão arterial crônica e diabetes melito 1 ou 2
c) Alergia alimentar, micose e acne
d) HIV, doença de Crohn e obesidade pré-gestacional
e) Distúrbios alimentares, depressão e asma

4ª QUESTÃO
São consideradas potenciais causas de restrição de crescimento intrauterina (RCIU), EXCETO:

a) Hipertensão arterial crônica, sífilis e primípara
b) Doença inflamatória intestinal, diabetes e lúpus eritematoso sistêmico
c) Adolescente, distúrbios alimentares ativos e abuso de droga como cocaína
d) Alto consumo de açúcar refinado, bebidas alcoólicas e toxoplasmose
e) Malária, hepatite B e infecção por *Helicobacter pilory*

5ª QUESTÃO

Vitaminas e minerais são importantes para um bom resultado da gestação; em alguns casos, as necessidades aumentam nessa fase. Sabendo que cada vitamina tem função definida, correlacione o efeito da deficiência ao nutriente:

I. Relacionada com maior incidência de malformações congênitas, fendas orofaciais e defeitos cardíacos.

II. Funciona como cofator para muitas enzimas descarboxilases e transaminases.

III. Necessária para integridade estrutural das membranas celulares, sinalização celular e transmissão de impulsos nervosos.

IV. Está associada ao raquitismo congênito e a fraturas em recém-nascidos.

V. É importante para a formação óssea e está associada à pré-eclâmpsia.

VI. Aumenta o estresse oxidativo e diminui a angiogênese e o desenvolvimento do embrião.

( ) Colina
( ) Vitamina D
( ) Cálcio
( ) Piridoxina
( ) Folato
( ) Cobre

a) II, IV, I, V, III, VI
b) III, IV, V, II, I, VI
c) I, IV, III, II, V, VI
d) IV, II, III, V, I, VI
e) V, VI, I, IV, II, III

Nutrição na Lactância

Durante os primeiros 2 anos de vida, que são caracterizados pelo rápido crescimento e desenvolvimento físico e social, muitas alterações ocorrem e afetam a alimentação e a ingestão de nutrientes. A adequação da ingestão de nutrientes pelos lactentes afeta sua interação com o ambiente. Lactentes bem nutridos e saudáveis têm energia para responder e aprender com os estímulos do ambiente e interagir com seus pais e cuidadores de uma forma que incentiva o elo e a ligação.

Os lactentes podem perder aproximadamente 7% de sua massa corporal durante os primeiros dias de vida, mas sua massa corporal ao nascer é normalmente recuperada por volta do sétimo ao décimo dia. Uma perda de peso de mais de 10% no período neonatal indica necessidade de uma avaliação mais aprofundada sobre a adequação da alimentação. O crescimento depois disso prossegue em ritmo rápido, mas em desaceleração. Os lactentes aumentam seu comprimento em 50% durante o primeiro ano de vida e o dobram com 4 anos. A gordura corporal total aumenta rapidamente durante os primeiros 9 meses, e, depois, a taxa de ganho de gordura vai diminuindo gradualmente ao longo do resto da infância.

As necessidades nutricionais dos lactentes refletem as taxas de crescimento, a energia gasta em atividade, as necessidades metabólicas basais e a interação dos nutrientes consumidos. Os estudos de balanço definiram teores mínimos de ingestão aceitáveis de alguns nutrientes, mas, para a maioria dos nutrientes, as ingestões sugeridas foram extrapoladas a partir das ingestões de lactentes normais, que estão crescendo consumindo leite materno.

No estágio de desmame, os lactentes têm que aprender muitas habilidades manipuladoras, incluindo a capacidade de mastigar e engolir alimentos sólidos e utilizar utensílios. Eles aprendem a tolerar várias texturas e sabores dos alimentos, comer com os dedos e, então, se alimentar com utensílios. As crianças devem ser encorajadas a se alimentar sozinhas, para que, assim, evolutivamente, conquistem sua independência.

1ª QUESTÃO

Dentre as recomendações de suplementação para lactentes a termo, podemos destacar:

a) Vitamina D, vitamina K e ferro
b) Tiamina, piridoxina e ácido pantotênico
c) Riboflavina, vitamina A e vitamina C
d) Vitamina E, niacina e biotina
e) Nenhuma das anteriores

2ª QUESTÃO

O leite materno e o colostro contêm anticorpos e fatores anti-infecciosos, que não estão presentes em fórmulas para lactentes. Qual é a imunoglobulina predominante no leite materno que tem como função a proteção contra infecção do intestino imaturo do lactente?

a) Imunoglobulina M
b) Imunoglobulina G
c) Imunoglobulina A secretória
d) Imunoglobulina E
e) Nenhuma das anteriores

3ª QUESTÃO

O leite de vaca se diferencia do leite materno por possuir maior quantidade de:

a) Lactose
b) Caseína
c) Ferro
d) Vitamina E
e) Lactoalbumina

4ª QUESTÃO

Para uma criança de 9 a 12 meses, no momento da introdução de alimentos semissólidos e caseiros, devemos considerar:

a) O uso de vegetais e frutas espremidas
b) Adicionar carnes moídas
c) Acrescentar adoçantes artificiais não calóricos
d) Introduzir o uso da colher para se alimentar
e) Empregar alimentos com adição de sal e açúcar

30 Krause | Alimentos, Nutrição e Dietoterapia – Perguntas e Respostas

5ª QUESTÃO

A colonização por microbiota não patogênica é fundamental para a saúde do lactente. Qual é o probiótico do tipo *lactobacillus* recomendado para diminuir o risco de cólica, o refluxo gastresofágico e a constipação intestinal?

a) *Casei shirota*
b) *Alimentarius*
c) *Panis*
d) *Fermentum*
e) *Reuteri*

Nutrição na Infância

O período que se inicia após a lactância e dura até a puberdade é, com frequência, chamado de período *latente* ou *quiescente* do crescimento – em contraste com as expressivas mudanças que ocorrem durante a lactância e a adolescência. Embora o crescimento físico possa ser menos notável e prosseguir em um ritmo mais constante do que no primeiro ano, os anos de pré-escola e do ensino fundamental são um período de crescimento significativo nas áreas social, cognitiva e emocional.

O crescimento é, geralmente, constante e lento durante os anos de idade pré-escolar e escolar, mas pode ser errático em certas crianças, com períodos de ausência de crescimento seguidos por estirões. Esses padrões geralmente são paralelos a mudanças similares no apetite e ingestão de alimentos. As proporções no crescimento oscilam ano após ano.

Como as crianças estão crescendo e desenvolvendo ossos, dentes, músculos e sangue, elas precisam de alimentos mais nutritivos em proporção ao seu tamanho do que os adultos. Crianças podem estar em risco de desnutrição quando têm pouco apetite por um longo período, consomem um número limitado de alimentos ou diluem suas dietas significativamente com alimentos pobres em nutrientes. As *ingestões de referência dietética* (DRI) são baseadas no conhecimento atual das ingestões de nutrientes necessárias para a manutenção da saúde. Assim, a maioria dos dados para crianças em idades pré-escolar e escolar são valores interpolados a partir de dados sobre lactentes e adultos, possibilitando uma estimativa de referências adequadas para o desenvolvimento adequado e saudável.

1ª QUESTÃO

A recomendação de proteínas diminui da primeira infância para o final da infância; portanto, a recomendação para crianças de 4 a 13 anos é de:

a) 1,5 g/kg/dia
b) 1,1 g/kg/dia
c) 1,0 g/kg/dia
d) 0,95 g/kg/dia
e) 0,8 g/kg/dia

2ª QUESTÃO

As crianças recebem numerosas influências que determinam a ingestão e os hábitos alimentares. Dentre esses fatores, pode-se as opções abaixo, **EXCETO**:

a) Ambiente familiar e meios de comunicação
b) Tendências sociais e influência dos colegas
c) Refeições em família e propaganda de alimentos na TV
d) Doença e mensagens da mídia
e) Merenda escolar e o uso de adoçantes artificiais

3ª QUESTÃO

Dentre as medidas para a prevenção da obesidade infantil, podemos citar, **EXCETO**:

a) Aumento da atividade física
b) Venda de alimentos mais nutritivos nas cantinas escolares
c) Informação nutricional no rótulo dos alimentos industrializados
d) Substituição dos adoçantes artificiais não calóricos pelo açúcar refinado
e) Aconselhamento nutricional para as crianças e seus familiares

4ª QUESTÃO

Quando uma criança está diagnosticada com desnutrição crônica, o ganho de peso esperado é de:

a) > 20 g/kg/dia
b) 2-3 g/kg/dia
c) 10-15 g/kg/dia
d) 15-20 g/kg/dia
e) 5-10 g/kg/dia

5ª QUESTÃO

A deficiência de ferro é muito comum em crianças com menos de 2 anos e provoca:

a) Prejuízo no desempenho cognitivo e no desenvolvimento psicomotor
b) Ganho de massa corporal quando adulto
c) Menor estatura na adolescência
d) Anemia macrocítica
e) Aumento de bactérias benéficas na microbiota intestinal

Nutrição na Adolescência

A adolescência é um dos períodos mais desafiadores do desenvolvimento humano, geralmente se estendendo dos 12 até os 21 anos. É uma fase de imensa transformação fisiológica, psicológica e cognitiva durante a qual uma criança se torna um jovem adulto.

O padrão de crescimento gradual, que caracteriza a primeira infância, muda para um rápido crescimento e desenvolvimento, afetando aspectos físicos e psicossociais da saúde. As mudanças no funcionamento cognitivo e emocional permitem que os adolescentes se tornem mais independentes à medida que amadurecem. A influência e a aceitação dos pares podem se tornar mais importantes do que os valores familiares, criando períodos de conflito entre adolescentes e pais. Portanto, é um período em que tanto os familiares quanto os profissionais de saúde que se relacionam com

Krause | Alimentos, Nutrição e Dietoterapia – Perguntas e Respostas

esses jovens precisam estar atentos às demandas e ao comportamento e estruturar vínculos harmônicos.

Como todas essas mudanças têm um efeito extremamente íntimo sobre as necessidades nutricionais e os comportamentos alimentares dos adolescentes, é importante que os profissionais de saúde compreendam completamente como estas podem afetar o estado nutricional.

1ª QUESTÃO

É considerado fator de risco para o desenvolvimento da deficiência de ferro, **EXCETO**:

a) Períodos menstruais longos e intensos
b) Uso de tabaco
c) Estilo de alimentação vegana
d) Infecção parasitária
e) Uso crônico de ácido acetilsalicílico

2ª QUESTÃO

Pode contribuir para deficiência de vitamina D:

a) Uso prolongado de corticosteroides
b) Exposição ao sol
c) Baixa ingestão de retinol
d) Consumo aumentado de atum e gema de ovo
e) Nenhuma das anteriores

3ª QUESTÃO

A ocorrência de acne na adolescência pode estar associada ao consumo de:

a) Ácidos graxos poli-insaturados
b) Peixe gordo
c) Dieta com maior índice glicêmico
d) Fibras
e) Adoçante artificial

4ª QUESTÃO

O excesso de massa corporal e obesidade na adolescência provocam consequências para a saúde a curto e longo prazos, e seu tratamento é dividido em estágios. Considerando a característica de cada etapa, correlacione a primeira coluna com a segunda:

I. Estágio 1   ( ) Plano de atividade física estruturado e monitorado
II. Estágio 2   ( ) Pode ser considerada a cirurgia bariátrica
III. Estágio 3   ( ) Participar de refeições em família durante a semana
IV. Estágio 4   ( ) Estabelecer metas para mudanças de comportamento alimentar

a) II, IV, I, III
b) I, III, IV, II
c) IV, II, III, I
d) II, I, IV, III
e) III, IV, I, II

5ª QUESTÃO

Como parte do tratamento dietoterápico para adolescentes com altas concentrações de LDL-colesterol, destaca-se:

a) Ingestão de lipídios igual a 35% da energia total
b) Consumo de gordura saturada igual a 10% da energia total
c) Ingestão de até 12 g de fibra de psílio diariamente
d) Consumo de colesterol não deve exceder 300 mg/dia
e) Substituir mais de 5 g de gordura por ésteres de estanol

Nutrição na Idade Adulta

Aqui, enfatizam-se o panorama e as ferramentas para incentivar a população adulta a definir metas de estilo de vida relacionadas com a nutrição que promovam saúde positiva e reduzam fatores de risco.

Outros tópicos deste livro focam no papel real e potencial da dietoterapia no que diz respeito à prevenção e à intervenção nas principais doenças e condições crônicas que afetam as escolhas alimentares e nutricionais na idade adulta, como as doenças cardiovasculares, diabetes, câncer, controle de massa corporal e osteoporose. Somam-se a isso as condições relacionadas com a saúde, como artrite, doença de Alzheimer, doença renal e condições relacionadas com a inflamação, que, segundo pesquisas, podem estar ligadas ao estilo de vida e a escolhas alimentares e nutricionais.

Embora essas ligações sejam mencionadas aqui, pesquisas em andamento fornecem a essência das informações. O foco deste tópico é que a idade adulta é um momento em que os profissionais da nutrição e da dietética devem ser líderes e membros da equipe para ajudar a população adulta a alcançar e manter uma saúde positiva. Os objetivos do *Healthy People* 2010 e 2020 fornecem as estruturas. As evidências são convincentes de que as decisões por um estilo de vida saudável devem ocorrer precocemente na vida para pavimentar a via para a promoção da saúde e prevenção de doenças.

1ª QUESTÃO

São alimentos que aumentam a desintoxicação, **EXCETO**:

a) Vegetais crucíferos (repolho, brócolis e couve)
b) Sucos de vegetais frescos com salsa e gengibre
c) Açafrão
d) Alimentos ultraprocessados
e) Uvas e frutas vermelhas

2ª QUESTÃO

Os fitoquímicos são fontes de compostos bioativos que apresentam propriedades como proteção antioxidante, de apoptose e aumento da resposta imune, encontrados em alimentos de origem vegetal. Assim, a alternativa correta que associa o composto fenólico e sua principal fonte alimentar é:

a) Catequinas – soja
b) Antocianinas – brócolis
c) Flavonas – berinjela

34 Krause | Alimentos, Nutrição e Dietoterapia – Perguntas e Respostas

d) Isoflavonas – soja
e) Carotenoides – café

3ª QUESTÃO

O programa 4R da medicina funcional contempla:

a) Regenerar bactérias patogênicas da microbiota intestinal
b) Remover enzimas digestivas, como proteases e lipases
c) Reinocular probióticos ao intestino para limitar o crescimento de bactérias patogênicas
d) Remover o fator intrínseco produzido no estômago

4ª QUESTÃO

Segurança alimentar significa:

a) Acesso a uma fonte segura, aceitável e adequada de alimentos
b) Não ter acesso a frutas, legumes e grãos integrais
c) Acesso limitado a supermercados e lanchonetes
d) Realizar as refeições à mesa com a família
e) Consumo de *fast-food* e alimentos minimamente processados

5ª QUESTÃO

É fonte de informação sobre saúde na qual os consumidores confiam:

a) Fabricante de alimentos
b) Profissionais de saúde
c) Agricultores
d) Políticos
e) Professores

Nutrição no Envelhecimento

Atualmente, o envelhecimento da população é um fenômeno global, que não está mais restrito aos países desenvolvidos e com renda mais elevada. As mulheres apresentam uma longevidade superior à dos homens. Nos EUA, por exemplo, a razão entre mulheres e homens com idade superior a 65 anos é de 129:100; essa razão aumenta para 200:100 entre aqueles com idade superior a 85 anos.

A *gerontologia* é o estudo do envelhecimento normal, incluindo fatores na biologia, psicologia e sociologia; a *geriatria* é o estudo de doenças crônicas associadas frequentemente ao envelhecimento, incluindo diagnóstico e tratamento.

Embora a dietoterapia seja exercida comumente em hospitais e centros de cuidados em longo prazo, é importante enfatizar que os serviços de nutrição saíram dos hospitais e foram para lares e comunidades, onde o foco está direcionado para a promoção da saúde, a redução de riscos e a prevenção de doenças.

1ª QUESTÃO

Assinale verdadeiro (**V**) ou falso (**F**) para as alterações fisiológicas, comuns aos idosos, que podem diminuir a ingestão alimentar.

( ) Sarcopenia
( ) Disgeusia
( ) Xerostomia
( ) Degeneração macular relacionada com a idade
( ) Acloridria
( ) Síndrome da morte sedentária
( ) Hiposmia
( ) Disfagia
( ) Presbiacusia

2ª QUESTÃO

As lesões por pressão se desenvolvem a partir da pressão contínua que impede o fluxo sanguíneo para a pele e os tecidos subjacentes. As recomendações nutricionais para o tratamento dessas úlceras devem contemplar:

a) Assegurar a ingestão de 1,5 g de proteínas/kg de massa corporal/dia
b) Oferecer megadoses de vitamina C e zinco
c) Ingestão de energia entre 30 e 35 kcal/kg de massa corporal/dia
d) Consumo de 40% de lipídios em relação à energia total
e) Oferecer dieta pastosa para garantir o consumo de tudo que é oferecido

3ª QUESTÃO

Considerando as mudanças das necessidades nutricionais com o envelhecimento, correlacione as alterações inerentes ao envelhecimento com a recomendação nutricional:

I. A constipação intestinal pode ser um achado comum entre os idosos.
II. A doença cardíaca é um diagnóstico comum.
III. O risco de deficiência de vitamina D aumenta, uma vez que a síntese é menos eficiente.
IV. A ingestão reduzida de zinco está associada ao prejuízo da função imunológica.
V. A desidratação pode ser causada pela redução na ingestão de líquidos, redução da função renal, aumento da eliminação urinária decorrente do uso de laxantes ou diuréticos.

( ) Aumentar o consumo de carnes magras, produtos lácteos, feijões, frutos secos e sementes
( ) A suplementação com vitamina D pode ser necessária
( ) Estimular o maior consumo de fibras por meio de legumes, grãos integrais e frutas
( ) Incentivar a ingestão de líquidos de pelo menos 1,5 ℓ/dia ou 1 mℓ/energia consumida
( ) Incentivar a ingestão de gorduras saudáveis em vez de restringir as mesmas

a) II, III, IV, V, I
b) V, IV, I, II, III
c) III, I, V, II, IV
d) IV, III, I, V, II
e) I, V, II, III, IV

4ª QUESTÃO

A depressão entre os idosos é decorrente de condições patológicas e está associada à redução do apetite, à perda de massa corporal e à fadiga. Uma das estratégias nutricionais para esse cuidado é:

a) Dieta hipoenergética
b) Alimentos sólidos para estimular a mastigação
c) Alimentos altamente energéticos e da preferência do idoso
d) Bebidas dietéticas gaseificadas
e) Alimentos ultraprocessados

5ª QUESTÃO

Segundo Krause, para idosos com função renal prejudicada ou diabetes de longa data, a recomendação de proteína é de:

a) 1,6 a 1,8 g/kg de peso/dia
b) 1,0 a 1,2 g/kg de peso/dia
c) 0,6 a 0,8 g/kg de peso/dia
d) 0,8 a 1,0 g/kg de peso/dia
e) 1,2 a 1,5 g/kg de peso/dia

Nutrição no Controle da Massa Corporal

Massa corporal é a soma dos ossos, músculos, órgãos, fluidos corporais e tecido adiposo. Alguns, ou todos esses componentes, estão sujeitos a alterações normais como reflexo de crescimento, condição reprodutiva, variação na atividade física e efeitos do envelhecimento. A massa corporal coerente é orquestrada pelos mecanismos neurais, hormonais e químicos, bem como pelos polimorfismos genéticos individuais que equilibram a ingestão e os gastos de energia dentro de limites bastante precisos. Anormalidades desses mecanismos complexos podem resultar em flutuações de massa corporal.

Em uma extremidade do espectro de massa corporal está a *massa corporal baixa*. Embora a incapacidade para ganhar massa corporal possa ser um problema primário, a massa corporal baixa geralmente é secundária a uma condição de doença, um distúrbio alimentar ou um distúrbio psiquiátrico.

Nos idosos ou em crianças, a perda de massa corporal involuntária pode ser particularmente prejudicial e deve ser abordada de forma precoce para prevenir a desnutrição ou outras consequências indesejáveis. O mais crucial é o desenvolvimento do feto no útero. Bebês privados de nutrição antes do nascimento, e que apresentam baixa massa corporal ao nascer, podem ser preparados para o crescimento acelerado após o nascimento, quando expostos a um ambiente rico em nutrientes (que, muitas vezes, consiste em fórmulas infantis). Além disso, a passagem inadequada de nutrientes através da placenta e a baixa massa corporal no nascimento pode, eventualmente, levar a um aumento de risco para o desenvolvimento de obesidade e diabetes.

Na outra extremidade do espectro e mais comumente estão as condições de sobrepeso e obesidade, que, a longo prazo, podem desencadear diversas complicações e doenças futuras.

1ª QUESTÃO

A neuroquímica, os depósitos de gordura corporal, a massa de proteínas, os hormônios e os fatores após a ingestão alimentar atuam na regulação do consumo alimentar e massa corporal, em uma base de curto a longo prazo. Assim, correlacione essas substâncias e suas respectivas funções:

I. Adipocinas
II. Orexina
III. Incretinas
IV. CK
V. Enterostatina
VI. GLP-1
VII. Resistina
VIII. GLP-2
IX. FGF-21
X. Visfatina

( ) Liberada pelo intestino quando os lipídios e as proteínas alcançam o intestino. Em nível cerebral, inibe a ingestão alimentar
( ) Proteínas liberadas pelos adipócitos que atuam como moléculas de sinalização
( ) Proteína secretada pelo tecido adiposo visceral que tem efeito semelhante à insulina. Sua concentração plasmática aumenta proporcionalmente à adiposidade e à resistência à insulina
( ) Liberado pela mucosa intestinal na presença de refeições ricas em lipídios e glicose. Estimula a síntese e liberação da insulina, retarda o esvaziamento gástrico e pode promover saciedade
( ) Adipocitocina que antagoniza a ação da insulina
( ) Peptídeos gastrintestinais que aumentam a quantidade de insulina liberada pelo pâncreas, desaceleram a taxa de absorção pela redução do esvaziamento gástrico e podem reduzir diretamente a ingestão alimentar
( ) Produzido nas células-L do intestino e nos neurônios do sistema nervoso central, é um fator de crescimento intestinal. Inibe o esvaziamento gástrico e a secreção de ácido
( ) Neurotransmissor produzido no hipotálamo, atua como estimulante do apetite e regulador central da glicose e homeostase energética
( ) Expresso no fígado e secretado de forma mais rápida durante dieta cetogênica, pode reduzir a massa corporal sem afetar a ingestão alimentar
( ) Uma porção da lipase pancreática envolvida especificamente com a saciedade após o consumo de gordura

a) III, V, IV, I, IX, VI, VIII, X, II, VII
b) IV, I, X, VI, VII, III, VIII, II, IX, V
c) VI, II, X, III, I, IV, VII, V, IX, VIII
d) II, X, VIII, IX, IV, VII, VI, I, III, V
e) IX, VIII, X, I, III, V, VI, IV, II, VII

2ª QUESTÃO

Os obesogênicos são compostos químicos estranhos ao organismo que agem prejudicando o metabolismo dos lipídios, resultando em mais gordura e obesidade. São exemplos de obesogênicos:

a) Bisfenol A e ftalatos
b) Mercúrio e glifosato
c) Adrenomedulina e abamectina
d) CRF e acefato
e) Hipocretina e glifosate

3ª QUESTÃO

Paciente JCR, 35 anos, sexo feminino, ensino médio completo, do lar, casada, queixa principal de excesso de massa corporal e cansaço fácil. Apresenta elevação da concentração de LDL-colesterol, de triglicerídeos e glicemia em jejum. Na avaliação antropométrica, verificou-se que a paciente apresentava obesidade grau 2 e risco muito elevado de complicações metabólicas associadas com a obesidade. A conduta dietética recomendada para essa paciente deve ser:

a) Fornecer de 200 a 800 kcal por dia, carboidratos de 25 a 30% do valor energético total (VET), proteínas de 30 a 35% e lipídios de 45 a 50%

b) Redução de 500 a 1.000 kcal, carboidratos de 50 a 55% do VET, proteínas de 15 a 25% do VET e lipídios não excedendo 30% do VET

c) Jejum alternado com dieta de 600 kcal

d) Fornecer 600 kcal por dia, carboidratos 35% do VET, proteínas 30% do VET e lipídios 35% do VET

e) Redução a 1.500 kcal, carboidratos de 55 a 60% do VET, proteínas de 25 a 30% do VET e lipídios de 10 a 25% do VET

4ª QUESTÃO

Os programas de perda de massa corporal devem combinar um regime alimentar nutricionalmente balanceado com exercícios. Considerando as dietas empregadas para o tratamento da obesidade, correlacione o tipo de dieta e suas características:

I. Dietas de restrição energética.
II. Dietas com fórmulas e programas de substituição de refeições.
III. Restrições extremas de energia e jejum.
IV. Dietas de muito baixas calorias.
V. Dietas populares.

( ) Apresentam restrição extrema de energia, fornecem menos de 800 kcal por dia
( ) Enfatizam resultados rápidos com esforços mínimos
( ) Empregam substitutos de refeições com porções controladas e estão prontas para o uso
( ) Fornecem de 200 a 800 kcal, com 0,8 a 1,5 g de proteínas/kg de massa corporal ideal por dia, durante 12 a 16 semanas
( ) Nutricionalmente adequadas, exceto para energia. Apresentam um déficit de 500 a 1000 kcal por dia

a) IV, I, III, V, II
b) I, IV, V, II, III
c) II, III, IV, I, V
d) III, V, II, IV, I
e) V, II, III, I, IV

5ª QUESTÃO

A redução da massa corporal envolve a perda de proteína e gordura em quantidades determinadas em diferentes graus, de acordo com a velocidade da redução do peso. Sendo recomendada a seguinte estimativa de perda de peso, para o cálculo do VET:

a) 800-1.500 g por semana para indivíduos com IMC maior que 40 kg/m²
b) 1.100-1.500 g por semana para indivíduos com IMC maior que 35 kg/m²
c) 1.000-1.200 g por semana para indivíduos com IMC maior que 35 kg/m²

d) 300-500 g por semana para indivíduos com IMC de 30 a 35 kg/m²
e) 230-454 g por semana para indivíduos com IMC de 27 a 35 kg/m²

6ª QUESTÃO

As dietas populares não são ideais para reduzir a fome e promover a mudança de hábitos alimentares. Análises científicas demonstram alguns prejuízos dessas dietas, como os a seguir, **EXCETO:**

a) A restrição de carboidratos causa cetose e pode aumentar as concentrações de ácido úrico
b) Teor muito baixo de lipídios apresenta baixos teores de vitaminas E e B_{12} e de zinco
c) Muito baixa quantidade de carboidratos promove mais facilmente a manutenção da massa corporal alcançada
d) Promove perda de massa corporal em curto intervalo de tempo
e) Dietas cetogênicas com alto teor de lipídios e pouco carboidrato causam maior perda de água do que de gordura corporal

7ª QUESTÃO

Alguns suplementos dietéticos populares usados para perda de massa corporal não são seguros e nem existem evidências científicas a respeito da sua eficácia, por exemplo:

a) Ácido linoleico conjugado
b) Chá-verde
c) Ephedra (*ma huang*)
d) Sena
e) *Garcinia cambogia*

8ª QUESTÃO

A cirurgia bariátrica é considerada o único tratamento eficaz a longo prazo para a obesidade grau 3. No período pós-operatório (PO), a dieta deve evoluir da seguinte maneira:

a) De 2 a 3 dias de PO, recomenda-se oferecer alimentos pastosos
b) A partir da 6ª semana de PO, alimentos sólidos em pequenos volumes; a quantidade de carne não deve exceder 57 g e 1,5 a 2,0 ℓ de água (não nas refeições)
c) De 4 a 5 dias de PO, o volume das refeições deve ser de 3/4 de xícara, em um total de 5 vezes/dia
d) Na primeira semana de PO, oferecer uma xícara de alimentos amassados 6 vezes/dia
e) Na segunda semana de PO, oferecer carne em pedaços pequenos ou moída, em uma quantidade aproximada de 120 g

9ª QUESTÃO

Os procedimentos cirúrgicos para tratamento da obesidade evoluíram nos últimos tempos. Considerando as diversas técnicas de cirurgia bariátrica, com suas características e as correlacione a seguir:

I. Gastroplastia vertical com banda
II. Desvio gástrico em Y de Roux
III. Derivação biliopancreática
IV. Banda gástrica

( ) Envolve redução do estômago e a ligação ao segmento final do intestino delgado, o íleo, ultrapassando o duodeno e o jejuno, locais onde ocorre uma parte importante do processo de digestão e absorção
( ) Cria-se um reservatório gástrico reduzido por grampeamento, e, além disso, possui um ajuste da banda da bolsa gástrica
( ) Utiliza-se um dispositivo insuflável de silicone em forma de anel em torno da parte superior do estômago, dividindo-o em duas câmaras. Assim, a quantidade de alimentos ingeridos é reduzida, permitindo que a sensação de saciedade seja atingida com pequena ingestão. Além disso, coloca-se sob a pele dispositivo para ajuste do anel
( ) Redução do estômago por grampeamento e conexão do estômago a uma alça do intestino delgado

a) II, IV, I, III
b) IV, III, II, I
c) III, I, IV, II
d) I, IV, II, III
e) IV, II, I, III

10ª QUESTÃO

São considerados fatores desencadeantes da perda de massa corporal involuntária, **EXCETO:**

a) Depressão e diabetes de surgimento recente
b) Padrão de beleza imposto pela sociedade e constipação intestinal
c) Doença celíaca e hipertireoidismo
d) Doença inflamatória intestinal e pancreatite
e) Câncer que acomete o sistema digestório e isquemia intestinal

11ª QUESTÃO

São estimuladores do apetite, **EXCETO:**

a) Corticosteroides e loxiglumida
b) Cipro-heptadina e acetato de megestrol
c) Mirtazapina e dronabinol
d) Fentermina e benzfetamina
e) Oxuglutarato e hormônio do crescimento

12ª QUESTÃO

Dentre os suplementos dietéticos a seguir, utilizados para perda de peso, qual aumenta o metabolismo energético e reduz o apetite, apesar de insuficientes evidências científicas?

a) Goma guar
b) Quitosana
c) Cetona de framboesa
d) Extrato de chá-verde
e) Chia

13ª QUESTÃO

Pesquisas recentes identificaram uma associação entre a microbiota intestinal e a absorção alimentar, reforçando a hipótese de sua influência na fisiopatologia da obesidade. Dentre as duas maiores classes de bactérias a seguir, qual foi encontrada em menor quantidade em indivíduos obesos?

a) Bacteroidetes
b) Firmicutes
c) Actinobacteria
d) Proteobacteria
e) *Escherichia coli*

14ª QUESTÃO

Qual neuropeptídeo tem sido associado ao aumento do apetite por carboidratos, cuja concentração aumenta durante a privação alimentar, podendo ser um fator que conduz ao aumento no apetite após a dieta?

a) Colecistocinina (CCK)
b) Pró-opiomelanocortina (POMC)
c) Neuropeptídeo Y (NPY)
d) Hormônio estimulante de melanócito alfa (alfa-MSH)
e) Transcrito relacionado com cocaína e anfetamina

15ª QUESTÃO

Atualmente, o tecido adiposo é considerado um órgão endócrino, capaz de sintetizar e secretar adipocinas, envolvidas na fisiopatologia da resistência à insulina. Qual das opções a seguir está relacionada com a melhora da sensibilidade à insulina?

a) Incretina
b) Adiponectina
c) Grelina
d) Resistina
e) Adrenomedulina

16ª QUESTÃO

Os resultados das cirurgias gástricas são mais favoráveis que os da cirurgia de desvio intestinal praticada na década de 1970. Qual a média percentual da perda de massa corporal inicial das cirurgias gástricas?

a) 10 a 20%
b) 20 a 25%
c) 30 a 40%
d) 40 a 50%
e) 50 a 60%

17ª QUESTÃO

Quais incretinas estão relacionadas com maior saciedade e melhora da resistência à insulina?

a) Leptina e grelina
b) PYY e GLP-1
c) Grelina e CCK
d) NPY e GLP-1
e) GLP-2 e bombesina

42 Krause | Alimentos, Nutrição e Dietoterapia – Perguntas e Respostas

CASO CLÍNICO

Cirurgia bariátrica

Identificação do paciente: sexo feminino, 45 anos, do lar, sem filhos, candidata a cirurgia bariátrica, foi encaminhada ao ambulatório de nutrição com objetivo de reduzir a massa corporal antes da cirurgia.

Dados clínicos

História da doença atual: paciente queixa-se de dores articulares e cansaço, apresenta hipertensão arterial sistêmica diagnosticada há 3 anos, em uso de hidroclorotiazida e enalapril, mantendo a pressão arterial controlada.

História patológica pregressa: paciente relata doenças comuns à infância e dislipidemia.

História familiar: relata pai falecido por cardiopatia e mãe hipertensa e diabética.

História social: nega tabagismo e consumo de bebidas alcoólicas.

Exame físico

Nível de consciência	Colaborativa
Cabelos	Sem brilho, com queda
Pele	Normocorada
Bola gordurosa de Bichat	Preservada
Musculatura temporal	Preservada
Lábios	Sem alteração
Língua	Sem alteração
Gengivas	Sem alteração
Dentição	Preservada
Musculatura das fossas supra e infraclaviculares	Preservada
Perfusão de extremidades	Adequada
Musculatura interóssea	Preservada
Estado de hidratação	Hidratada
Unhas	Sem alteração
Abdome	Globoso
Edema	Ausente

Avaliação antropométrica

Dados antropométricos	Avaliação	Classificação
Massa corporal atual (kg)	126	> P95
Estatura (m)	1,66	–
IMC (kg/m²)	45,7	Obesidade grau 3
DCT (mm)	26	> P95
PB (cm)	52	> P95
CMB (cm)	28	> P95

Dados antropométricos	Avaliação	Classificação
PC (cm)	156	Risco elevado
PQ (cm)	171	
Razão cintura/quadril	0,91	Aumentada (valor de referência 0,80)

IMC = índice de massa corporal; DCT = dobra cutânea tricipital; PB = perímetro do braço; CMB = circunferência muscular do braço; PC = perímetro da cintura; PQ = perímetro do quadril.

Exames laboratoriais

Dados laboratoriais	Valores de referência	Resultado	Classificação
Hemácias (milhões/mm³)	4,0-5,5	4,22	Adequado
Hemoglobina (g/dℓ)	13,0-17,5 – homens 11,5-16,4 – mulheres	12,5	Adequado
Hematócrito (%)	36-50	41,7	Adequado
Leucócitos (/mm³)	5.000-9.000	4.500	Alterado
Colesterol total (mg/dℓ)	< 200 – desejável 200-239 – limítrofe 240 – alto	250	Alterado
LDL-colesterol (mg/dℓ)	100-129 – desejável 130-159 – limítrofe > 160 – alto	171	Aumentado
HDL-colesterol (mg/dℓ)	> 60 – desejável	40	Diminuído
Triglicerídeos (mg/dℓ)	< 150	290	Aumentado
Glicose (mg/dℓ)	70-110	126	Aumentado
Ureia (mg/dℓ)	20-40	40	Adequado
Creatinina (mg/dℓ)	1,0 a 2,0	2,3	Aumentado

LDL = lipoproteína de baixa densidade; HDL = lipoproteína de alta densidade.

Elabore parecer nutricional a ser registrado no prontuário.

CASO CLÍNICO

Cirurgia bariátrica

Identificação do paciente: sexo feminino, 25 anos, ensino superior incompleto, solteira, profissional autônoma.

Dados clínicos

Queixa principal: internada para realizar cirurgia bariátrica.

História da doença atual: paciente apresenta hipertensão arterial sistêmica, diabetes melito e dislipidemia; nega alergias medicamentosas e alimentares. Internada eletivamente para realização de cirurgia bariátrica com técnica de *bypass* gástrico em Y de Roux.

História patológica pregressa: refere dificuldade de emagrecer e de controle de diabetes por sua compulsão. Paciente relata uso de anfetaminas desde os 11 anos a fim de auxiliar no processo de emagrecimento.

44 Krause | Alimentos, Nutrição e Dietoterapia – Perguntas e Respostas

História social e familiar: pai e mãe com hipertensão arterial sistêmica e diabetes melito, respectivamente. Não foi relatado nenhum tipo de transtorno psicológico associado.

Diagnóstico clínico: candidata à cirurgia bariátrica.

Exame físico

Nível de consciência	Responsiva
Cabelos	Sem queda
Olhos e conjuntivas	Hidratados
Bola gordurosa de Bichat	Preservada
Musculatura temporal	Preservada
Lábios	Sem alterações
Língua	Sem alterações
Gengivas	Sem alterações
Dentição	Completa
Musculaturas das fossas supra e infraclaviculares	Preservadas
Perfusão de extremidades	Preservada
Musculatura interóssea	Preservada
Unhas	Sem alterações
Abdome	Globoso, timpânico
Edema bilateral	Ausente

Avaliação antropométrica

Dados antropométricos	Avaliação	Classificação
Massa corporal atual (kg)	115	> P95
Massa corporal usual (kg)	110	> P95
Perda ponderal em 2 meses (%)	0	–
Estatura (m)	1,64	–
IMC (kg/m²)	42,91	Obesidade grau 3

IMC = índice de massa corporal.

Paciente não permitiu a avaliação antropométrica completa por "vergonha" [sic].

Avaliação bioquímica

Dados bioquímicos	Valores de referência	Avaliação	Classificação
Hemácias (milhões/mm³)	4,20-5,40	4,60	Adequado
Hemoglobina (g/dℓ)	12,0-16,0	14,9	Adequado
Hematócrito (%)	37,0-47,0	42,7	Adequado
Leucócitos (/mm³)	4.000-11.600	4.400	Adequado
Linfócitos (/mm³)	1.500-3.900	1.679	Adequado
Plaquetas (mil/mm³)	150-450	322	Adequado

Dados bioquímicos	Valores de referência	Avaliação	Classificação
Proteínas totais (g/mℓ)	6,5-7,7	7,1	Adequado
Albumina (g/mℓ)	3,9-4,6	4,2	Adequado
Colesterol total (mg/dℓ)	< 200 – desejável 200-239 – limítrofe > 240 – alto	327	Aumentado
LDL-colesterol (mg/dℓ)	100-129 – desejável 130-159 – limítrofe > 160 – alto	297	Aumentado
HDL-colesterol (mg/dℓ)	> 60 – desejável	38	Diminuído
Triglicerídeos (mg/dℓ)	< 150	380	Aumentado
Glicose (mg/dℓ)	< 99	167	Alterado
Ureia (mg/dℓ)	17-43	36	Adequado
Creatinina (mg/dℓ)	0,5-1,0	0,8	Adequado
Ácido úrico (mg/dℓ)	2-5	4,5	Adequado
Fosfatase alcalina (UI)	21-85	30	Adequado

LDL = lipoproteína de baixa densidade; HDL = lipoproteína de alta densidade.

Elabore um parecer nutricional a ser registrado no prontuário.

Nutrição nos Transtornos Alimentares

Os transtornos alimentares são caracterizados por uma perturbação persistente na alimentação ou em comportamentos relacionados com a alimentação que resultam em prejuízo significativo à saúde física e à função psicossocial. Os critérios diagnósticos são publicados no *Manual Diagnóstico e Estatístico de Transtornos Mentais*, 5ª edição (DSM-5), da American Psychiatric Association.

No DSM-5 estão disponíveis critérios revisados para anorexia nervosa (AN), bulimia nervosa (BN) e transtorno de compulsão alimentar (TCA); estabeleceram-se novos critérios para o transtorno alimentar restritivo/evitativo, outro transtorno alimentar especificado, pica e transtorno de ruminação. No entanto, existem distúrbios como a ortorexia, que são comumente citados, porém seguem sem definições clínicas para o fechamento de diagnóstico e possíveis alternativas e evoluções de tratamento.

Evidências científicas confiáveis poderão guiar o dia a dia de um profissional da área da saúde, sua conduta e seu raciocínio clínico para solucionar ou amenizar sinais clínicos dos transtornos alimentares ao longo do tratamento multiprofissional.

1ª QUESTÃO

Os transtornos alimentares são caracterizados por uma perturbação persistente na alimentação. Correlacione as características desses transtornos com as afirmações a que dizem respeito:

I. Ortorexia
II. Anorexia nervosa (AN)
III. Bulimia nervosa (BN)
IV. Transtorno de compulsão alimentar (TCA)

46 Krause | Alimentos, Nutrição e Dietoterapia – Perguntas e Respostas

V. Transtorno alimentar específico
VI. Transtorno alimentar não específico
VII. Transtorno alimentar restritivo
VIII. Pica
IX. Transtorno de ruminação

( ) Aplica-se a AN, BN e TCA atípicos, caracterizados por restrição alimentar com massa corporal adequada; os episódios ocorrem em menor frequência ou têm duração limitada. Também inclui transtorno de purgação recorrente na ausência de compulsão alimentar e síndrome do comer noturno
( ) Regurgitação repetida de alimento há pelo menos 1 mês, podendo remastigar, reingerir ou cuspir o alimento regurgitado
( ) Apresenta episódios recorrentes de compulsão alimentar, seguidos por comportamentos compensatórios inapropriados para evitar ganho de massa corporal
( ) Ingestão persistente de substâncias não nutritivas, não alimentares durante um período mínimo de 1 mês
( ) Caracteriza-se por episódios recorrentes de compulsão alimentar, apresentando falta de controle sobre a ingestão no momento do episódio. O indivíduo come rápido até se sentir "cheio", mesmo sem sentir fome, mas não apresenta medidas compensatórias inadequadas
( ) Caracterizada por falta de interesse na alimentação, com fracasso persistente em satisfazer as necessidades nutricionais
( ) Não é um transtorno alimentar definido clinicamente; caracteriza-se pela obsessão doentia por ingerir alimentos saudáveis
( ) Categoria usada quando o médico observa manifestações para as quais não há informações suficientes para que seja feito um diagnóstico mais específico
( ) Restrição persistente à ingestão energética, medo intenso de se tornar obeso e distorção da imagem corporal

a) III, VI, I, IV, IX, VIII, II, V, VII
b) IX, VI, IV, VII, V, I, VIII, II, III
c) V, IX, III, VIII, IV, VII, I, VI, II
d) II, VI, IX, V, III, IV, VIII, I, VII
e) VII, IX, II, I, V, III, VI, IV, VIII

2ª QUESTÃO

O tratamento dietético inicial de pacientes com anorexia nervosa deve ser:

a) 30-40 kcal/kg de massa corporal/dia, variando de 1.000 a 1.600 kcal/dia
b) 20-25 kcal/kg de massa corporal/dia e aumentar 500 kcal/dia
c) 2.500 kcal/dia e aumentar progressivamente 100 kcal/dia, nos casos de desnutrição grave
d) 800 kcal/dia e aumentar 500 kcal/dia nos casos de desnutrição grave, para evitar a síndrome da realimentação
e) 3.000 kcal/dia e aumentar 100 kcal/dia nos casos de pacientes clinicamente estáveis

3ª QUESTÃO

A síndrome da realimentação depende mais do grau de desnutrição do que da ingestão energética e de velocidade de ganho de massa corporal, e pode se manifestar nas primeiras semanas de reabilitação nutricional. São manifestações dessa síndrome:

a) Febre alta e diarreia
b) Complicações neurológicas e morte súbita
c) Calafrios e petéquias
d) Icterícia e ascite
e) Anasarca e ascite

4ª QUESTÃO

A recomendação nutricional para pacientes hospitalizados com anorexia nervosa deve contemplar:

a) Proteínas 25 a 30% da energia total, carboidratos 60% da energia total e lipídios 35% da energia total
b) Proteínas 15 a 20% da energia total, carboidratos 55% da energia total e lipídios 30% da energia total
c) Proteínas 25 a 30% da energia total, carboidratos 55 a 60% da energia total e lipídios 30 a 35% da energia total
d) Proteínas 5 a 10% da energia total, carboidratos 50 a 55% da energia total e lipídios 40 a 45% da energia total
e) Proteínas 15% da energia total, carboidratos 45% da energia total e lipídios 40% da energia total

5ª QUESTÃO

Quais exames laboratoriais devemos monitorar, diariamente, nos pacientes com anorexia nervosa, nos primeiros dias da realimentação, a fim de evitar a síndrome da realimentação?

a) Hemograma completo e concentrações de fosfatase alcalina
b) Perfil lipídico e uremia
c) Glicemia e concentrações de insulina
d) Fósforo, potássio e magnésio
e) Sódio, cálcio e ferro

6ª QUESTÃO

O tratamento nutricional do paciente com bulimia nervosa deve contemplar dieta:

a) Hiperenergética, hiperproteica, normoglicídica e hipolipídica
b) Hiperenergética, hiperproteica, hiperglicídica e hipolipídica
c) Normoenergética, normoproteica, normoglicídica e normolipídica
d) Hipoenergética, normoproteica, hipoglicídica e hipolipídica
e) Hipoenergética, hipoproteica, normoglicídica e hipolipídica

7ª QUESTÃO

Durante a reabilitação nutricional do paciente com transtornos alimentares tratado ambulatorialmente, devemos tomar os seguintes cuidados para acompanhar a evolução da massa corporal:

a) Pesar o paciente pelo menos 2 vezes/semana
b) Pesar o paciente sempre no mesmo horário
c) Usar balanças diferentes para evitar usar uma balança descalibrada
d) Pesar o paciente no período pós-prandial
e) Orientar o paciente a beber muita água para encher a bexiga antes da pesagem

8ª QUESTÃO

Não é considerado sinal ou sintoma de bulimia nervosa:

a) Sinal de Russel
b) Caquexia
c) Hiperfagia
d) Hipertrofia das parótidas
e) Esofagite

9ª QUESTÃO

Dentre os dados bioquímicos de um paciente com bulimia nervosa, é comum encontrar:

I. Hiponatremia
II. Hipopotassemia
III. Hipocloremia
IV. Elevação da amilase sérica
V. Leucopenia

a) Apenas os números I, II e III estão corretos
b) Os números II, III e IV estão errados
c) Os números II e III estão corretos
d) Os números I, II, III e IV estão corretos
e) Os números III, IV e V estão corretos

10ª QUESTÃO

É um sinal ou sintoma de anorexia nervosa:

a) Massa corporal adequada
b) Erosão do esmalte do dente
c) Calos nos dedos
d) Retenção de fezes
e) Diarreia

CASO CLÍNICO

Transtorno alimentar

Identificação do paciente: LRM, sexo feminino, 19 anos, estudante do ensino médio, está em acompanhamento ambulatorial.

Dados clínicos

Queixa principal: "Não sinto fome e não consigo me alimentar."

História da doença atual: após separação dos pais, a paciente apresentou perda ponderal de 10 kg em 2 meses e nega fome. Apresenta amenorreia.

História patológica pregressa: paciente já realizou diversos tipos de dieta da moda e utiliza apenas alimentos dietéticos ou light.

História social e familiar: histórico familiar de obesidade. Mora com a mãe e a avó.

História ou anamnese alimentar: realiza quatro refeições por dia: desjejum (casa – 8 h), almoço (casa – 12 h), lanche (escola – 16 h) e jantar (casa – 19 h). Alimentos ingeridos com frequência: desjejum (1 copo pequeno de leite desnatado com adoçante não calórico), almoço (1 concha pequena de mingau ralo de amido de milho), lanche (igual ao desjejum) e jantar (igual ao almoço). Realiza exercícios aeróbicos todas as noites, em academia. Relata que ingere aproximadamente 2 ℓ de água ou chás, entre as refeições, por dia. Relata não ingerir maior quantidade de alimentos porque apresenta vômito quando tenta.

Diagnóstico clínico: anorexia nervosa.

Exame físico

Nível de consciência	Lúcida
Cabelos	Sem brilho, com queda
Pele	Hipocorada, seca
Bola gordurosa de Bichat	Depletada
Musculatura temporal	Depletada
Lábios	Queilose
Língua	Esbranquiçada
Gengivas	Sangrando
Dentição	Completa
Musculaturas das fossas supra e infraclaviculares	Depletadas
Perfusão de extremidades	Perfusão lenta
Musculatura interóssea	Depletada
Estado de hidratação	Desidratada
Unhas	Quebradiças
Abdome	Escavado
Edema	Ausente

Sintomas gastrintestinais

Apresenta vômitos quando consome maior quantidade de alimentos e constipação intestinal.

Avaliação antropométrica

Dados antropométricos	Avaliação	Classificação
Massa corporal atual (kg)	45,5	< P5
Estatura (m)	1,65	–
Gordura corporal pela bioimpedância elétrica (%)	10,1	Abaixo do normal
IMC (kg/m^2)	16,7	Magreza grau 2
DCT (mm)	6	< P5
PB (cm)	20,5	< P5
CMB (cm)	1,7	< P5

IMC = índice de massa corporal; DCT = dobra cutânea tricipital; PB = perímetro do braço; CMB = circunferência muscular do braço.

Exames bioquímicos

Dados bioquímicos	Valores de referência	Valor encontrado	Classificação
Hemácias (milhões/mm³)	4,0-5,5	3,45	Alterado
Hemoglobina (g/dℓ)	13,0-17,5 – homens 11,5-16,4 – mulheres	10,0	Alterado
Hematócrito (%)	36-50	35	Alterado
Leucócitos (/mm³)	5.000-9.000	4.500	Alterado
Proteínas totais (g/mℓ)	6,5-7,7	6,0	Alterado
Albumina (g/dℓ)	3,9-4,6	2,9	Alterado
Colesterol total (mg/dℓ)	< 200 – desejável 200-239 – limítrofe 240 – alto	248	Alterado
LDL-colesterol (mg/dℓ)	100 a 129 – desejável 130 a 159 – limítrofe > 160 – alto	162	Alterado
HDL-colesterol (mg/dℓ)	> 60 – desejável	28	Alterado
Triglicerídios (mg/dℓ)	< 150	120	Adequado
Glicose (mg/dℓ)	70-110	62	Alterado
Ureia (mg/dℓ)	20-40	40	Adequado
Creatinina (mg/dℓ)	1,0-2,0	2,3	Alterado

LDL = lipoproteína de baixa densidade; HDL = lipoproteína de alta densidade.

Sinais vitais

Pressão arterial: 100×60 mmHg

Temperatura axilar: 36,5°C

Frequência cardíaca: 58 bpm

Elabore um parecer nutricional a ser registrado no prontuário.

CASO CLÍNICO

Transtorno alimentar

Identificação do paciente: sexo feminino, 18 anos, ensino médio completo, solteira, estudante.

Dados clínicos

Queixa principal: amenorreia há 3 meses.

História da doença atual: paciente apresenta recusa alimentar e distorção de sua imagem corporal. No momento da admissão na emergência, apresentava bradicardia, hipotensão, sopro sistólico.

História patológica pregressa: refere sintomas graves de depressão e perda ponderal progressiva. Nega alergias alimentares, etilismo e tabagismo. Nega hipertensão arterial sistêmica e diabetes melito.

História social e familiar: mora com pai, mãe e dois irmãos. Não há histórico familiar de doenças de transtorno alimentar.

Diagnóstico clínico: anorexia nervosa.

Exame físico

Nível de consciência	Responsiva
Cabelos	Com queda, ressecados
Olhos e conjuntivas	Desidratados, hipocorados
Bola gordurosa de Bichat	Depletada
Musculatura temporal	Depletada
Lábios	Com fissura
Língua	Hipocorada
Gengivas	Hipocoradas
Dentição	Completa
Musculatura das fossas supra e infraclaviculares	Depletada
Perfusão de extremidades	Lentificada
Musculatura interóssea	Depletada
Unhas	Quebradiças
Abdome	Escavado
Edema bilateral	Ausente

Avaliação antropométrica

Dados antropométricos	Avaliação	Classificação
Massa corporal atual (kg)	34	< P5
Massa corporal usual (kg)	52	P10-P25
Perda de peso em 2 meses (%)	34,61	Grave
Estatura (m)	1,61	–
IMC (kg/m²)	13,12	Magreza grau 3
DCT (mm)	9	< P5
PB (cm)	19,5	< P5
CMB (cm)	16,68	P25-P50

IMC = índice de massa corporal; DCT = dobra cutânea tricipital; PB = perímetro do braço; CMB = circunferência muscular do braço.

Avaliação bioquímica

Dados bioquímicos	Valores de referência	Avaliação	Classificação
Hemácias (milhões/mm³)	4,20-5,40	4,01	Alterado
Hemoglobina (g/dℓ)	13,0-17,5 – homens 11,5-16,4 – mulheres	10,3	Alterado
Hematócrito (%)	37,0-47,0	32,5	Alterado
Leucócitos (/mm³)	4.000-11.600	–	–
Linfócitos (/mm³)	1.500-3.900	–	–
Plaquetas (mil/mm³)	150-450	247	Adequado
Proteínas totais (g/mℓ)	6,5-7,7	5,0	Alterado

Dados bioquímicos	Valores de referência	Avaliação	Classificação
Albumina (g/mℓ)	3,9-4,6	2,8	Alterado
Colesterol total (mg/dℓ)	< 200 – desejável 200-239 – limítrofe > 240 – alto	260	Alterado
LDL-colesterol (mg/dℓ)	100-129 – desejável 130-159 – limítrofe > 160 – alto	189	Alterado
HDL-colesterol (mg/dℓ)	> 60 – desejável	34	Alterado
Triglicerídeos (mg/dℓ)	< 150	280	Alterado
Glicose (mg/dℓ)	< 99	87	Adequado
Ureia (mg/dℓ)	17-43	29	Adequado
Creatinina (mg/dℓ)	0,5 a 1,0	0,7	Adequado

LDL = lipoproteína de baixa densidade; HDL = lipoproteína de alta densidade.

Elabore um parecer nutricional a ser registrado no prontuário.

Nutrição Voltada ao Exercício e ao Desempenho Esportivo

O desempenho esportivo resulta de uma combinação de herança genética, treinamento e nutrição adequados, hidratação, disciplina, organização e descanso.

É essencial que se compreendam as exigências fisiológicas individuais e as específicas do esporte para o treinamento e a competição. Para que se obtenha energia suficiente, é importante o consumo de teores ideais de macronutrientes e micronutrientes, bem como quantidades adequadas de líquidos.

Hábitos alimentares saudáveis e uso de suplementos e alimentos para a prática desportiva poderão ser necessários para apoiar as necessidades energéticas para o treinamento árduo, alcançar as metas de desempenho e reduzir a incidência de doenças e lesões. Os requisitos de energia e combustível para o treinamento e competição também precisam se adaptar à recuperação entre as sessões de treinamento, a fim de reduzir o risco de doenças ou lesões, manter a composição corporal apropriada e favorecer a *performance* e o *endurance* do atleta. Essas e outras questões serão discutidas ao longo deste tópico, visando fornecer estratégias e conhecimento para os profissionais que estejam buscando as respostas clínicas e as evidências científicas sobre o assunto.

1ª QUESTÃO

O componente mais importante do sucesso do treinamento desportivo é assegurar a ingestão energética adequada para sustentar o gasto energético e manter força, resistência, massa muscular e saúde. Assim, para o indivíduo que realiza 90 min de exercício físico por dia, recomenda-se dieta com uma quantidade mínima de:

- a) 20-25 kcal/kg/dia
- b) 30-35 kcal/kg/dia
- c) 35-40 kcal/kg/dia
- d) 40-45 kcal/kg/dia
- e) 45-50 kcal/kg/dia

2ª QUESTÃO

A duração do treinamento determina o substrato energético usado durante o exercício. Nos casos de ultrarresistência, à medida que a duração do treinamento aumenta, qual combustível energético limitará o desempenho nos exercícios?

a) Gordura corporal
b) Massa muscular corporal
c) Aminoácidos que circulam no sangue
d) Glicogênio muscular e glicose sérica
e) Ácidos graxos essenciais

3ª QUESTÃO

A obtenção do gasto energético a partir da mensuração do consumo de O_2 é de alto custo e seu uso não é prático para o dia a dia, podendo ser substituído pelos seguintes, **EXCETO**:

a) Monitor de frequência cardíaca
b) Pedômetro
c) Equivalente metabólico da tarefa obtido pela multiplicação da energia gasta por minuto pelo tempo de duração do exercício
d) Acelerômetro
e) Bioimpedância elétrica

4ª QUESTÃO

A massa magra tem sido associada a efeitos benéficos à saúde. Por outro lado, excessiva perda ou ganho de massa corporal têm sido associados a desfechos negativos de saúde. Portanto, além do treinamento de força, para se conseguir um ganho de peso saudável de massa magra deve-se acrescentar à energia total da dieta:

a) 100-200 kcal por dia
b) 300-400 kcal por dia
c) 500-1.000 kcal por dia
d) 1.000-1.500 kcal por dia
e) Nenhuma das anteriores

5ª QUESTÃO

Dietas restritas em energia, quando realizadas por muito tempo entre atletas do sexo feminino participantes de esportes que exigem magreza, podem gerar a *tríade da atleta*, que consiste em:

a) Alta disponibilidade de carboidratos, osteoplasia e amenorreia
b) Diminuição do compartimento adiposo e aumento da massa magra corporais
c) Baixa disponibilidade de energia com ou sem transtorno alimentar, osteoporose e amenorreia
d) Desnutrição e aumento do compartimento adiposo e muscular corporais
e) Aumento da água livre corporal e tecido adiposo

6ª QUESTÃO

A oferta de carboidratos tem por objetivo fornecer energia suficiente para o desempenho e a recuperação e poupar o uso de proteínas. A recomendação para um treinamento geral deve ser:

a) 2-4 g/kg/dia
b) 5-7 g/kg/dia
c) 8-10 g/kg/dia
d) 12-15 g/kg/dia
e) 18-20 g/kg/dia

7ª QUESTÃO

Recomenda-se para uma refeição pré-treinamento:

a) O consumo de alimentos ricos em lipídios e carboidratos antes do exercício para manter uma boa *performance* durante a atividade
b) Alimentos ricos em lipídios e proteínas para manter os músculos em atividade
c) Fontes de carboidratos para evitar que o atleta sinta fome antes e durante o exercício e para manter concentrações séricas ideais de glicose para os músculos em atividade
d) O consumo de alimentos ricos em proteínas antes e depois do exercício, mantendo, assim, uma excelente *performance* durante a atividade
e) Fontes de proteína de alto valor biológico para manter as concentrações séricas elevadas de aminoácido a fim de aumentar a contração muscular

8ª QUESTÃO

Para uma hidratação adequada, o que as diretrizes recomendam?

a) Ingerir líquidos gaseificados antes e após as atividades
b) Confiar na sede como um indicador da perda de líquidos
c) Restringir a ingestão de líquidos antes, durante e após a atividade
d) Consumir bebidas cafeinadas algumas horas antes do exercício
e) Não consumir bebidas alcoólicas antes, durante e depois do exercício, pois agem como diurético, impedindo a reposição adequada de líquidos

9ª QUESTÃO

O aumento do metabolismo energético resulta no aumento das necessidades de vitaminas, como:

a) Lipossolúveis
b) Complexo B
c) Hidrossolúveis
d) Antioxidantes
e) Nenhuma das anteriores

10ª QUESTÃO

O que pode ocorrer em consequência do elevado consumo de suplementos de proteínas ou de aminoácidos?

a) Podem ser contrárias ao bom desempenho e saúde e podem levar à desidratação, hipercalciúria, ganho de massa corporal e sobrecarga dos rins e do fígado
b) Aumentam a síntese de glicogênio e as concentrações de proteína muscular
c) Favorecem um bom desempenho, a saúde e uma boa hidratação, ganho de massa corporal e benefícios sobre os rins e fígado
d) Promovem hipercalciúria, perda de massa corporal e melhor *performance*
e) Nenhuma das anteriores

Nutrição e Saúde dos Ossos

É fundamental que haja uma nutrição adequada para o desenvolvimento e a manutenção do arcabouço ósseo. Embora as doenças ósseas, como a *osteoporose* e a *osteomalacia* (uma condição em que ocorre comprometimento da mineralização devido à deficiência de vitamina D e cálcio), tenham causas complexas, o desenvolvimento delas pode ser minimizado pelo fornecimento de nutrientes adequados durante todo o ciclo de vida.

Entre tais doenças, a osteoporose é a mais comum e destrutiva quanto à produtividade e qualidade de vida a longo prazo. Como ocorre em muitas doenças crônicas, os sinais e sintomas da osteoporose tornam-se mais evidentes com o envelhecimento.

O número de indivíduos idosos com mais de 65 anos continua aumentando, devendo alcançar 25% da população até 2020. Em consequência do número crescente de indivíduos idosos, a osteoporose, com consequente ocorrência de fraturas de quadril, tornou-se mais significativa em termos de custo, morbidade e mortalidade nos EUA.

A prevenção e o tratamento são igualmente importantes para a qualidade de vida, e a atuação do profissional nutricionista é imprescindível para evitar o comprometimento da saúde e futuras complicações em idades mais avançadas.

1ª QUESTÃO

É fundamental que haja uma nutrição adequada para o desenvolvimento e a manutenção do esqueleto. Embora as doenças do osso, como a osteoporose e a osteomalácia, tenham causas complexas, o desenvolvimento dessas doenças pode ser minimizado pelo fornecimento inadequado de nutrientes durante todo o ciclo de vida. Portanto, quais dos micronutrientes a seguir estão relacionados com o desenvolvimento de doenças ósseas?

a) Vitamina A e cálcio
b) Vitamina D e cálcio
c) Complexo B e vitamina D
d) Vitamina D e vitamina A
e) Vitamina B e cálcio

2ª QUESTÃO

A homeostasia do cálcio refere-se ao processo de manutenção de uma concentração sérica constante de cálcio. O cálcio sérico é regulado por mecanismos complexos, que equilibram sua ingestão e excreção com as necessidades corporais. Assinale quais são os hormônios responsáveis pela regulação sérica de cálcio:

a) Paratormônio e 1,25-di-hidroxivitamina D3
b) Paratormônio e 25-di-hidroxivitamina D3
c) Tiroxina e 1,25-di-hidroxivitamina D3
d) Tiroxina e 25-di-hidroxivitamina D3
e) Hormônio do crescimento e 1,25-di-hidroxivitamina D3

3ª QUESTÃO

A idade constitui um importante determinante da densidade mineral óssea (DMO). Com aproximadamente 40 anos, a DMO começa a diminuir de modo gradual em ambos os sexos; porém, a perda óssea aumenta acentuadamente em mulheres depois da menopausa. A perda de massa óssea resulta de alterações nos mecanismos hormonais que controlam a remodelagem óssea. Assinale o hormônio feminino relacionado com essa perda da massa óssea:

a) Progesterona
b) Testosterona
c) Estrogênio
d) Hormônio foliculestimulante
e) Hormônio luteinizante

4ª QUESTÃO

A osteoporose é considerada um amplo espectro de formas variantes. Existem dois tipos de osteoporose primária, que se distinguem em geral por sexo, idade de ocorrência de fraturas e tipos de osso acometido. A osteoporose secundária ocorre quando um fármaco ou processo patológico identificáveis provocam perda de tecido ósseo. Assinale a alternativa que indica algumas das patologias/condições médicas relacionadas com o aumento do risco de osteoporose:

a) Hipertensão arterial sistêmica, diabetes melito e doença renal crônica
b) Diabetes melito, doença renal crônica e hipotireoidismo
c) Hipertensão arterial sistêmica, hipotireoidismo e gastrectomia subtotal
d) Gastrectomia subtotal, hipertireoidismo e doença renal crônica
e) Hiperparatireoidismo, hipotireoidismo e hipertensão arterial sistêmica

5ª QUESTÃO

A osteoporose é um distúrbio heterogêneo e complexo, e muitos fatores de risco contribuem para sua ocorrência durante toda a vida. Sabendo disso, marque **verdadeiro** (**V**) ou falso (**F**) para as seguintes afirmativas:

( ) O tabagismo e o consumo excessivo de álcool constituem fatores de risco para o desenvolvimento da osteoporose, provavelmente devido aos efeitos tóxicos sobre os osteoblastos
( ) A baixa massa corporal constitui um importante determinante da densidade óssea e do risco de fraturas
( ) Quanto maior o índice de massa corporal, menor a densidade mineral óssea
( ) A imobilidade em graus variáveis é bem reconhecida como causa de perda óssea. Pacientes confinados ao leito ou indivíduos incapazes de se mover livremente são comumente afetados
( ) A perda de massa corporal com dieta, cirurgia bariátrica ou sarcopenia não está associada a uma perda óssea

a) F, V, F, V, F
b) V, V, F, V, F
c) V, F, V, F, V
d) V, F, F, V, F
e) V, F, V, V, F

6ª QUESTÃO

Sobre a nutrição e o osso, marque verdadeiro (**V**) ou falso (**F**) para as seguintes afirmativas:

( ) O cálcio, o fosfato e a vitamina D são essenciais para a estrutura e a função normais dos ossos, os quais encontram também nas proteínas, na energia e em outros micronutrientes ajuda para desenvolvimento e manutenção

( ) Estar abaixo da massa corporal é considerado um fator protetor para a osteoporose, enquanto o sobrepeso pode ser fator de risco

( ) Uma ingestão muito alta de proteínas pode afetar negativamente a renovação e o desenvolvimento do osso

( ) O carbonato de cálcio é a forma mais comum de suplemento de cálcio. Deve ser ingerido com alimentos, visto que o ambiente ácido intensifica sua absorção

    a) F, F, F, V
    b) V, F, V, F
    c) F, V, F, V
    d) V, F, F, F
    e) V, F, F, V

7ª QUESTÃO

Sobre a vitamina D na nutrição dos ossos, marque verdadeiro (**V**) ou falso (**F**) para as seguintes afirmativas:

( ) A principal função da vitamina D é manter as concentrações séricas de cálcio e de fósforo dentro de uma faixa constante. Ela é importante na estimulação do transporte intestinal de cálcio

( ) A pele dos indivíduos idosos é menos eficiente na produção de vitamina D após exposição à luz ultravioleta (UV), visto que é mais grossa e contém menos células capazes de sintetizar a vitamina D

( ) A vitamina D proveniente de qualquer fonte precisa ser hidroxilada no rim antes de se transformar no calcitriol fisiologicamente ativo

( ) As principais fontes de vitamina D provêm de vegetais de folhas verdes, com cerca de um terço proveniente de gorduras e óleos

    a) V, F, F, V
    b) V, F, V, F
    c) F, V, F, V
    d) V, F, F, F
    e) V, V, F, V

8ª QUESTÃO

A ingestão excessiva de fibras na dieta pode interferir na absorção do cálcio; entretanto, qualquer interferência é considerada extremamente pequena na dieta típica pobre em fibras. Marque respectivamente a alternativa que está de acordo com a citação a seguir:

"Os _____ tipo inulina constituem um grupo de compostos de fibras – encontrados no trigo, cebola, banana, alho e alho-poró – que podem aumentar a absorção de cálcio e de magnésio, enquanto os alimentos ricos em fibras que contêm _____ e _____ podem reduzir a absorção de cálcio."

    a) Frutanos, fitatos e oxalatos
    b) Rafinose, oxalatos e lectina
    c) Frutanos, fitatos e lectina
    d) Rafinose, fitatos e lectina
    e) Frutanos, oxalatos e lectina

9ª QUESTÃO

Com o aumento da longevidade da população, é preciso enfatizar a necessidade de prevenção da osteoporose. Por isso, medidas como o consumo adequado de cálcio e vitamina D são necessárias. Além dessas medidas, marque a alternativa **INCORRETA** quanto à prevenção da osteoporose:

a) Evitar o tabagismo
b) Consumo moderado de álcool
c) Evitar a prática de atividade física
d) Evitar o consumo de cafeína
e) Evitar o consumo de refrigerantes

10ª QUESTÃO

Os bifosfonatos (fármaco) atuam como inibidores dos osteoclastos para reduzir a reabsorção óssea. Foi constatada sua eficácia na redução da incidência de novas fraturas. Marque a alternativa **correta** sobre o seu efeito colateral mais prevalente:

a) Diarreia
b) Êmese
c) Cefaleia
d) Aumento da pressão arterial
e) Problemas gastrintestinais

Nutrição para Saúde Oral e Dental

A dieta e a nutrição desempenham papéis fundamentais no desenvolvimento dos dentes, na integridade da gengiva e da mucosa, na força dos ossos, bem como na prevenção e no tratamento das doenças da cavidade oral. Elas são importantes para todas as fases do desenvolvimento dentário, erupção e manutenção. A dieta pós-erupção e a ingestão de nutrientes continuam a afetar o crescimento e a mineralização dos dentes, o crescimento e a força do esmalte e os padrões de erupção dos dentes remanescentes. No entanto, observa-se que o estado da cavidade oral pode, também, afetar a capacidade de uma pessoa de se alimentar, prejudicando seu equilíbrio emocional.

Uma das doenças bucais mais comuns é a cárie dentária, considerada uma doença infecciosa, e sua patogênese está intimamente ligada à alimentação. A desmineralização gradual do esmalte do dente seguida por rápida destruição proteolítica de sua estrutura causada pelos metabólitos de ácidos orgânicos levam à cárie. O que acontece é que microrganismos e carboidratos fermentáveis provenientes da dieta, ao serem metabolizados, produzem ácidos, o que leva à redução do pH na cavidade oral, favorecendo o início do processo de desmineralização pelas bactérias. Portanto, o consumo de alimentos cariogênicos aumenta as chances de cárie, o que torna a escolha do alimento uma importante influência no aparecimento da doença. Açúcares em geral, como mel, xarope de milho e melaço possuem um potente papel cariogênico, ao passo que a maioria dos vegetais, gorduras e proteínas possuem efeitos cariostático ou anticariogênico. Além disso, a forma, a consistência e o tempo que esse alimento é exposto na cavidade oral podem, também, influenciar no potencial cariogênico. Por isso, estratégias de frequência e composição de nutrientes devem ser adotadas para reduzir os riscos.

Outros prejuízos relacionados à saúde oral e dental são as deficiências de vitaminas e minerais, que levam à doença periodontal e ao uso de próteses removíveis, o que piora o desempenho mastigatório e reduz o consumo de alimentos como carnes, grãos, frutas e vegetais. Câncer de boca, cabeça e pescoço, infecções por HIV e diabetes causam sintomas como xerostomia, estomatites, candidíases, infecções virais e fúngicas, perda do paladar e sarcoma de Kaposi devido às características da própria doença ou pelo tratamento, no caso de quimioterapia e radioterapia. Além desses, elencam-se as cirurgias orais, que, dependendo da localização e da extensão, podem alterar a capacidade de alimentação ou deglutição, assim como a capacidade de produzir saliva, levando a uma disfagia e/ou odinofagia, o que demanda do nutricionista a adequação da dieta, mudança da consistência e/ou até mesmo indicar terapia nutricional, usando outras vias de alimentação.

1ª QUESTÃO

Na dentina, a proteína está presente como colágeno, o qual depende de *uma vitamina específica* para a síntese normal. *Outra vitamina* é essencial para o processo pelo qual o cálcio e o fósforo são depositados nos cristais de hidroxiapatita, uma forma de ocorrência natural de cálcio e fósforo, que são os componentes minerais do esmalte e da dentina. Um *elemento químico* é adicionado à hidroxiapatita para fornecer aos dentes propriedades únicas de resistência à cárie em períodos de desenvolvimento pré-natal e pós-natal. Assinale a alternativa **correta**, respondendo respectivamente cada item:

a) Vitamina C, vitamina D e flúor
b) Vitamina D, vitamina C e cálcio
c) Vitamina do complexo B, vitamina D e flúor
d) Vitamina C, vitamina do complexo B e cálcio
e) Vitamina D, vitamina do complexo B e flúor

2ª QUESTÃO

Sobre o processo de formação da cárie, marque verdadeiro (**V**) ou falso (**F**) para as alternativas a seguir:

( ) A cárie dentária é uma doença infecciosa oral em que os metabólitos de ácido orgânico levam à desmineralização gradual do esmalte do dente, seguida por rápida destruição proteolítica da estrutura do dente
( ) Carboidratos não fermentáveis servem de substrato para as bactérias
( ) A quantidade e a qualidade de higiene oral contribuem diretamente para o risco de doença infecciosa oral
( ) A saliva alcalina tem um efeito protetor, e a saliva ácida aumenta a suscetibilidade à cárie
( ) As bactérias metabolizam os carboidratos, provocando um meio alcalino, iniciando o processo de desmineralização

a) F, V, F, F, V
b) V, V, F, V, F
c) F, F, V, F, V
d) V, F, V, V, F
e) V, V, F, F, V

3ª QUESTÃO

Marque a alternativa que corresponda ao significado de "refere-se às propriedades propiciadoras de cárie de uma dieta ou alimento":

a) Cariostáticos
b) Cariogenicidade
c) Cariogênico
d) Periodontite
e) Retravação

4ª QUESTÃO

Os carboidratos que são metabolizados pelas bactérias são encontrados em três dos cinco grupos de alimentos, quais sejam:

a) Proteína, frutas e laticínios
b) Laticínios, proteínas e vegetais
c) Grãos, frutas e laticínios
d) Frutas, vegetais e laticínios
e) Grãos, vegetais e frutas

5ª QUESTÃO

Marque verdadeiro (V) ou falso (F) para as seguintes afirmativas:

( ) Mesmo com a semelhança de outros açúcares (glicose, frutose, maltose e lactose), a sacarose não estimula a atividade bacteriana
( ) Alguns fatores que afetam a capacidade de criar cárie a partir dos alimentos são: frequência de consumo, forma do alimento, sequência de consumo de certos alimentos e bebidas, combinação de alimentos, composição de nutrientes de alimentos e bebidas e duração da exposição dos dentes
( ) Produtos lácteos são ricos em cálcio. Devido à sua natureza alcalina, podem ter uma influência negativa, aumentando o potencial cariogênico dos alimentos
( ) A goma de mascar com açúcar pode ajudar a reduzir o potencial de cárie
( ) Os alimentos anticariogênicos são aqueles que, quando consumidos antes de um alimento acidogênico, impedem a placa de reconhecer o alimento acidogênico

a) V, F, F, V, F
b) F, F, V, V, F
c) F, V, V, F, F
d) V, F, V, F, V
e) F, V, F, F, V

6ª QUESTÃO

Assinale a alternativa **INCORRETA** sobre o papel da saliva para reduzir o risco de cáries:

a) O sistema bicarbonato/ácido carbônico, cálcio e fósforo na saliva também fornece a ação de tamponamento para neutralizar o metabolismo básico bacteriano
b) Uma vez que a ação de tamponamento tenha restaurado o pH, pode ocorrer a remineralização
c) Se o flúor estiver presente na saliva, os minerais são depositados sob a forma de fluoroapatita, que é resistente à erosão
d) A produção salivar diminui como resultado de doenças que afetam a função da glândula salivar
e) Estima-se que 400 a 500 medicamentos atualmente disponíveis com ou sem prescrição possam causar boca seca

7ª QUESTÃO

É um elemento importante nos ossos e nos dentes; usado sistêmica e localmente, ele é uma medida de saúde pública segura e eficaz para reduzir a incidência e a prevalência de cárie dentária. Marque a alternativa **correta** sobre esse elemento:

a) Cálcio
b) Fósforo
c) Flúor
d) Magnésio
e) Iodo

8ª QUESTÃO

Marque a alternativa que **NÃO** condiz com os cuidados necessários para a prevenção da cárie:

a) Consumir doces nas refeições em vez de comê-los no lanche
b) Dieta equilibrada, modificação das fontes e das quantidades de carboidratos não fermentáveis e integração de práticas de higiene oral em estilos de vida individuais
c) Mascar goma de mascar sem açúcar que contenha xilitol pode ser um ponto positivo
d) Incluir lanches com alimentos anticariogênicos ou cariostáticos
e) As refeições e os lanches devem ser seguidos por escovação e enxágue da boca vigorosamente com água

9ª QUESTÃO

A deficiência de alguns micronutrientes aumenta a permeabilidade da barreira gengival no sulco gengival, elevando a suscetibilidade à doença periodontal. Marque a alternativa que contém esses micronutrientes:

a) Vitamina E, cálcio e flúor
b) Vitamina A, betacaroteno e zinco
c) Vitamina E, ácido fólico e flúor
d) Vitamina C, ácido fólico e zinco
e) Vitamina C, vitamina A e zinco

10ª QUESTÃO

Algumas doenças são caracterizadas por manifestações orais que podem alterar a dieta e o estado nutricional. Marque a alternativa **INCORRETA** sobre essas doenças:

a) Pancreatite
b) Infecção por HIV ou AIDS
c) Cânceres de cabeça e pescoço
d) Infecção fúngica
e) Diabetes melito

Terapia de Nutrição Médica para Reações Adversas aos Alimentos | Alergia e Intolerâncias

As reações adversas aos alimentos (RAA) compreendem as alergias e as intolerâncias alimentares, que resultam em sintomas angustiantes que afetam a saúde negativamente. A alergia alimentar é uma resposta do sistema imune, o qual é estimulado quando um alimento é consumido pela pessoa previamente sensibilizada. O evento-chave na alergia alimentar é o reconhecimento do alimento pelos componentes do sistema imune, que, então, podem causar a liberação de componentes químicos (mediadores inflamatórios), que atuam nos tecidos corporais e resultam em um conjunto específico de sintomas.

A intolerância alimentar é uma reação adversa a um alimento ou aditivo alimentar que não envolve o sistema imune e resulta da incapacidade do corpo de digerir, absorver ou metabolizar um componente ou alimento. A fisiopatologia básica da resposta alérgica pode ser descrita em três fases: interrupção da tolerância oral; sensibilização; e reatividade aos alergênios, levando aos sintomas de alergia.

Alguns alergênios alimentares mais comuns são os alimentos ricos em proteína, geralmente de origem vegetal ou marinha. Os fatores de risco para essas reações são hereditariedade, história de atopia, exposição ao antígeno, permeabilidade gastrintestinal, quantidade de antígeno apresentado, fatores ambientais – como estresse ou toxina – e desequilíbrio da microbiota. As reações adversas ao alimento podem ter características de alergia alimentar imunomediada (IgE-mediada, IgE mista e não IgE-mediada) ou intolerância alimentar não imunomediada, essa última podendo ser causada por toxicidade ao alimento/contaminação microbiana, agentes farmacológicos/aditivos, distúrbios gastrintestinais, psicogênico/comportamental, distúrbios genéticos metabólicos e outros idiopáticos.

Normalmente, o tratamento nutricional conta com avaliação do estado nutricional, diário alimentar e de sintomas, dieta de eliminação para identificação de potenciais alergênios, orientações para evitar alergênios alimentares e suplementação personalizada, incluindo vitaminas, minerais, prebióticos, probióticos e glutamina, necessários para otimizar a função gastrintestinal.

1ª QUESTÃO

De acordo com as definições das reações adversas aos alimentos, assinale a alternativa **correta**:

a) Intolerância alimentar é uma reação adversa a um alimento ou aditivo alimentar a qual não envolve o sistema imune e resulta da incapacidade do corpo de digerir, absorver ou metabolizar um alimento ou componente deste

b) Alergia alimentar é uma reação adversa a um alimento ou aditivo alimentar a qual não envolve o sistema imune e resulta da incapacidade do corpo de digerir, absorver ou metabolizar um alimento ou componente deste

c) Intolerância alimentar é uma condição de predisposição genética que leva à produção excessiva de anticorpos IgE em resposta a um alergênio, resultando no desenvolvimento de sintomas, como asma ou eczema

d) Intolerância alimentar é uma reação imunomediada adversa a um alimento, geralmente uma sensibilização a uma proteína alimentar

e) Alergia alimentar é uma condição de predisposição genética que leva à produção excessiva de anticorpos IgE em resposta a um alergênio, resultando no desenvolvimento de sintomas, como asma ou eczema

2ª QUESTÃO

Os mediadores inflamatórios têm efeito específico em tecidos locais e sítios distantes, resultando nos sintomas de alergia. Cite quais são esses mediadores:

a) Histaminas, mastócitos, citocinas e heparina
b) Histaminas, prostaglandinas, leucotrienos e citocinas
c) Prostaglandinas, citocinas, leucotrienos e neutrófilo
d) Prostaglandinas, mastócitos, neutrófilos e leucotrienos
e) Nenhuma das anteriores

3ª QUESTÃO

Quais são as três fases da fisiopatologia básica da resposta alérgica?

a) Interrupção da tolerância oral, dessensibilização e reatividade aos alergênios
b) Assiduidade da tolerância oral, sensibilização e inatividade aos alegênios
c) Assiduidade da tolerância oral, dessensibilização e reatividade aos alergênios
d) Interrupção da tolerância oral, sensibilização e reatividade aos alergênios
e) Interrupção da tolerância oral, sensibilização e inatividade aos alergênios

4ª QUESTÃO

Alguns alimentos respondem pela maioria das reações alérgicas mediadas pela IgE, tais como: leite, ovos, amendoim, nozes, soja, trigo, peixe, mariscos e gergelim. No entanto, qualquer alimento é capaz de induzir uma reação IgE-mediada após uma pessoa tornar-se sensível a ele. A duração de uma reação alérgica IgE-mediada é de:

a) Primeira fase: hipersensibilidade tardia. Fase tardia: pode ocorrer várias horas após a resposta inicial, geralmente 6 a 12 h após a primeira fase
b) Ocorre aproximadamente 2 h após a ingestão do alimento alergênico
c) Ocorre de forma imediata, permanecendo por 24 h
d) Primeira fase: sensibilidade após 2 h. Fase tardia: ocorre logo após a resposta inicial
e) Primeira fase: hipersensibilidade imediata, de minutos a 1 h. Fase tardia: pode ocorrer várias horas após a resposta inicial, geralmente 4 a 6 h após a primeira fase

5ª QUESTÃO

A dieta de eliminação é a ferramenta mais útil no diagnóstico e tratamento das reações adversas aos alimentos, quando utilizada em conjunto com a história completa e a avaliação nutricional. Na dieta da eliminação, os alimentos suspeitos devem ser eliminados por quanto tempo?

a) De 1 a 2 dias
b) De 2 a 4 dias
c) Por 1 semana
d) De 1 a 3 semanas
e) De 4 a 12 semanas

6ª QUESTÃO

Quais são as principais orientações para promover a tolerância oral e prevenir a alergia?

a) Diminuição de atividade física regular, a fim de preservar a imunidade
b) Estimular o aleitamento materno e a introdução tardia de alimentos sólidos até os 4 a 6 meses de idade

c) Evitar o consumo de alimentação probiótica
d) Utilizar antibiótico sempre que necessário
e) Nenhuma das anteriores

7ª QUESTÃO

Para crianças em alto risco de desenvolverem doença atópica (crianças com parente de primeiro grau com alergia), recomenda-se a amamentação exclusiva pelo menos por um período de:

a) 1 mês
b) 2 meses
c) 3 meses
d) 4 meses
e) 5 meses

8ª QUESTÃO

O desenvolvimento de alergias alimentares pode ser prevenido com o consumo de dietas ricas em antioxidantes, como:

a) Vitamina K e selênio
b) Vitamina E e B_6
c) Vitamina E e carotenoides
d) Zinco e vitamina E
e) Manganês e vitamina C

9ª QUESTÃO

Os sintomas causados por intolerâncias alimentares são semelhantes à alergia alimentar, **EXCETO**:

a) Diarreia e vômitos
b) Manifestações cutâneas
c) Manifestações respiratórias
d) Reações anafiláticas
e) Manifestações neurológicas

10ª QUESTÃO

O alergênio alimentar mais comum nas reações anafiláticas fatais é:

a) Leite de vaca
b) Amendoim
c) Ovo
d) Soja
e) Gergelim

Dietoterapia para as Doenças do Sistema Gastrintestinal Superior

Os hábitos alimentares e os tipos específicos de alimentos podem desempenhar um papel importante na manifestação, no tratamento e na prevenção de muitos distúrbios gastrintestinais. A terapia nutricional faz parte da prevenção e do tratamento da desnutrição e das deficiências que podem se desenvolver a partir de um distúrbio do sistema gastrintestinal. Alguns distúrbios mais comuns no sistema gastrintestinal superior são esofagite, gastrite e úlceras pépticas, além de cirurgias gástricas e a síndrome de *dumping*.

A esofagite pode ser tanto aguda quanto crônica. A primeira é causada por infecções virais, ingestão de agentes irritantes e intubação; já a segunda, por aumento da pressão abdominal, pressão reduzida no esfíncter esofágico superior, vômitos recorrentes, hérnia hiatal e retardo do esvaziamento gástrico. Por esses motivos, ocorre um refluxo ácido gástrico e/ou do conteúdo intestinal através do esfíncter esofágico inferior para o esôfago. Dessa maneira, o tratamento nutricional vai ter por objetivo diminuir a exposição ao conteúdo gástrico, diminuir a acidez das secreções gástricas e prevenir a dor e a irritação.

Gastrite e úlceras pépticas ocorrem quando anormalidades químicas, infecciosas ou neurais perturbam a integridade da mucosa do estômago. Por consequência, o tratamento nutricional vai ter por objetivo evitar os irritantes de mucosa, contendo, assim, a erosão da mucosa.

1ª QUESTÃO

O refluxo gastresofágico consiste na passagem involuntária do conteúdo gástrico para o esôfago devido à redução dos tônus do esfíncter esofágico inferior. É considerado cuidado para minimizar esse refluxo, **EXCETO**:

a) Consumir chocolate dietético
b) Alimentar-se 3 a 4 h antes de se deitar
c) Evitar refeições volumosas
d) Evitar alimentos gordurosos
e) Não usar roupas apertadas

2ª QUESTÃO

Após a esofagectomia, pode ocorrer a síndrome de *dumping*, que consiste no esvaziamento gástrico rápido, resultando em dor abdominal, náuseas, diarreia, fraqueza e tontura. São recomendações nutricionais para prevenir a síndrome de *dumping*:

a) Consumir doces caseiros
b) Beber cerca de 500 mℓ de água junto às refeições
c) Evitar alimentos como cafeína, tomate e bebidas alcoólicas
d) Realizar três grandes refeições por dia
e) Consumir oleaginosas e alimentos fritos

3ª QUESTÃO

Dispepsia funcional é dor persistente na porção superior do abdome decorrente de doenças do sistema digestório. Recomenda-se para o tratamento nutricional da dispepsia funcional:

a) Realizar refeições copiosas
b) Considerando que os lipídios são uma fonte concentrada de energia, deve-se consumir pelo menos uma fritura nas grandes refeições
c) Não usar roupas apertadas
d) Realizar refeições de menor volume e teor de lipídios
e) Oferta de lipídios a 40% da energia total da dieta

4ª QUESTÃO

Acredita-se que a bactéria *Helicobacter pylori* seja transmitida por meio de alimentos e água contaminados, provoque câncer gástrico, gastrite crônica ou atrófica e que seu efeito seja:

a) Aumento da secreção de HCl
b) Menor absorção de vitamina B_{12}, cálcio e ferro não heme
c) Maior secreção de bicarbonato
d) Aumento das células polimorfonucleares
e) Nenhuma das anteriores

5ª QUESTÃO

Considerando conceitos importantes para a compreensão do quadro clínico das doenças do sistema digestório superior, associe o sintoma ao seu respectivo conceito:

I. Disfagia
II. Odinofagia
III. Melena
IV. Hematêmese
V. Azia

( ) Deglutição dolorosa
( ) Sensação dolorosa de queimação que se irradia por trás do esterno
( ) Dificuldade de deglutição
( ) Vômito com sangue
( ) Fezes sanguinolentas

a) III, IV, I, V, II
b) II, IV, III, I, V
c) I, V, III, II, IV
d) V, I, II, III, IV
e) II, V, I, IV, III

6ª QUESTÃO

A sinergia das combinações de alimentos talvez iniba o crescimento de *Helicobacter pylori*; o alimento é uma alternativa para as terapias com antibióticos, inibidores da bomba de prótons e sais de bismuto. Apesar de os resultados ainda serem inconsistentes, os estudos apontam como alimentos anti-*H. pylori*:

a) Chá-preto e óleo de linhaça
b) Chá-verde e broto de brócolis
c) Chá de aroeira e broto de bambu
d) Chá de espinheira-santa e óleo de peixe
e) Chá de camomila e óleo de coco

7ª QUESTÃO

Dentre as complicações nutricionais relacionadas com a cirurgia gástrica, podemos citar as seguintes, **EXCETO**:

a) Saciedade precoce
b) Ganho de massa corporal
c) Desnutrição proteico-energética
d) Deficiência de vitamina B_{12}
e) Má absorção

8ª QUESTÃO

As recomendações nutricionais para paciente com síndrome do esvaziamento gástrico rápido devem contemplar:

a) Maior quantidade de carboidratos simples, como lactose, sacarose, frutose e glicose
b) Ingerir líquidos durante as grandes refeições para facilitar a deglutição
c) Usar suplementos de fibras solúveis, como a pectina e as gomas
d) Realizar refeições de maior volume
e) No caso de esteatorreia, usar laticínios integrais

9ª QUESTÃO

A *gastroparesia,* ou retardo do esvaziamento gástrico, pode resultar em supercrescimento bacteriano no intestino delgado ou na formação do bezoar, que consiste na concentração de material não digerido no estômago. A formação do bezoar está relacionada com a ingestão de:

a) Lactose
b) Gorduras
c) Aminoácidos
d) Celulose
e) Proteínas

10ª QUESTÃO

É um medicamento que aumenta a contratilidade do estômago e acelera o esvaziamento gástrico:

a) Antiácido
b) Antigases
c) Procinético
d) Inibidor da bomba de prótons
e) Bloqueador de H_2

11ª QUESTÃO

Quanto às úlceras gástrica (UG) e duodenal (UD), é *correto* afirmar que:

a) Na UD, não há formação de quimo altamente ácido
b) A UG não é decorrente do aumento da secreção de ácido
c) Na UD, ocorre um prejuízo da barreira mucosa
d) Na UG, o indivíduo tem maior sensibilidade à gastrina
e) Na UG, a incidência de hemorragia é menor que nos casos de UD

68 Krause | Alimentos, Nutrição e Dietoterapia – Perguntas e Respostas

12ª QUESTÃO

Paciente MVCA, sexo masculino, 49 anos, agente imobiliário, foi internado em um hospital particular com fortes dores no estômago. Referia falta de apetite e redução da massa corporal de 2 kg em 1 mês. Paciente diagnosticado com câncer gástrico, foi submetido à gastroduodenostomia (Billroth I). No pós-operatório, o paciente poderá apresentar as seguintes complicações da gastrectomia, **EXCETO**:

a) Redução da capacidade de reservatório do estômago
b) Saciedade precoce
c) Comprometimento total da digestão de proteínas
d) Risco aumentado para anemia e osteoporose
e) Deficiência de vitamina B_{12}

13ª QUESTÃO

Um dos objetivos do tratamento nutricional pós-gastrectomia é evitar a síndrome do esvaziamento rápido. Constituem medidas de controle dietético da síndrome de *dumping*:

a) Aumentar o fracionamento e reduzir o volume das refeições
b) Utilizar suplemento de fibras como a pectina
c) Ingerir líquidos entre as refeições
d) Evitar carboidratos simples, como lactose
e) Todas as anteriores estão corretas

14ª QUESTÃO

Apesar de a incidência do câncer gástrico ter caído nos últimos 50 anos, este continua sendo a segunda causa de morte por câncer em todo o mundo. Podemos associar a ocorrência dessa doença a, **EXCETO**:

a) Infecção por *Helicobacter pylori*
b) Maior consumo de carnes secas ao sol
c) Consumo de alimentos defumados
d) Dieta rica em frutas e vegetais
e) Grande consumo de alimentos conservados em salmoura

15ª QUESTÃO

Os pacientes com doença do refluxo gastresofágico grave que não respondem à terapia medicamentosa devem realizar o procedimento cirúrgico chamado:

a) Billroth I
b) Fundoplicatura de Nissen
c) Piloroplastia
d) Vagotomia troncular
e) Gastrectomia total

CASO CLÍNICO

Carcinoma epidermoide de esôfago

Identificação do paciente: IGS, sexo masculino, 43 anos, ensino fundamental completo, segurança.

Dados clínicos

História da doença atual: paciente internado há 6 dias com queixa de "dor de barriga" e "dificuldade para engolir".

História da doença pregressa: apresentou dois episódios de pneumonia, ambos há cerca de 20 anos. Nega diabetes, hipertensão arterial sistêmica e outras doenças prévias. Nega cirurgias e/ou alergias.

História familiar: pai faleceu em um incêndio e mãe falecida por volta de 80 anos de idade, porém não sabe relatar a causa.

Diagnóstico clínico: carcinoma epidermoide de esôfago e disfagia moderada (nível 3).

Exame físico

Nível de consciência	Colaborativo à solicitação
Cabelos	Sem queda
Olhos e conjuntivas	Hipocorados ++/+4
Bola gordurosa de Bichat	Depletada
Musculatura temporal	Depletada
Lábios	Sem alterações
Língua	Sem alterações
Gengivas	Sem alterações
Dentição	Incompleta
Musculatura das fossas supra e infraclaviculares	Depletada
Perfusão de extremidades	Reduzida
Musculatura interósseo	Preservada
Unhas	Coloníqueas
Abdome	Escavado, doloroso à palpação
Edema	Ausente

Sintomas gastrintestinais

Refere disfagia, odinofagia e constipação intestinal com evacuações 3 vezes/semana e fezes ressecadas.

Avaliação antropométrica

Dados antropométricos	Avaliação	Classificação
Massa corporal atual (kg)	51,6	< P5
Massa corporal usual (kg)	72	P5-P50
Estatura (m)	1,64	–
Perda de massa corporal por mês (%)	28,3	Perda grave
IMC (kg/m^2)	19,2	Eutrofia
DCT (mm)	5,6	Entre P5 e P10
PB (cm)	23,5	Abaixo de P5
CMB (cm)	21,7	Abaixo de P5

IMC = índice de massa corporal; DCT = dobra cutânea tricipital; PB = perímetro do braço; CMB = circunferência muscular do braço.

70 Krause | Alimentos, Nutrição e Dietoterapia – Perguntas e Respostas

Avaliação bioquímica

Dados bioquímicos	Valores de referência	Avaliação	Classificação
Hemácias (milhões/mm³)	4,5-5	3,5	Alterado
Hemoglobina (g/dℓ)	13,0-17,5 – homens 11,5-16,4 – mulheres	8,9	Alterado
Hematócrito (%)	36-50	28	Alterado
Leucócitos (/mm³)	5.000-9.000	41.000	Alterado
Linfócitos (/mm³)	1,3-3,4	2.460	Alterado
Plaquetas (mil/mm³)	200-400	895	Alterado
Proteínas totais (g/mℓ)	6,5-7,7	5,6	Alterado
Albumina (g/mℓ)	3,9-4,6	1,8	Alterado
Globulina (g/mℓ)	2,3-3,5	3,8	Alterado
Colesterol total (mg/dℓ)	< 200 – desejável 200-239 – limítrofe > 240 – alto	188	Adequado
LDL-colesterol (mg/dℓ)	100-129 – desejável 130-159 – limítrofe > 160 – alto	120	Adequado
HDL-colesterol (mg/dℓ)	> 60 – desejável	40	Alterado
Triglicerídios (mg/dℓ)	< 150	150	Adequado
Glicose (mg/dℓ)	< 100	74	Adequado
Ureia (mg/dℓ)	20-40	55	Alterado
Creatinina (mg/dℓ)	1-2	1,3	Adequado
Ácido úrico (mg/dℓ)	2-5	–	–

CTL = contagem total de linfócitos; LDL = lipoproteína de baixa densidade; HDL = lipoproteína de alta densidade.

Sinais vitais

Pressão arterial: 120×80 mmHg

Temperatura: afebril

Frequência cardíaca: 64 bpm (70 a 100 bpm)

Frequência respiratória: 16 irpm (16 a 20 irpm)

Elabore um parecer nutricional a ser registrado no prontuário.

CASO CLÍNICO

Gastrite

Identificação do paciente: sexo feminino, 55 anos, ensino médio incompleto, cozinheira.

Dados clínicos

Queixa principal: dor abdominal tipo cólica, vômito, azia após refeição e diarreia.

História da doença atual: paciente relata que há cerca de 1 semana apresenta quadro de diarreia e vômito, muitas cólicas, nega alergia alimentar e medicamentosa. Relata estar muito estressada devido ao trabalho.

História patológica pregressa: paciente relata que fez tratamento de infecção para bactéria *H. pylori* há 1 ano. Parou tratamento, não voltou mais às consultas, ex-etilista, não fumante.

História social e familiar: pai falecido por câncer gástrico aos 70 anos e mãe falecida com hipertensão arterial sistêmica.

Diagnóstico clínico: gastrite.

Exame físico

Nível de consciência	Lúcida e orientada
Cabelos	Sem queda
Olhos e conjuntivas	Hipocorados 2+/4+
Bola gordurosa de Bichat	Sem alterações
Musculatura temporal	Sem alterações
Lábios	Sem alterações
Língua	Avermelhada
Gengivas	Avermelhadas
Dentição	Completa
Musculatura das fossas supra e infraclaviculares	Preservada
Perfusão de extremidades	Preservada
Musculatura interóssea	Preservada
Unhas	Sem alterações
Abdome	Globoso, doloroso à palpação
Edema	Ausente

Avaliação antropométrica

Dados antropométricos	Avaliação	Classificação
Massa corporal atual (kg)	54	P10-P25
Massa corporal usual (kg)	60	P10-P25
Estatura (m)	1,60	–
Perda ponderal por mês (%)	10	Perda grave
IMC (kg/m²)	21,09	Eutrófico
DCT (mm)	10	P5-P10
PB (cm)	48	–
CMB (cm)	16,6	Abaixo de P5
PC (cm)	70	Adequado

IMC = índice de massa corporal; DCT = dobra cutânea tricipital; PB = perímetro do braço; CMB = circunferência muscular do braço; PC = perímetro da cintura.

Avaliação bioquímica

Dados bioquímicos	Valores de referência	Avaliação	Classificação
Hemácias (milhões/mm^3)	4,20-5,40	3,92	Alterado
Hemoglobina (g/dℓ)	13,0-17,5 – homens 11,5-16,4 – mulheres	9,55	Alterado
Hematócrito (%)	37,0-47,0	30,1	Alterado
Leucócitos (/mm^3)	4.000-11.600	9.601	Adequado
Linfócitos (/mm^3)	1.500-3.900	1.509	Adequado
Plaquetas (mil/mm^3)	150-450	470	Alterado
Proteínas totais (g/mℓ)	6,5-7,7	6,8	Adequado
Triglicerídeos (mg/dℓ)	< 150	123	Adequado
Glicose (mg/dℓ)	< 99	91	Adequado
Ureia (mg/dℓ)	17-43	32	Adequado
Creatinina (mg/dℓ)	0,5-1,0	0,7	Adequado

Elabore um parecer nutricional a ser registrado no prontuário.

Dietoterapia para as Doenças do Sistema Gastrintestinal Inferior

Deve-se realizar uma avaliação nutricional abrangente para determinar a natureza e a intensidade do problema gastrintestinal (GI). As informações obtidas incluem história de alteração da massa corporal, medicações usadas (inclusive suplementos), presença de sintomas GI e outros que afetem a ingestão oral ou a perda de líquidos e sinais e sintomas em potencial de deficiências de micronutrientes.

Alguns processos GI comuns afetam pessoas saudáveis, como gases intestinais e flatulências, constipação intestinal e diarreia. Seu tratamento é considerado no manejo dos transtornos GI mais sérios. Na atualidade, a doença do intestino delgado mais comum é a doença celíaca, para a qual é indicada a retirada de peptídeos de glúten da dieta. Outras condutas devem ser adotadas por causa das manifestações intestinais (diarreia e constipação intestinal crônica) e má absorção de vitaminas e minerais. Além disso, consideram-se doenças como intolerância à lactose e doenças inflamatórias intestinais (doença de Crohn e retocolite ulcerativa), nas quais ocorre uma reação inflamatória, favorecendo o aparecimento de lesões das células no intestino delgado e/ou grosso com má absorção, ulceração ou estenose, acarretando diarreia, perda de massa corporal, pouco crescimento, hiper-homocisteinemia e obstruções GI parciais.

Existe também a síndrome do intestino irritável, uma condição caracterizada por desconforto abdominal sem explicação ou dor associada a alterações do hábito intestinal. Sua fisiopatologia ainda não foi completamente elucidada.

O tratamento nutricional visa o uso de alimentos que sejam bem tolerados, a utilização de suplementos com ácido fólico, B$_{12}$ e B$_6$. Podem ser considerados o uso de prebiótico e probióticos, modificação da ingestão de fibras e o teste para intolerâncias alimentares.

Pesquisas apontam que uma dieta pobre em FODMAP (do inglês, *Fermentable Oligossacharides, Disaccharides, Monosaccharides And Poliols*) pode ser uma terapia efetiva no tratamento dos sintomas GI. É importante ficar atento às consequências nutricionais das cirurgias intestinais devido à diminuição da área de absorção intestinal.

1ª QUESTÃO

Marque **DC** para doença de Crohn e **RU** para retocolite ulcerativa:

( ) Atinge qualquer parte do trato gastrintestinal
( ) Presença de diarreia sanguinolenta
( ) Ausência de granulomas
( ) Úlceras rasas
( ) Colangite esclerosante
( ) Muita inflamação
( ) Fibrose

a) DC, RU, RU, DC, RU, DC, DC
b) RU, DC, RU, RU, DC, RU, DC
c) DC, DC, DC, RU, RU, DC, RU
d) RU, RU, DC, DC, DC, RU, RU
e) RU, RU, DC, RU, DC, DC, RU

2ª QUESTÃO

Dentre os alimentos que podem aumentar a produção de gases, podemos citar, **EXCETO**:

a) Feijão, brócolis e repolho
b) Macarrão e arroz polido
c) Leite e xilitol
d) Couve-flor e cebola
e) Maçã e farelo de trigo

3ª QUESTÃO

A constipação intestinal consiste na dificuldade de defecação caracterizada por frequência diminuída ou disquesia. Recomenda-se:

a) Aumentar o consumo de alimentos ultraprocessados
b) Fazer a última refeição 3 h antes de deitar
c) Não usar roupas apertadas
d) Aumentar o consumo de frutas e legumes até 5 porções/dia
e) Diminuir o consumo de fibras solúveis e insolúveis

4ª QUESTÃO

Alguns antibióticos promovem a proliferação de microrganismos patogênicos oportunistas normalmente suprimidos, resultando em diarreia associada a antibióticos, cuja dietoterapia deve contemplar:

a) Reposição hidreletrolítica
b) Aumento da quantidade de frutose
c) Aumento da oferta de fibras insolúveis
d) Diminuição do consumo de líquidos
e) Nenhuma das anteriores

74 Krause | Alimentos, Nutrição e Dietoterapia – Perguntas e Respostas

5ª QUESTÃO

O cuidado dietético para tratamento da doença celíaca (DC), ou enteropatia sensível ao glúten, deve contemplar os seguintes alimentos, **EXCETO**:

a) Arroz, batata-doce e inhame
b) Trigo, centeio e cevada
c) Picolé, leite e sardinha em lata
d) Queijo *cottage* e feijão fresco
e) Frutas, verduras e manteiga

6ª QUESTÃO

Paciente do sexo masculino, 50 anos, com doença de Crohn (não agudizada) no segmento duodenal, em jejum há 5 dias. Refere anorexia e náuseas intensas ao tentar se alimentar por via oral e perda de peso de 12% em 1 mês. Na avaliação antropométrica, apresentou peso de 60 kg e estatura de 1,82 m. A prescrição para esse paciente deve ser:

a) Dieta oral, com 1.600 kcal e 0,8 a 1,0 g de proteínas/kg/dia
b) Dieta oral, com 1.800 kcal e 1,0 a 1,2 g de proteínas/kg/dia
c) Dieta oral, com 2.000 kcal e 0,5 g de proteínas/kg/dia
d) Dieta enteral por sonda, com 2.400 kcal e 1,3 a 1,5 g de proteínas/kg/dia
e) Dieta parenteral com 2.600 kcal e 35% de lipídios

7ª QUESTÃO

Pesquisas apontam que uma dieta pobre em FODMAP é eficaz no tratamento da síndrome do intestino irritável, devendo ser eliminados da dieta os alimentos que contêm os seguintes, **EXCETO**:

a) Lactose e fruto-oligossacarídeos
b) Frutose e xilitol
c) Sucralose e aspartame
d) Manitol e isomaltase
e) Maltitol e polióis

8ª QUESTÃO

São alimentos ricos em FODMAP, **EXCETO**:

a) Maçã, manga e melancia
b) Caqui, ervilha e cebola
c) Couve-flor, pera e lentilha
d) Banana, arroz e pão de milho
e) Ameixa seca, grão-de-bico e castanha de caju

9ª QUESTÃO

A diverticulose caracteriza-se pela formação de excrescências em forma de bolsas no cólon e, nos casos assintomáticos, na prática clínica, a dieta para prevenir a progressão da doença deve ser:

a) Rica em gorduras e carboidratos
b) Pobre em proteínas e carboidratos complexos
c) Rica de fibras e líquidos
d) Pobre em frutas e vegetais
e) Pobre em probióticos e prebióticos

Perguntas **75**

10ª QUESTÃO

O tratamento nutricional para pacientes com síndrome do intestino curto no pós-operatório requer progressão lenta e gradativa da alimentação. Após a adaptação, a conduta dietética a ser adotada deve ser:

a) Normoglicídica, normoproteica, normolipídica
b) Evitar o consumo de sacarose e cafeína
c) Refeições volumosas e rica em fibras
d) Maior fracionamento e volume das refeições
e) Hiperproteica, hiperglicídica e hipolipídica

11ª QUESTÃO

O supercrescimento de bactérias no intestino delgado é caracterizado pelo crescimento excessivo de bactérias normalmente encontradas no intestino grosso, cuja conduta dietética deve contemplar a maior oferta de:

a) Amidos e açúcares simples
b) Grãos integrais e verduras
c) Pães, biscoitos e doces caseiros
d) Leite e laticínios integrais
e) Carboidratos simples e complexos

12ª QUESTÃO

A fístula é uma passagem anormal de um órgão para outro, ou para a pele e, dependendo do seu local de origem, pode resultar em grandes prejuízos ao estado nutricional do paciente. São consideradas condições associadas ao desenvolvimento da fístula as seguintes, **EXCETO**:

a) Doença intestinal inflamatória
b) Cirurgia em intestino irradiado
c) Isquemia intestinal
d) Cirurgia bariátrica
e) Ressecção do intestino por câncer

13ª QUESTÃO

A ostomia consiste em uma abertura cirurgicamente criada, entre o sistema intestinal e a pele. A maior preocupação dos pacientes com colostomia é o controle dos flatos e o odor. Para prevenir esses inconvenientes, recomenda-se evitar os seguintes alimentos, **EXCETO**:

a) Brócolis, repolho e cebola
b) Alho, ovos e couve-flor
c) Banana, batata e pão branco
d) Peixe, feijão e aspargo
e) Iogurte, espinafre e abacaxi

14ª QUESTÃO

Dentre os alimentos que alteram o débito da ostomia, os que podem causar diarreia são:

a) Pão branco e massas
b) Tapioca e queijo
c) Uvas e bebidas gaseificadas
d) Suco de uva e frituras
e) Verduras chinesas e milho

15ª QUESTÃO

Dentre os alimentos que alteram o débito da ostomia, os formadores de gases são, EXCETO:

a) Brócolis, repolho e couve-flor
b) Alho, cebola e peixe
c) Ovos e bebidas gaseificadas
d) Batata, pão branco e banana
e) Chiclete, laticínios e feijões secos

CASO CLÍNICO

Doença de Crohn

Identificação do paciente: paciente do sexo masculino, 24 anos, ensino superior incompleto, solteiro, estudante.

Dados clínicos

Queixa principal: dor pleurítica e abdominal.

História da doença atual: paciente apresenta doença de Crohn ileocolônica estenosante. Internado para iniciar tratamento imunossupressor. Nega comorbidades.

História patológica pregressa: refere ter iniciado os sintomas em 2017, com diagnóstico de doença de Crohn em 2018.

História social e familiar: nada consta.

Diagnóstico clínico: doença de Crohn ileocolônica estenosante.

Exame físico

Nível de consciência	Responsivo
Cabelos	Sem queda
Olhos e conjuntivas	Ictéricos
Bola gordurosa de Bichat	Preservada
Musculatura temporal	Preservada
Lábios	Sem alterações
Língua	Sem alterações
Gengivas	Sem alterações
Dentição	Em uso de prótese
Musculaturas das fossas supra e infraclaviculares	Preservadas
Perfusão de extremidades	Preservada
Musculatura interóssea	Preservada
Unhas	Sem alterações
Abdome	Globoso, timpânico
Edema bilateral	Ausente

Avaliação antropométrica

Dados antropométricos	Avaliação	Classificação
Massa corporal atual (kg)	79	P75-P90
Massa corporal usual (kg)	81	P75-P90
Perda de peso em 2 meses (%)	2,46	Moderada
Estatura (m)	1,64	–
IMC (kg/m²)	29,37	Sobrepeso
DCT (mm)	23	P90-P95
PB (cm)	32,6	P75-P90
CMB (cm)	25,38	P25-P50
PC (cm)	101	Aumentada, o que está relacionado com maior risco para doenças cardiovasculares e metabólicas

IMC = índice de massa corporal; DCT = dobra cutânea tricipital; PB = perímetro do braço; CMB = circunferência muscular do braço; PC = perímetro da cintura.

Exame laboratorial

Dados bioquímicos	Valores de referência	Avaliação	Classificação
Hemácias (milhões/mm³)	4,20-5,40	4,01	Alterado
Hemoglobina (g/dℓ)	13,0-17,5 – homens 11,5-16,4 – mulheres	11,9	Alterado
Hematócrito (%)	37,0-47,0	37,7	Adequado
Plaquetas (mil/mm³)	150-450	247	Adequado
Ureia (mg/dℓ)	17-43	52	Alterado
Creatinina (mg/dℓ)	0,5-1,0	1,8	Alterado
Bilirrubina total (mg/dℓ)	Até 1,2	3,80	Alterado
Gamaglutamil transferase (U/ℓ)	5 a 38	494	Alterado
Transaminase glutâmico-oxaloacética (U/ℓ)	10 a 35	63	Alterado
Transaminase glutamicopirúvica (U/ℓ)	7 a 53	213	Alterado
Amilase (UI/ℓ)	até 151	134	Adequado
Lipase (U/ℓ)	13 a 67	79	Alterado

Elabore um parecer nutricional a ser registrado no prontuário.

CASO CLÍNICO

Diverticulite

Identificação do paciente: paciente do sexo feminino, 53 anos, ensino médio completo, casada, do lar, 3 filhos.

Dados clínicos

Queixa principal: dor abdominal em quadrante inferior esquerdo + febre.

História da doença atual: paciente apresenta hipertensão arterial sistêmica, constipação intestinal e distensão abdominal. Ex-tabagista e etilista social, nega outras comorbidades.

História patológica pregressa: hipertensa e dislipidêmica em uso de medicações. Nega diabetes e internações prévias. Nega alergia medicamentosa e de alimentos.

História social e familiar: pai e mãe falecidos por doenças coronarianas.

Diagnóstico clínico: dor abdominal a esclarecer? Doença diverticular? Diverticulite aguda?

Exame físico

Nível de consciência	Responsiva
Cabelos	Sem queda
Olhos e conjuntivas	Hidratados
Bola gordurosa de Bichat	Preservada
Musculatura temporal	Preservada
Lábios	Sem alterações
Língua	Sem alterações
Gengivas	Sem alterações
Dentição	Completa
Musculaturas das fossas supra e infraclaviculares	Preservadas
Perfusão de extremidades	Preservada
Musculatura interóssea	Preservada
Unhas	Sem alterações
Abdome	Globoso, timpânico
Edema bilateral	Ausente

Avaliação antropométrica

Dados antropométricos	Avaliação	Classificação
Massa corporal atual (kg)	81	P50
Massa corporal usual (kg)	75	P50-P75
Perda de peso em 2 meses (%)	0	–
Estatura (m)	1,65	–
IMC (kg/m²)	29,77	Sobrepeso
DCT (mm)	34	P75-P90
PB (cm)	35,7	P75-P90
CMB (cm)	25,03	P75-P90
PC (cm)	97 cm	> 88 cm

IMC = índice de massa corporal; DCT = dobra cutânea tricipital; PB = perímetro do braço; CMB = circunferência muscular do braço; PC = perímetro da cintura.

Avaliação bioquímica

Dados bioquímicos	Valores de referência	Avaliação	Classificação
Hemácias (milhões/mm³)	4,20-5,40	3,90	Alterado
Hemoglobina (g/dℓ)	13,0-17,5 – homens 11,5-16,4 – mulheres	11,8	Alterado
Hematócrito (%)	37,0-47,0	34,2	Alterado
Leucócitos (/mm³)	4.000-11.600	14.860	Alterado
Linfócitos (/mm³)	1.500-3.900	4.400	Alterado
Plaquetas (mil/mm³)	150-450	159	Adequado
Ureia (mg/dℓ)	17-43	34	Adequado
Creatinina (mg/dℓ)	0,5-1,0	0,8	Adequado
Transaminase glutâmico-oxaloacética (U/ℓ)	10-35	24,5	Adequado
Transaminase glutamicopirúvica (U/ℓ)	7-53	20,5	Adequado

Elabore um parecer nutricional a ser registrado no prontuário.

CASO CLÍNICO

Doença de Crohn

Identificação do paciente: paciente DSR, sexo feminino, 49 anos, apresenta diagnóstico clínico de doença de Crohn e hipertensão arterial sistêmica, foi internada em hospital da rede pública queixando-se de febre e perda de massa corporal involuntária. Paciente apresenta evacuação 3 vezes/dia com odor fétido.

Dados clínicos

História da doença atual: paciente apresentando três fístulas enterocutâneas com alto débito há 4 meses, refratária ao tratamento clínico. Paciente relata episódios febris intermitentes, vômito e emagrecimento importante.

História patológica pregressa: realizou ressecção intestinal e, há 5 anos, tem colostomia. Usa captopril regularmente para controle da hipertensão arterial sistêmica, sulfassalazina, plasil, dipirona e ranidina.

História familiar: pai falecido por acidente vascular encefálico e mãe hipertensa.

História social: nega tabagismo e bebe socialmente.

Exame físico

Nível de consciência	Responsiva
Cabelos	Sem queda
Olhos e conjuntivas	Hidratado, hipocoradas
Bola gordurosa de Bichat	Preservada
Musculatura temporal	Preservada
Lábios	Sem alterações
Língua	Sem alterações
Gengivas	Sem alterações

80 Krause | Alimentos, Nutrição e Dietoterapia – Perguntas e Respostas

Dentição	Completa
Musculaturas das fossas supra e infraclaviculares	Preservadas
Perfusão de extremidades	Preservada
Musculatura interóssea	Preservada
Unhas	Sem alterações
Abdome	Escavado
Edema bilateral	Ausente

Avaliação antropométrica

Dados antropométricos	Avaliação	Classificação
Massa corporal atual (kg)	40,4	< P5
Massa corporal usual (kg)	55	P10-P25
Estatura (m)	1,60	–
Perda de peso em 3 meses (%)	26,5	Perda grave
IMC (kg/m²)	15,8	Magreza grau 3
DCT (mm)	8	< P5
CMB (cm)	16,9	< P5

IMC = índice de massa corporal; DCT = dobra cutânea tricipital; CMB = circunferência muscular do braço.

Exames laboratoriais

Dados bioquímicos	Valores de referência	Avaliação	Classificação
Hemácias (milhões/mm³)	4,20-5,40	4,0	Diminuído
Hemoglobina (g/dℓ)	13,0-17,5 – homens 11,5-16,4 – mulheres	11	Diminuído
Hematócrito (%)	37,0-47,0	35	Diminuído
Leucócitos (/mm³)	4.000-11.600	10.000	Adequado
Linfócitos (/mm³)	1.500-3.900	1.509	Adequado
CTL (/mm³)	< 1.500	–	–
Potássio (mEq/ℓ)	3,5-5,0	2,5	Alterado
Ureia (mg/dℓ)	20-40	40	Adequado
Creatinina (mg/dℓ)	1,0-2,0	1,0	Adequado
Ácido úrico (mg/dℓ)	2-5	–	–
Fosfatase alcalina (UI)	21-85	–	–
Ferro sérico (mg/dℓ)	60-140	52	Diminuído
Transferrina (mg/dℓ)	200-400	500	Aumentado
25-OH-vitamina D (nmol/ℓ)	> 30	12	Diminuído
Folato em eritrócitos (nmol/ℓ)	420-620	318	Diminuído

CTL = contagem total de linfócitos

Elabore um parecer nutricional a ser registrado no prontuário.

Dietoterapia para Doenças Hepatobiliares e Pancreáticas

O fígado e o pâncreas são essenciais para a digestão e o metabolismo. A vesícula biliar pode ser retirada, e o corpo consegue se adaptar a sua ausência. A dietoterapia é complexa e exige o conhecimento sobre as estruturas e as funções desses órgãos.

As doenças hepáticas podem ser agudas ou crônicas, hereditárias ou adquiridas. São doenças hepáticas: hepatite viral, doença hepática gordurosa não alcoólica (DHGNA), hepatopatia alcoólica, doenças hepáticas colestáticas, distúrbios hereditários e outros.

As hepatites virais são inflamações disseminadas no fígado, causadas por diversos vírus da hepatite (A, B, C, D e E). A DHGNA envolve o acúmulo de gotículas lipídicas nos hepatócitos, podendo levar a fibrose, cirrose e até mesmo carcinoma hepatocelular. As recomendações de tratamento consistem na perda de massa corporal (3 a 5%) com finalidade de melhorar a esteatose; porém, uma perda de até 10% pode ser necessária para melhorar a necrose e a inflamação.

As doenças hepáticas colestáticas referem-se a condições que afetam os ductos biliares. A doença hepática terminal pode apresentar diversas manifestações físicas, como hipertensão portal, ascite e edema, hiponatremia e encefalopatia hepática. É importante compreender a causa subjacente dessas complicações, bem como as opções de dietoterapia.

As doenças da vesícula biliar consistem em colelitíase (cálculos biliares), colestase (pouca ou nenhuma secreção de bile ou obstrução do fluxo de bile) ou colecistite (inflamação da vesícula biliar). O consumo de grandes quantidades de proteína e gordura animais, sobretudo gordura saturada, e a falta de fibras dietéticas promovem o desenvolvimento de cálculos biliares. Na colecistite, é preciso estar atento para evitar o estímulo da vesícula biliar.

A etiologia da pancreatite consiste em alcoolismo crônico, doenças do sistema biliar, hipertrigliceridemia, hiperpotassemia, condições genéticas, cálculos biliares, traumatismos, determinados fármacos e algumas infecções virais. Na fase aguda da pancreatite, é necessário o repouso do pâncreas.

1ª QUESTÃO

O fígado é dotado da capacidade de autorregeneração. Ele é essencial para a maioria das funções metabólicas do corpo e realiza mais de 500 tarefas. Assinale a alternativa **INCORRETA** sobre suas funções:

a) A destoxificação de substâncias, como fármacos, álcool e compostos orgânicos
b) A formação e a excreção da bile
c) O metabolismo dos carboidratos, das proteínas e dos lipídios
d) O armazenamento e a ativação das vitaminas e minerais
e) A conversão de ureia em amônia

2ª QUESTÃO

Marque verdadeiro (**V**) ou falso (**F**) para as afirmativas a seguir:

( ) Há importantes vias metabólicas das proteínas no fígado: a transaminação e a desaminação oxidativa
( ) Os ácidos graxos provenientes da dieta e do tecido adiposo são convertidos no fígado em acetil-coenzima-A pelo processo de beta-oxidação para produzir energia

( ) O fígado armazena todas as vitaminas hidrossolúveis, além da vitamina B_{12} e dos minerais zinco, ferro, cobre e manganês

( ) O caroteno é convertido em vitamina A, o folato em ácido 5-metil tetra-hidrofolato, e a vitamina D em sua forma ativa (25-hidroxicolecalciferol) pelo fígado

( ) Os sais biliares são metabolizados e usados para a digestão e a absorção dos lipídios e das vitaminas hidrossolúveis

   a) V, V, F, V, F
   b) F, F, V, F, V
   c) V, F, V, F, V
   d) V, V, F, F, V
   e) F, V, F, V, F

3ª QUESTÃO

Enzima sérica hepática localizada no citosol e nas mitocôndrias do hepatócito, também presente nos músculos cardíaco e esquelético, no cérebro, pâncreas, rim, que fica aumentada na presença de lesão dos hepatócitos:

   a) Lactato desidrogenase (LDH)
   b) Fosfatase alcalina (FA)
   c) Transaminase glutâmico-oxaloacética (TGO)
   d) Transaminase glutamicopirúvica (TGP)
   e) Gamaglutamil transferase (GGT)

4ª QUESTÃO

Qual é o procedimento de diagnóstico padrão-ouro para avaliar a gravidade da inflamação e fibrose hepáticas?

   a) Endoscopia
   b) Biopsia hepática
   c) Ultrassonografia
   d) Ressonância magnética
   e) Tomografia computadorizada de abdome

5ª QUESTÃO

A hepatite viral é uma inflamação disseminada do fígado, que é causada por diversos vírus da hepatite, incluindo A, B, C, D e E. Correlacione de acordo com sua forma de transmissão:

1. Transmitidas por via fecal-oral
2. Transmitidas por meio do sangue e dos fluidos corporais

   ( ) Hepatite A
   ( ) Hepatite B
   ( ) Hepatite C
   ( ) Hepatite D
   ( ) Hepatite E

   a) 1, 2, 2, 1, 1
   b) 2, 1, 2, 1, 2
   c) 2, 1, 1, 1, 2
   d) 1, 2, 2, 2, 1
   e) 1, 2, 1, 2, 1

6ª QUESTÃO

De acordo com *guidelines*, é preciso fazer com que os pacientes com doença hepática gordurosa não alcoólica percam uma porcentagem de massa corporal com a finalidade de melhorar a necrose e a inflamação, e outra porcentagem para melhorar a esteatose. Assinale a alternativa **correta** de porcentagem de perda de massa corporal para a melhora da necrose e da inflamação:

a) De 3 a 5%
b) 3%
c) 5%
d) 8%
e) Até 10%

7ª QUESTÃO

Qual vitamina é considerada tratamento de primeira linha para a esteato-hepatite não alcoólica em pacientes sem diabetes?

a) Vitamina E
b) Vitamina A
c) Vitamina do complexo B
d) Vitamina C
e) Vitamina D

8ª QUESTÃO

Assinale a alternativa que **NÃO** condiz com o tema de doença hepática alcoólica:

a) O acetaldeído é um subproduto tóxico do metabolismo do álcool, que provoca dano à estrutura e à função das membranas mitocondriais
b) Em geral, a hepatite alcoólica caracteriza-se por hepatomegalia, elevação modesta das concentrações séricas de transaminase, concentrações séricas elevadas de bilirrubina e concentrações normais ou diminuídas de albumina sérica ou anemia
c) A esteatose hepática é irreversível mesmo com a abstinência de álcool
d) Com frequência, os pacientes com cirrose alcoólica desenvolvem ascite, que consiste no acúmulo de líquido, proteínas séricas e eletrólitos dentro da cavidade peritoneal, causado pela pressão elevada da hipertensão portal e produção diminuída de albumina
e) A patogenia da doença hepática alcoólica evolui em três estágios: esteatose hepática, hepatite alcoólica e, por fim, cirrose

9ª QUESTÃO

A cirrose biliar primária é uma doença colestática crônica, causada pela destruição progressiva dos ductos biliares intra-hepáticos pequenos e de tamanho intermediário. A doença evolui lentamente, resultando, por fim, em cirrose, hipertensão portal, transplante de fígado ou morte. Marque a alternativa correta sobre suas complicações nutricionais devido à colestase:

a) Hipertrigliceridemia
b) Hipocolesterolemia
c) Deficiência de vitaminas lipossolúveis
d) Deficiência de vitaminas hidrossolúveis
e) Osteoporose

10ª QUESTÃO

A colangite esclerosante primária (CEP) caracteriza-se por inflamação fibrosante de segmentos dos ductos biliares extra-hepáticos, com ou sem comprometimento dos ductos intra-hepáticos. Esses pacientes com CEP também correm risco aumentado de deficiências de vitaminas lipossolúveis, devido a:

a) Problemas gastrintestinais
b) Presença de esteatorreia
c) Frequência de vômito
d) Boa absorção intestinal
e) Falta de apetite

11ª QUESTÃO

A retenção de líquido é comum, e a ascite representa uma grave consequência da doença hepática. Sua dietoterapia consiste em restrição de:

a) Fósforo
b) Magnésio
c) Cromo
d) Potássio
e) Sódio

12ª QUESTÃO

Marque verdadeiro (V) ou falso (F) para as afirmativas a seguir:

( ) Na presença de hiponatremia, a ingestão de líquidos é restrita para 1 a 1,5 ℓ/dia, dependendo da gravidade do edema e da ascite
( ) Na presença de esteatorreia significativa, pode ser útil proceder à substituição de alguns dos triglicerídeos de cadeia média ou gordura dietética por triglicerídeos de cadeia longa
( ) A síndrome hepatorrenal pode exigir uma alteração na ingestão de líquidos, sódio, potássio e fósforo
( ) Osteoporose é prevalente em pacientes submetidos a tratamento prolongado com corticosteroides

a) V, V, V, V
b) F, F, V, V
c) F, V, F, V
d) V, F, V, V
e) V, F, V, F

13ª QUESTÃO

Sobre as necessidades nutricionais na cirrose, marque verdadeiro (V) ou falso (F) para as afirmativas a seguir:

( ) São recomendadas cerca de 25 a 35 kcal/kg de massa corporal para eutróficos, de 20 kcal/kg de massa corporal em pacientes obesos, e altas de até 40 kcal/kg para pacientes abaixo da massa corporal
( ) A insuficiência hepática reduz a produção de glicose e sua utilização periférica
( ) Na cirrose, os ácidos graxos livres plasmáticos, o glicerol e os corpos cetônicos estão aumentados em jejum; por isso, o organismo não prefere os lipídios como substrato energético

( ) Na hepatite ou cirrose não complicada, com ou sem encefalopatia, as necessidades de proteínas variam de 1 a 1,5 g/kg de massa corporal ideal por dia
( ) As deficiências de ácido fólico e de vitamina B_{12} podem levar à anemia microcítica
( ) São encontradas deficiências de vitaminas hidrossolúveis em todos os tipos de insuficiência hepática, sobretudo nas doenças colestáticas, nas quais ocorrem má absorção e esteatorreia

a) V, V, F, V, F, F
b) F, V, F, V, F, V
c) V, F, F, V, F, V
d) F, F, V, V, V, F
e) V, V, F, V, F, V

14ª QUESTÃO

A principal função da vesícula biliar consiste em concentrar, armazenar e excretar a bile, que é produzida pelo fígado. Durante o processo de concentração, a água e os eletrólitos são absorvidos pela mucosa da vesícula biliar. Marque verdadeiro (**V**) ou falso (**F**) para as afirmativas a seguir:

( ) Os sais biliares são produzidos pelas células hepáticas a partir dos triglicerídeos e são essenciais para a digestão e a absorção de lipídios, vitaminas lipossolúveis e alguns minerais
( ) A bilirrubina, o principal pigmento da bile, provém da liberação da hemoglobina em consequência da destruição dos eritrócitos
( ) Os pacientes com colecistite crônica podem necessitar de uma dieta com baixo teor de lipídios em longo prazo
( ) Na ausência de bile no intestino, ocorre comprometimento na absorção dos lipídios, e, com pigmentos biliares, as fezes adquirem uma coloração clara
( ) O consumo de grandes quantidades de proteínas e gordura animais, sobretudo gordura saturada, e a falta de fibras dietéticas promovem o desenvolvimento de cálculos biliares
( ) Na colecistite aguda, suspende-se a alimentação oral

a) F, V, F, V, F V
b) V, F, F, V, F, F
c) V, F, V, V, F, F
d) F, V, V, F, V, V
e) V, V, F, F, V, F

15ª QUESTÃO

A pancreatite é uma inflamação do pâncreas que se caracteriza por edema, exsudato celular e necrose gordurosa. A doença pode variar desde leve e autolimitada a grave, com autodigestão, necrose e hemorragia do tecido pancreático. Assinale a alternativa **INCORRETA** sobre a dietoterapia:

a) A base da terapia nutricional da pancreatite aguda é evitar seu funcionamento
b) Os pacientes com pancreatite crônica correm risco aumentado de desenvolver desnutrição proteico-energética em decorrência da insuficiência pancreática e da ingestão oral inadequada

86 Krause | Alimentos, Nutrição e Dietoterapia – Perguntas e Respostas

c) Durante os episódios menos graves da pancreatite aguda, pode-se fornecer uma dieta de líquidos claros, com muita gordura, quando a dor abdominal estiver diminuindo e houver melhora dos marcadores inflamatórios, geralmente em poucos dias

d) Na pancreatite crônica, existe uma deficiência de protease pancreática, necessária para clivar a vitamina B_{12} de sua proteína carreadora, acarretando uma deficiência de vitamina B_{12}

e) Na pancreatite crônica com extensa destruição do pâncreas, a capacidade de secreção de insulina do pâncreas diminui, e observa-se o desenvolvimento de intolerância à glicose

16ª QUESTÃO

São utilizados marcadores bioquímicos para avaliar e monitorar pacientes com doença hepática. Assim, correlacione o exame laboratorial e sua associação com a doença hepática:

I. Bilirrubina sérica total
II. Fosfatase alcalina sérica
III. Alanina aminotransferase
IV. Ceruloplasmina
V. γ Gamaglutamil transpeptidase

( ) Concentração elevada na doença hepática e após infarto agudo do miocárdio
( ) O aumento de sua concentração indica lesão hepática
( ) O aumento da sua concentração pode indicar produção excessiva de bilirrubina ou comprometimento na captação, ou na conjugação ou excreção hepática
( ) Concentrações elevadas sugerem colestase, distúrbios ósseos e algumas neoplasias malignas
( ) Principal proteína de ligação com o cobre sintetizada no fígado, sua concentração diminui na doença de Wilson

a) V, III, I, II, IV
b) II, I, IV, III, V
c) I, IV, III, V, II
d) III, I, IV, II, V
e) IV, V, II, I, III

17ª QUESTÃO

A doença de Wilson é um distúrbio autossômico recessivo associado a um comprometimento na excreção biliar de cobre. No início do tratamento é necessária uma dieta pobre em cobre, quando se deve evitar o consumo de alimentos fontes desse mineral, como:

a) Leite, laticínios e aves
b) Peixes gordos, embutidos e verduras
c) Moluscos, nozes e cogumelos
d) Frutas frescas, vísceras e frutas cítricas
e) Cereais, tubérculos e leguminosas

18ª QUESTÃO

Para o tratamento nutricional para colelitíase, recomenda-se dieta:

a) Rica em proteínas de origem animal
b) Hipolipídica e rica em fibras
c) Pobre em carboidratos complexos
d) Rica em ácidos graxos poli-insaturados
e) Pobre em aminoácidos aromáticos

19ª QUESTÃO

Nos casos de desnutrição em pacientes com doença hepática, recomenda-se:

a) Aumento de energia por meio de refeições pequenas e frequentes
b) Restrição de sódio nos casos de hiponatremia
c) Dieta hiperglicídica nos casos de dislipidemia
d) Restrição de potássio para minimizar a ascite
e) Maiores quantidades de proteínas de alto valor biológico e líquidos

20ª QUESTÃO

Há muitos relatos de casos de insuficiência hepática decorrente do uso de suplementos fitoterápicos, **EXCETO**:

a) Cáscara sagrada
b) Sene
c) Suplementos Herbalife
d) Poejo
e) Boldo

CASO CLÍNICO

Hepatite

Identificação do paciente: sexo masculino, 41 anos, ensino médio completo, casado, comerciante.

Dados clínicos

Queixa principal: febre e queda do estado geral.

História da doença atual: paciente apresenta piora da função renal e encefalopatia hepática. Cirrose por esteato-hepatite não alcoólica (NASH), esteato-hepatite alcoólica (ASH) e hepatite C (HCV). Trombose parcial da porta no hilo e distal porta esquerda. Paciente em avaliação para transplante hepático.

História patológica pregressa: refere tratamento para abstinência ao álcool. Nega comorbidades.

História social e familiar: um irmão faleceu por infarto. Sem mais informações.

Diagnóstico clínico: cirrose por NASH/ASH/HCV + encefalopatia.

Exame físico

Nível de consciência	Responsivo
Cabelos	Sem queda
Olhos e conjuntivas	Ictéricos
Bola gordurosa de Bichat	Preservada

88   Krause | Alimentos, Nutrição e Dietoterapia – Perguntas e Respostas

Musculatura temporal	Preservada
Lábios	Sem alterações
Língua	Sem alterações
Gengivas	Sem alterações
Dentição	Completa
Musculatura das fossas supra e infraclaviculares	Preservada
Perfusão de extremidades	Lentificada
Musculatura interóssea	Preservada
Unhas	Sem alterações
Abdome	Globoso, peristáltico
Edema bilateral	Presente

Avaliação antropométrica

Dados antropométricos	Avaliação	Classificação
Massa corporal atual (kg)	80	P50-P75
Massa corporal usual (kg)	83	P50-P75
Perda de peso em 2 meses (%)	0	–
Estatura (m)	1,73	–
IMC (kg/m²)	27,75	Sobrepeso
DCT (mm)	12	P50
PB (cm)	31,3	P25-P50
CMB (cm)	27,54	P25-P50
PC (cm)	–	–

IMC = índice de massa corporal; DCT = dobra cutânea tricipital; PB = perímetro do braço; CMB = circunferência muscular do braço; PC = perímetro da cintura.

Avaliação bioquímica

Dados bioquímicos	Valores de referência	Avaliação	Classificação
Hemácias (milhões/mm³)	4,20-5,40	2,66	Diminuído
Hemoglobina (g/dℓ)	13,0-17,5 – homens 11,5-16,4 – mulheres	7,60	Diminuído
Hematócrito (%)	37,0-47,0	23,50	Diminuído
Leucócitos (/mm³)	4.000-11.600	6.900	Adequado
Linfócitos (/mm³)	1.500-3.900	2.070	Adequado
Plaquetas (mil/mm³)	150-450	93	Diminuído
Proteínas totais (g/mℓ)	6,5-7,7	7,0	Adequado
Albumina (g/mℓ)	3,9-4,6	1,8	Diminuído
Glicose (mg/dℓ)	< 99	140	Alterado
Ureia (mg/dℓ)	17-43	63	Alterado

Dados bioquímicos	Valores de referência	Avaliação	Classificação
Creatinina (mg/dℓ)	0,5-1,0	2,1	Alterado
Fosfatase alcalina (UI)	21-85	121	Alterado
Bilirrubina total (mg/dℓ)	< 1,2	1,20	Adequado
Gamaglutamil transferase (U/ℓ)	5-38	132	Alterado
Transaminase glutâmico-oxaloacética (U/ℓ)	10-35	34	Adequado
Transaminase glutamicopirúvica (U/ℓ)	7-53	18	Adequado

Elabore um parecer nutricional a ser registrado no prontuário.

CASO CLÍNICO

Cirrose hepática

Identificação do paciente: paciente do sexo feminino, 43 anos, portadora de cirrose *child* C10, ascite, sem encefalopatia.

Dados clínicos

História da doença atual: realizou cirurgia de varizes esofágicas em 2002, com necessidade de hemotransfusão e colestase crônica por litíase biliar residual após colecistectomia (em 2001). Internada recentemente devido ao aumento do volume abdominal, acompanhado de dor em cólica, e ao diagnóstico de peritonite bacteriana espontânea.

História patológica pregressa: hipertensão portal (esplenomegalia), varizes de esôfago e doença hemorroidária (ligadura elástica de varizes em abril/2017); paciente avaliada no ambulatório de hepatologia (08/06/2018) com exames laboratoriais identificando piora da função renal (Cr 0,8 → 1,3: aumento superior a 50% do valor basal), sendo solicitada nova internação hospitalar para tratamento de provável síndrome hepatorrenal. Relatado também em consulta na hepatologia resultado de ultrassonografia de abdome de 08/06/2018: fígado heterogêneo. Realizada paracentese de alívio com saída de 5.500 mℓ de líquido amarelo citrino (11/06/2018).

Exame físico

Paciente colaborativa à visita, lúcida e orientada no tempo e no espaço. Com boa aceitação da dieta [sic]. Relata queda de cabelo, confirmada com teste de fragilidade capilar positivo. Face hipocorada, mucosa e esclerótica hidratada e ictérica. Apresenta consumo da bola gordurosa de Bichat. Musculaturas temporomandibular, braquial, supra e infraclaviculares depletadas. Apresenta dentição própria, porém incompleta, uso de prótese dentária ajustada na parte superior da boca, a qual não tem influência negativa na mastigação [sic]. Não apresenta lesões orais. Lábios normocorados. Apresenta língua hidratada (com formação de saliva no assoalho da boca) e com papilas circunvaladas hipertrofiadas. Apresenta membros superiores e membros inferiores sem edemas bilaterais. Mãos com retorno venoso normal, sem cianose, sem lesões e com musculaturas adutora do polegar e interóssea preservadas. Unhas com aspecto normal. Apresenta ascite moderada e presença de hérnia umbilical. Membros superiores e membros inferiores apresentam turgor da pele sem retorno alentecido (hidratada). Depleção da musculatura do quadríceps. Pés com dorso hipocorado e sem lesões.

90 Krause | Alimentos, Nutrição e Dietoterapia – Perguntas e Respostas

Sintomas gastrintestinais

Paciente nega pirose, odinofagia, disfagia, êmese, diarreia, náuseas e constipação intestinal (auxílio de lactulona – sic). Relata flatulência e função intestinal presente (com auxílio da lactulona e da dieta laxativa para evacuar), de frequência equivalente a 1x em dias alternados, sem esforço e de aspecto normal, de consistência sólida e de coloração marrom [sic]. Relata diurese presente, de coloração escura e avermelhada [sic]. Nega alergias e intolerâncias alimentares. Relata manutenção do apetite.

Avaliação antropométrica

Dados antropométricos	Avaliação	Classificação
Massa corporal atual (kg)	51,8	P5-P10
Massa corporal seca (kg)	45,8	–
Massa corporal usual (kg)	48,2	–
Estatura (m)	1,60	–
IMC (kg/m²)	17,8	Magreza grau 1
DCT (mm)	9	< P5
PB (cm)	19,5	< P5
CMB (cm)	16,7	< P5

IMC = índice de massa corporal; DCT = dobra cutânea tricipital; PB = perímetro do braço; CMB = circunferência muscular do braço.

Exames laboratoriais

Dados bioquímicos	Valores de referência	Resultado	Classificação
Hemácias (milhões/mm³)	4,0-5,5	2,34	Diminuído
Hemoglobina (g/dℓ)	13,0-17,5 – homens 11,5-16,4 – mulheres	8,0	Diminuído
Hematócrito (%)	36-50	23,3	Diminuído
Leucócitos (/mm³)	5.000-9.000	2.000	Diminuído
International Normalized Ratio (INR) ou Tempo de protrombina	2-3	1,3	Diminuído
Albumina (mg/dℓ)	3,9-4,6	3,3	Diminuído
Bilirrubina (mg/dℓ)	0,2-1,2	3,7	Aumentado
Sódio (mEq/ℓ)	135-145	139	Adequado
Potássio (mEq/ℓ)	3,5-5,0	3,5	Adequado
Ureia (mg/dℓ)	17-43	37	Adequado
Creatinina(mg/dℓ)	1,0-2,0	0,9	Diminuído

Elabore um parecer nutricional a ser registrado no prontuário.

Perguntas **91**

CASO CLÍNICO

Pancreatite

Identificação do paciente: paciente do sexo feminino, 55 anos, ensino médio, secretária.

Dados clínicos

Queixa principal: febre, dor abdominal, apresentando-se hipotensa e com diarreia com cor amarelada.

História da doença atual: paciente com pancreatite aguda, apresentando cistos pancreáticos.

História patológica pregressa: paciente sem comorbidades, com histórico de tuberculose pulmonar prévia (episódios) tratada por 12 meses, transtornos de personalidade, constipação intestinal crônica, hemorroida.

História social e familiar: mãe fez cirurgia para retirada de vesícula, pai teve pancreatite crônica.

Diagnóstico clínico: pancreatite aguda.

Exame físico

Nível de consciência	Lúcida e orientada
Cabelos	Sem queda
Olhos e conjuntivas	Hipocoradas 2+/4+
Bola gordurosa de Bichat	Consumida
Musculatura temporal	Sem alterações
Lábios	Sem alterações
Língua	Sem alterações
Gengivas	Sem alterações
Dentição	Incompleta
Musculaturas das fossas supra e infraclaviculares	Preservadas
Perfusão de extremidades	Preservada
Musculatura interóssea	Preservada
Unhas	Sem alterações
Abdome	Globoso
Edema	Ausente

Avaliação antropométrica

Dados antropométricos	Avaliação	Classificação
Massa corporal atual (kg)	50	P5-P10
Massa corporal usual (kg)	55	P5-P10
Estatura (m)	1,58	–
Perda de peso por mês (%)	9,09	Perda grave
IMC (kg/m^2)	20,02	Eutrofia

92   Krause | Alimentos, Nutrição e Dietoterapia – Perguntas e Respostas

Dados antropométricos	Avaliação	Classificação
DCT (mm)	19	P15-P25
CMB (cm)	19,74	P10
PC (cm)	81	Adequado

IMC = índice de massa corporal; DCT = dobra cutânea tricipital, CMB = circunferência muscular do braço; PC = perímetro da cintura.

Avaliação bioquímica

Dados bioquímicos	Valores de referência	Avaliação	Classificação
Hemácias (milhões/mm³)	4,20-5,40	3,19	Diminuído
Hemoglobina (g/dℓ)	12,0-16,0	9,30	Diminuído
Hematócrito (%)	37,0-47,0	29,10	Diminuído
Leucócitos (/mm³)	4.000-11.600	13.300	Aumentado
Linfócitos (/mm³)	1.500-3.900	4.258	Aumentado
CTL (/mm³)	< 1.500	–	–
Plaquetas (mil/mm³)	150-450	440	Adequado
Proteínas totais (g/mℓ)	6,5-7,7	5,9	Diminuído
Albumina (g/mℓ)	3,9-4,6	3,4	Diminuído
Globulina (g/mℓ)	2,3-3,5	2,0	Diminuído
Colesterol total (mg/dℓ)	< 200 – desejável 200-239 – limítrofe > 240 – alto	183	Adequado
LDL-colesterol (mg/dℓ)	100-129 – desejável 130-159 – limítrofe > 160 – alto	119	Adequado
HDL-colesterol (mg/dℓ)	> 60 – desejável	58	Diminuído
Triglicerídeos (mg/dℓ)	< 150	110	Adequado
Glicose (mg/dℓ)	< 99	130	Aumentada
Ureia (mg/dℓ)	17-43	18	Adequado
Creatinina (mg/dℓ)	0,5-1,0	0,9	Adequado
Ácido úrico (mg/dℓ)	2-5	–	–
Amilase (U/ℓ)	25-125	129	Aumentada
Lipase (U/ℓ)	23 a 300	326	Aumentada
Fosfatase alcalina (UI)	21 a 85	51	Adequado

CTL = contagem total de linfócitos; LDL = lipoproteína de baixa densidade; HDL = lipoproteína de alta densidade.

Elabore um parecer nutricional a ser registrado no prontuário.

CASO CLÍNICO

Pancreatite

Identificação do paciente: paciente do sexo masculino, 66 anos, ensino fundamental incompleto, casado, funcionário público, 3 filhos.

Dados clínicos

Queixa principal: dor epigástrica, náuseas, vômitos incoercíveis.

História da doença atual: paciente apresenta hipertensão arterial sistêmica e diabetes melito, ex-tabagista 18 maço/ano (cessou aos 38 anos), etilismo social, nega outras comorbidades, em tratamento de pancreatite biliar e colelitíase.

História patológica pregressa: refere ressecção de cisto benigno em região perianal na década de 1980, refere raspagem prostática transuretral em 2017, nega tuberculose, pneumonia, HIV, neoplasia, hemotransfusão, alergia medicamentosa.

História social e familiar: um irmão faleceu por doença renal crônica hipertensiva por volta dos 60 anos, outro por doença renal após complicação de um politrauma por volta dos 77 anos, o terceiro irmão faleceu por acidente vascular encefálico por volta dos 50 anos; nega reação a anestésicos na família.

Diagnóstico clínico: pancreatite + colelitíase.

Exame físico

Nível de consciência	Responsivo
Cabelos	Sem queda
Olhos e conjuntivas	Ictéricos
Bola gordurosa de Bichat	Preservada
Musculatura temporal	Preservada
Lábios	Sem alterações
Língua	Sem alterações
Gengivas	Sem alterações
Dentição	Em uso de prótese
Musculaturas das fossas supra e infraclaviculares	Preservadas
Perfusão de extremidades	Preservada
Musculatura interóssea	Preservada
Unhas	Sem alterações
Abdome	Globoso, timpânico
Edema bilateral	Ausente

Avaliação antropométrica

Dados antropométricos	Avaliação	Classificação
Massa corporal atual (kg)	79	P50-P75
Peso usual (kg)	81	P50-P75
Perda de peso em 2 meses (%)	2,46	Moderada
Estatura (m)	1,64	–
IMC (kg/m^2)	29,37	Sobrepeso
DCT (mm)	23	P90-P95
PB (cm)	32,6	P75-P90

Dados antropométricos	Avaliação	Classificação
CMB (cm)	25,38	P25 a P50
PC (cm)	101	Aumentado, estando associado a maior risco de doenças cardiovasculares e metabólicas

IMC = índice de massa corporal; DCT = dobra cutânea tricipital; PB = perímetro do braço; CMB = circunferência muscular do braço; PC = perímetro da cintura.

Avaliação bioquímica

Dados bioquímicos	Valores de referência	Avaliação	Classificação
Hemácias (milhões/mm^3)	4,20-5,40	4,01	Alterado
Hemoglobina (g/dℓ)	12,0-16,0	11,9	Alterado
Hematócrito (%)	37,0-47,0	37,7	Adequado
Plaquetas (mil/mm^3)	150-450	247	Adequado
Ureia (mg/dℓ)	17-43	52	Alterado
Creatinina (mg/dℓ)	0,5-1,0	1,8	Alterado
Bilirrubina total (mg/dℓ)	Até 1,2	3,80	Alterado
Gamaglutamil transferase (U/ℓ)	5-38	494	Alterado
Transaminase glutâmico-oxaloacética (U/ℓ)	10-35	63	Alterado
Transaminase glutamicopirúvica (U/ℓ)	7-53	213	Alterado
Amilase (UI/ℓ)	Até 151	134	Adequado
Lipase (U/ℓ)	13-67	79	Alterado

Elabore um parecer nutricional a ser registrado no prontuário.

CASO CLÍNICO

Duodenopancreatectomia

Identificação do paciente: sexo masculino, 57 anos, ensino médio completo, casado, técnico de computação.

Dados clínicos

Queixa principal: dor abdominal contínua.

História da doença atual: paciente apresenta perda ponderal importante nos últimos 6 meses, anemia demonstrando redução nos estoques de ferro sérico.

História patológica pregressa: refere início de perda de peso importante nos últimos 6 meses. Paciente nega outros tipos de comorbidade. Refere náuseas, flatulência.

História social e familiar: nada consta.

Diagnóstico clínico: proposta cirúrgica de duodenopancreatectomia.

Exame físico

Nível de consciência	Responsivo
Cabelos	Sem queda
Olhos e conjuntivas	Hipocorados
Bola gordurosa de Bichat	Depletada
Musculatura temporal	Depletada
Lábios	Sem alterações
Língua	Sem alterações
Gengivas	Sem alterações
Dentição	Preservada
Musculaturas das fossas supra e infraclaviculares	Depletadas
Perfusão de extremidades	Preservada
Musculatura interóssea	Preservada
Unhas	Sem alterações
Abdome	Globoso, timpânico e doloroso
Edema bilateral	Ausente

Avaliação antropométrica

Dados antropométricos	Avaliação	Classificação
Massa corporal atual (kg)	50,5	< P5
Massa corporal usual (kg)	62	P5
Perda de peso em 2 meses (%)	18,54	Perda grave
Estatura (m)	1,62	–
IMC (kg/m^2)	19,27	Eutrofia
DCT (mm)	10	P25-P50
PB (cm)	23,9	< P5
CMB (cm)	20,76	< P5
PC (cm)	–	–

IMC = índice de massa corporal; DCT = dobra cutânea tricipital; PB = perímetro do braço; CMB = circunferência muscular do braço; PC = perímetro da cintura.

Avaliação bioquímica

Dados bioquímicos	Valores de referência	Avaliação	Classificação
Hemácias (milhões/mm^3)	4,20-5,40	3,57	Alterado
Hemoglobina (g/dℓ)	12,0-16,0	9,4	Alterado
Hematócrito (%)	37,0-47,0	29,4	Alterado
Linfócitos (/mm^3)	1.500-3.900	3.006	Adequado
Plaquetas (mil/mm^3)	150-450	156	Adequado
Proteínas totais (g/mℓ)	6,5-7,7	5,6	Alterado

Dados bioquímicos	Valores de referência	Avaliação	Classificação
Albumina (g/mℓ)	3,9-4,6	1,9	Alterado
Glicose (mg/dℓ)	< 99	104	Alterado
Ureia (mg/dℓ)	17-43	62	Alterado
Creatinina (mg/dℓ)	0,5-1,0	1,2	Alterado
Fosfatase alcalina (UI)	21-85	166	Alterado
Bilirrubina total (mg/dℓ)	Até 1,2	0,10	Adequado
Gamaglutamil transferase (U/ℓ)	5-38	104	Alterado
Transaminase glutâmico-oxaloacética (U/ℓ)	10-35	35	Adequado
Transaminase glutamicopirúvica (U/ℓ)	7-53	31	Adequado
Amilase (UI/ℓ)	Até 151	84	Adequado

Elabore um parecer nutricional a ser registrado no prontuário.

Dietoterapia para Diabetes Melito e Hipoglicemia de Origem não Diabética

O diabetes melito tipo 1 é caracterizado pela destruição das células beta-pancreáticas e deficiência absoluta de insulina, com etiologia idiopática ou anticorpos circulantes. Os sintomas mais comuns são hiperglicemia, sede excessiva, micção frequente, perda de massa corporal significativa e alterações eletrolíticas, com complicações de cetoacidose, doenças macrovasculares (doença coronária, vascular periférica e cerebrovascular), doenças microvasculares (retinopatia e nefropatia) e neuropatia.

O monitoramento da glicose, da hemoglobina glicada e das concentrações de lipídios, da pressão arterial, da massa corporal e das questões da qualidade de vida é essencial na avaliação do sucesso das recomendações relacionadas com a nutrição. O foco do tratamento dietoterápico consiste na utilização da contagem de carboidratos ajustando as doses de insulina.

Já o diabetes melito tipo 2 é caracterizado pela resistência à insulina e sua deficiência. Os fatores de risco são obesidade, idade avançada, etnicidade, pré-diabetes, história de diabetes gestacional, fatores ambientais, ingestão excessiva de energia, inatividade física e fatores genéticos. Os sintomas variáveis são hiperglicemia, fadiga, sede excessiva e micção frequente. A dietoterapia consiste em melhora do estilo de vida em relação a alimentação e atividade física. Pode-se introduzir uma variedade de intervenções no tratamento nutricional, como redução da ingestão de energia/lipídios, contagem de carboidratos, cardápios simplificados, alimento saudável ou escolhas de substituição, uso de proporções insulina/carboidratos, atividade física e/ou estratégias comportamentais.

A hipoglicemia de origem não diabética tem sido definida como uma síndrome clínica com diversas causas, na qual as baixas concentrações de glicose plasmática eventualmente levam à neuroglicopenia. Apresenta sintomas como sudorese, tremor, fraqueza, fome, cefaleia e irritabilidade.

1ª QUESTÃO

Qual das alternativas a seguir representa os principais sintomas no início de diabetes tipo 1?

a) Micção frequente, polidipsia e perda significativa da massa corporal
b) Micção com menor frequência, sede excessiva e perda significativa da massa corporal
c) Micção frequente, sede excessiva e aumento significativo da massa corporal
d) Micção frequente, sede excessiva e aumento da massa corporal
e) Nenhuma das anteriores

2ª QUESTÃO

O tratamento nutricional de pacientes com diabetes melito tipo 1 (DM1) ou tipo 2 (DM2) apresenta algumas diferenças. Mediante o exposto, sinalize o que deve ser adotado para os diferentes casos. Marque 1 para DM1, 2 para DM2 e 3 para ambos os casos:

( ) Mudança para um estilo de vida saudável – exercício físico e alimentação equilibrada
( ) Contagem de carboidratos
( ) Restrição energética para prevenir o ganho de massa corporal
( ) Ajustar a dose de insulina antes da refeição, com base na razão entre insulina e carboidratos
( ) Monitoramento da glicose sanguínea para os ajustes na alimentação ou nos medicamentos

3ª QUESTÃO

Indivíduos com diabetes tipo 1 estão propensos a outras alterações autoimunes. São elas:

a) Tireoidite de Hashimoto, doença de Addison, vitiligo, doença celíaca, hepatite autoimune e anemia perniciosa
b) Tireoidite de Hashimoto, doença de Addison, vitiligo, doença de Chron, hepatite autoimune e anemia perniciosa
c) Tireoidite de Hashimoto, doença de Addison, vitiligo, doença celíaca, hepatite C e anemia megaloblástica
d) Tireoidite de Hashimoto, doença de Addison, vitiligo, doenças sexualmente transmissíveis, hepatite autoimune e anemia perniciosa
e) Tireoidite de Hashimoto, doença de Addison, vitiligo, doença celíaca, hepatite autoimune e síndrome de *dumping*

4ª QUESTÃO

Assinale **V** para sentenças verdadeiras e **F** para falsas:

( ) A maioria das pessoas com diabetes tipo 2 é obesa
( ) A resistência à insulina é demonstrada nos rins, no cérebro e nos pulmões
( ) O diabetes tipo 2 é a junção da resistência à insulina e falha das células beta
( ) Pessoas com diabetes tipo 2 jamais poderão se tornar diabéticos tipo 1

5ª QUESTÃO

Assinale **V** para sentenças verdadeiras e **F** para falsas:

( ) A maioria das gestantes com diabetes gestacional não volta a ser normoglicêmica
( ) Da 24ª a 28ª semana é o período em que pode ocorrer diabetes gestacional

98 Krause | Alimentos, Nutrição e Dietoterapia – Perguntas e Respostas

( ) Devido ao diabetes gestacional, o feto pode ter macrossomia
( ) Não é preciso modificar a dieta em diabetes gestacional

6ª QUESTÃO

São sintomas de diabetes, **EXCETO**:

a) Sintomas de resistência à insulina, hipertensão arterial e dislepidemia
b) História familiar de diabetes
c) Raça/etnicidade
d) Sobrepeso
e) Mãos trêmulas

7ª QUESTÃO

São medicamentos utilizados no tratamento de diabetes, **EXCETO**:

a) Metformina
b) Inibidores de alfaglicosidase
c) Orlistate
d) Omeprazol
e) Tiazolidinedionas

8ª QUESTÃO

Qual das alternativas a seguir auxilia no tratamento de pré-diabetes?

a) Alta concentração de ácidos graxos monoinsaturados, azeite, vegetais, legumes, frutas, nozes, peixe, vinho, carne vermelha
b) Alta concentração de gordura saturada, azeite, vegetais, legumes, frutas, nozes, peixe, vinho, carne vermelha
c) Alta concentração de gordura *trans*, azeite, vegetais, legumes, frutas, nozes, peixe, vinho, carne vermelha
d) Alta concentração de ácidos graxos monoinsaturados, azeite, vegetais, legumes, frutas, nozes, peixe, vinho, carne suína
e) Alta concentração de ácidos graxos monoinsaturados, azeite, vegetais, legumes, frutas, nozes, peixe, vinho, frango

9ª QUESTÃO

Assinale **V** para sentenças verdadeiras e **F** para falsas:

( ) O alto consumo de bebidas açucaradas, o que inclui os refrigerantes, sucos de frutas, bebidas energéticas e vitaminas contendo sacarose, xarope de milho com alto teor de frutose e/ou sucos de fruta concentrados, está associado ao desenvolvimento de DM2
( ) A maior ingestão de grãos integrais melhora a sensibilidade à insulina
( ) Deve-se recomendar o consumo moderado de álcool (1 a 3 drinques por dia – 15 g a 45 g de álcool)
( ) Aderir à combinação de hábitos saudáveis de estilo de vida (padrão de alimentação saudável, participação regular em atividade física, manutenção de massa corporal adequada, ingestão moderada de álcool e não fumar)

10ª QUESTÃO

Sobre a dietoterapia no diabetes, assinale a alternativa **CORRETA**:

a) É necessário retirar a sacarose totalmente da dieta
b) É necessário acrescentar gorduras, fibras e proteínas a fim de diminuir o índice glicêmico dos alimentos
c) Devem ser eliminadas totalmente da dieta beterraba, cenoura e melancia
d) O leite deve ser eliminado totalmente da dieta

11ª QUESTÃO

Assinale **V** para sentenças verdadeiras ou **F** para falsas:

( ) O índice do pão branco é mais elevado do que o da batata cozida
( ) A recomendação de fibra deve ser de 50 g
( ) O único adoçante que os diabéticos podem usar é o sucralose
( ) Deve-se evitar adoçantes e acrescentar açúcar branco

12ª QUESTÃO

Assinale **V** para sentenças verdadeiras ou **F** para falsas:

( ) A ingestão de proteínas de diabéticos deve ser hipoproteica
( ) O melhor tipo de lipídio é o ômega-6
( ) Caso faça uso de bebidas alcoólicas, deve ser realizado com algum alimento
( ) A ingestão de carboidratos de indivíduos diabéticos deve ser hiperglicídica

13ª QUESTÃO

Assinale a opção alternativa **INCORRETA**:

a) O exercício físico para diabéticos pode causar hipoglicemia
b) A alta intensidade de exercício físico pode causar hiperglicemia
c) Pode ser necessário consumir algum carboidrato no meio do treino
d) Exercício físico dificulta a entrada da glicose na célula
e) Nenhuma das anteriores

14ª QUESTÃO

Assinale **V** para sentenças verdadeiras ou **F** para falsas:

( ) Durante exercício de intensidade moderada, a captação de glicose é aumentada em 8 a 13 g/hora
( ) O exercício moderado por menos de 30 min geralmente não requer nenhum carboidrato adicional ou ajuste de insulina
( ) O carboidrato suplementar quase sempre não é necessário nos indivíduos com DM2 que não são tratados com insulina ou secretagogos de insulina; ele simplesmente adiciona energia desnecessária
( ) O esvaziamento do estômago com drinques contendo 6% ou menos de carboidratos é tão rápido quanto com água, e eles não têm vantagem nenhuma

15ª QUESTÃO

Assinale como verdadeiras (**V**) ou falsas (**F**) as seguintes causas comuns da hipoglicemia:

( ) Dosagens excessivas de insulina ou de secretagogo oral
( ) Inversão das doses de insulina da manhã ou da noite
( ) Atividade física ou exercício não planejado ou maior
( ) Ingestão de álcool com uso de alimento

100 Krause | Alimentos, Nutrição e Dietoterapia – Perguntas e Respostas

CASO CLÍNICO

Diabetes

Identificação do paciente: VMS, sexo masculino, 54 anos, ensino fundamental completo, porteiro. Está em acompanhamento pela clínica médica há 1 semana.

Dados clínicos

Queixa principal: paciente deu entrada no serviço de emergência do hospital com dor e complicações da lesão em pé direito.

História da doença atual: paciente diabético tipo 2 apresentou piora da úlcera em pé direito (também chamado pé diabético) com dor, eritema e edema, que foi a razão de sua internação anterior e da atual. Foi, então, readmitido mês passado e submetido a uma avaliação feita pela cirurgia vascular, que concluiu a necessidade de amputação do 5º pododáctilo direito e desbridamento da lesão. No momento, o paciente se encontra em bom estado geral e afebril.

História patológica pregressa: paciente diabético há 3 anos com uso irregular da medicação, esteve internado no início do mês de fevereiro com infecção de úlcera perfurante na planta do pé direito. Após 10 dias de tratamento com antibióticos, obteve melhora do quadro e recebeu alta para terminar o tratamento em casa, porém, retornou apresentando piora do quadro. Nega alergias, outros sintomas e comorbidades.

História familiar: pai diabético, falecido em razão de parada cardíaca; a mãe teve recentemente um acidente vascular encefálico.

Diagnóstico clínico: paciente diabético com úlcera perfurante no pé direito (ou pé diabético).

História social: viúvo, com 1 filho, renda familiar de 2 salários mínimos, fumante, nega etilismo, sedentário, casa com água tratada e saneamento básico.

História ou anamnese alimentar: realiza quatro refeições por dia: desjejum (casa, 9 h), almoço (casa, 12 h), lanche (casa, 16 h) e jantar (casa, 21 h). Alimentos ingeridos com frequência: desjejum (café com leite integral e adoçante, e pão francês com queijo prato e margarina), almoço (feijão preto, arroz, carne cozida com legumes, suco natural da fruta com adoçante), lanche (fruta) e jantar (arroz, feijão preto e carne cozida com legumes). Entre o almoço e jantar, às vezes, come uma fruta e tem preferência por carne branca. Gosta de qualquer tipo de alimento.

Exame físico

Nível de consciência	Lúcido e colaborativo
Cabelos	Com brilho e sem queda
Olhos e conjuntivas	Hipocorados
Bola gordurosa de Bichat	Depletada
Musculatura temporal	Levemente depletada
Lábios	Sem presença de inflamações
Língua	Sem presença de inflamações ou alterações quanto a cor e aspecto

Gengivas	Sem sangramento
Dentição	Preservada
Musculaturas das fossas supra e infraclaviculares	Depletadas
Perfusão das extremidades	Acianótico
Musculaturas do pinçamento	Levemente depletadas
Estado de hidratação	Sem sinais de desidratação
Unha	Não quebradiças e não coiloníquias
Abdome	Flácido, indolor à palpação
Edema	Presente no membro inferior direito por causa da lesão

Avaliação antropométrica

Dados antropométricos	Avaliação	Classificação
Massa corporal atual (kg)	60	P5-P10
Estatura (m)	1,68	–
IMC (kg/m^2)	21,2	Eutrofia
Peso ideal (PI) (kg) PI = IMC desejado × Estatura^2 (m)	62	Considerou-se IMC desejado, o IMC médio para os homens: 22 kg/m^2
DCT (mm)	6	P10
PB (cm)	26	< P5
CMB (cm)	24	P5-P10

IMC = índice de massa corporal; DCT = dobra cutânea tricipital; PB = perímetro do braço; CMB = circunferência muscular do braço.

Exames laboratoriais

Dados bioquímicos	Valores de referência	Resultado	Classificação
Albumina (g/dℓ)	> 3,5	3,0	Alterado
Glicose (mg/dℓ)	70-110	113	Alterado
Hemácias (/mm^3)	4,5-6,0	3,0	Alterado
Hemoglobina (g/dℓ)	12-16	9,0	Alterado
Hematócrito (%)	40-54	29,30	Alterado
Leucócitos (/mm^3)	5.000-10.000	7.500	Adequado
Linfócitos (/mm^3)	1.500-3.900	1.275	Alterado
VCM (fℓ)	80-96	96	Adequado
HCM (pg)	27-33	29,60	Adequado

VCM = volume corpuscular médio; HCM = hemoglobina corpuscular média.

Sinais vitais

Pressão arterial: 120 × 80 mmHg

Elabore um parecer nutricional a ser registrado no prontuário.

Dietoterapia para Doenças das Glândulas Tireoide e Suprarrenais

A tireoide é uma pequena glândula localizada logo abaixo da proeminência laríngea. É responsável pela produção de hormônios que influenciam praticamente todos os órgãos, tecidos e células do corpo, exercendo, portanto, um enorme efeito sobre a saúde. A etiologia dos distúrbios da tireoide pode partir de uma conversão aumentada de tri-iodotironina (T_3), aumento das proteínas de ligação da tireoide ou uma deficiência nutricional, causando hipotireoidismo ou hipertireoidismo.

A fisiopatologia do hipotireoidismo é caracterizada pela resistência dos tecidos ao T_3, ganho de massa corporal, pele seca, queda de cabelos, cansaço/fadiga e constipação intestinal. Já o hipertireoidismo é caracterizado por perda de massa corporal e olhos arregalados/proeminentes. É necessário o entendimento de sua fisiopatologia para buscar a melhor conduta dietoterápica; nutrientes como iodo e selênio estão envolvidos na saúde da tireoide, enquanto outras deficiências de micronutrientes, como ferro, selênio, vitamina A e, possivelmente, zinco, podem interagir com o estado nutricional do iodo e a função da tireoide.

Os distúrbios das glândulas suprarrenais são a síndrome de Cushing, doença de Addison e fadiga adrenal. A primeira é caracteriza pela quantidade excessiva de cortisol na corrente sanguínea por um longo tempo, e alguns sintomas apresentados são perda de massa muscular, fraqueza e depressão. A doença de Addison ocorre em razão da produção insuficiente dos hormônios esteroides; a a fadiga adrenal é um conjunto de sinais e sintomas causados pela capacidade diminuída das glândulas suprarrenais de responder em situação de estresse, e apresenta alguns sintomas como queda de cabelos, má digestão, desequilíbrio hormonal e incapacidade de concentração.

1ª QUESTÃO

Os valores de referência do TSH em muitos laboratórios são de cerca de 0,2 a 5,5 mUI/ℓ. Indivíduos com valores de TSH > 2 mUI/ℓ correm risco aumentado de desenvolver hipotireoidismo no decorrer dos próximos 20 anos. Quanto aos indivíduos com valores de TSH > 4 mUI/ℓ:

a) Correm risco de desenvolver doença cardíaca
b) Ocorre a diminuição da frequência de autoanticorpos da tireoide
c) Correm risco de desenvolver doença hepática
d) Diminuem o risco de desenvolver doença cardíaca
e) Aumentam o risco de desenvolver doença hepática

2ª QUESTÃO

Os sintomas mais comuns de hipotireoidismo estão listados a seguir, **EXCETO**:

a) Fadiga
b) Esquecimento
c) Depressão
d) Perda de massa corporal
e) Constipação intestinal

3ª QUESTÃO

A tireoide é uma glândula localizada na região do pescoço e é responsável por produzir importantes hormônios, dentre eles:

a) Insulina e glucagon
b) Hormônio tireoestimulante e tiroxina
c) Tri-iodotironina e tiroxina
d) Hormônio tireoestimulante e calcitonina
e) Tiroxina e epinefrina

4ª QUESTÃO

Qual mineral tem papel fundamental na síntese de hormônio tireoidiano?

a) Cromo
b) Iodo
c) Cobre
d) Cálcio
e) Fósforo

5ª QUESTÃO

A síndrome do ovário policístico é um distúrbio endócrino comum de causa desconhecida que afeta, segundo estimativas, de 3 a 12% das mulheres em idade reprodutiva. Marque verdadeiro (**V**) ou falso (**F**) para as afirmativas a seguir, de acordo com o tratamento nutricional para esta condição:

( ) Instituir um programa de controle de massa corporal com dieta e exercícios
( ) Não existe a necessidade de restrição de carboidratos refinados
( ) Manter dieta com alto índice glicêmico
( ) Aumentar o consumo de alimentos ricos em fibras

a) V, F, F, V
b) V, F, V, V
c) F, F, F, V
d) F, V, V, F
e) V, V, F, V

6ª QUESTÃO

A doença de Graves é uma doença autoimune em que a glândula tireoide está difusamente aumentada e hiperativa, produzindo quantidades excessivas de hormônios tireoidianos. A esse aumento da glândula tireoidiana damos o nome de:

a) Hiperparatireoidismo
b) Doença de Hashimoto
c) Hipotireoidismo
d) Bócio
e) Nenhuma das anteriores

7ª QUESTÃO

A tireoide tem uma relação com as funções hipotalâmica, hipofisária, imune, suprarrenal e cardiovascular, afetando os resultados clínicos, celulares e moleculares. Os fatores que promovem a saúde da tireoide em adultos estão descritos corretamente a seguir, **EXCETO**:

a) Proteína: 0,8 g/kg/dia
b) Vitamina E: 100 UI/dia
c) Vitamina C: 100 a 500 mg/dia

104 Krause | Alimentos, Nutrição e Dietoterapia – Perguntas e Respostas

d) Iodo: acima de 150 g/dia
e) Reduzir ou eliminar alimentos bociógenos não cozidos

8ª QUESTÃO

A síndrome de Cushing é um distúrbio das glândulas suprarrenais em que uma quantidade excessiva de cortisol permanece na corrente sanguínea por um longo período. Os sintomas mais comuns estão a seguir, **EXCETO**:

a) Perda de massa corporal
b) Depressão
c) Perda de massa muscular
d) Fraqueza
e) Ganho de massa corporal

9ª QUESTÃO

A doença de Addison é uma insuficiência suprarrenal primária. Nessa condição, ocorre produção insuficiente de hormônios esteroides, apesar das concentrações adequadas do hormônio adrenocorticotrófico. Marque a única alternativa correta:

a) As concentrações de glicemia são afetadas
b) Pode ocorrer aumento do apetite
c) Pode ocorrer hipertensão arterial
d) O paciente não apresenta fadiga
e) Deve-se restringir a ingestão de sal

10ª QUESTÃO

A fadiga adrenal foi identificada como um conjunto de sinais e sintomas causados pela capacidade diminuída das glândulas suprarrenais de responder adequadamente ao estresse. Os sintomas mais comuns de fadiga adrenal estão a seguir, **EXCETO**:

a) Fadiga excessiva e exaustão
b) Queda dos cabelos
c) Desequilíbrio hormonal
d) Aumento da função imunológica
e) Recuperação lenta da doença

Dietoterapia para Anemia

A anemia é uma deficiência no tamanho ou no número de eritrócitos, ou na quantidade de hemoglobina, e essa deficiência limita a troca de oxigênio e de dióxido de carbono entre o sangue e as células dos tecidos. A classificação das anemias baseia-se no tamanho das células – macrocítica (grande), normocítica (normal) e microcítica (pequena) – e no conteúdo de hemoglobina – hipocrômica (coloração pálida decorrente da deficiência de hemoglobina) e normocrômica (coloração normal). As anemias nutricionais podem ser causadas por deficiência de nutrientes como ferro, vitamina B_{12}, ácido fólico, cobre, metais pesados e proteínas. Já as anemias não nutricionais são causadas por condições como hemorragias, anormalidades genéticas, doenças crônicas ou intoxicação por drogas. A anemia ferropriva, vitamina B_{12} e ácido fólico são as mais comuns.

A etiologia da anemia ferropriva é a ingestão inadequada, diminuição das reservas, aumento da perda de sangue ou excreção, aumento das necessidades e absorção inadequada. A dietoterapia para esse tipo de anemia é baseada no aumento de aporte de ferro absorvível na dieta, inclusão de vitamina C para melhorar a absorção do ferro e diminuição do consumo de chá e café perto das refeições em que o aporte de ferro dietético é maior.

A anemia por deficiência de ácido fólico está associada ao espru tropical, que pode afetar gestantes e que ocorre em lactentes nascidos de mães com deficiência de ácido fólico. A deficiência de ácido fólico no início da gestação também pode levar a um defeito do tubo neural no lactente.

A anemia perniciosa é uma anemia macrocítica megaloblástica, causada pela deficiência de vitamina B_{12}, mais frequentemente em decorrência da falta de fator intrínseco.

1ª QUESTÃO

As anemias são classificadas de acordo com o tamanho das células e o conteúdo de hemoglobina. Com base nessa informação, qual das alternativas a seguir é a correta?

a) A anemia macrocítica caracteriza-se por eritrócitos maiores do que o normal, juntamente com a diminuição do volume corpuscular médio e da concentração de hemoglobina corpuscular média

b) A anemia microcítica caracteriza-se por eritrócitos menores do que o normal e aumento da quantidade de hemoglobina circulante, como na anemia ferropriva e na talassemia

c) Anemia megaloblástica tem como anormalidades a deficiência de vitamina B_{12}, a deficiência de ácido fólico, distúrbios hereditários da síntese de DNA e distúrbios da síntese de DNA induzida por fármacos

d) A anemia não megaloblástica tem como anormalidade a eritropoese acelerada, e como síndrome clínica a anemia falciforme

e) A anemia normocítica normocrômica tem como anormalidades subjacentes: doenças hemolíticas, hipoexpansão do volume plasmático, medula óssea hiperplásica e infiltração da medula óssea

2ª QUESTÃO

Entre as causas da anemia ferropriva, qual das alternativas está **INCORRETA?**

a) Quantidade dietética inadequada secundária a uma dieta pobre, sem suplementação

b) Destruição aumentada de ferro das reservas de ferro no plasma e uso defeituoso do ferro causado por inflamação aguda ou outra doença aguda

c) Excreção aumentada decorrente de sangramento menstrual excessivo (em mulheres), hemorragia por lesões ou perda crônica de sangue a partir de úlcera hemorrágica

d) Aumento da necessidade de ferro para o aumento do volume e sangue que ocorre durante a lactância, adolescência, gestação e lactação, que não é compensado por um aumento da ingestão

e) Utilização inadequada em consequência de distúrbios gastrintestinais crônicos

3ª QUESTÃO

"A anemia progressiva sem tratamento leva a alterações cardiovasculares e respiratórias, que finalmente podem causar insuficiência cardíaca." Tal afirmativa é verdadeira ou falsa?

4ª QUESTÃO

Por que a concentração de hemoglobina por si só não é apropriada como instrumento de diagnóstico nos casos de suspeita de anemia ferropriva?

a) Porque ela só é afetada na fase inicial da doença
b) Porque ela não pode diferenciar a deficiência de ferro de outras anemias
c) Os valores de hemoglobina em indivíduos normais não variam
d) Porque ela só é afetada na fase inicial da doença e, em indivíduos normais, varia amplamente
e) Porque, em altitudes mais elevadas, onde há menor disponibilidade de oxigênio, o hematócrito e as concentrações de hemoglobina aumentam como forma de adaptação

5ª QUESTÃO

No que se refere à suplementação oral do ferro, podemos afirmar que:

a) Embora o organismo utilize o ferro tanto férrico quanto ferroso, o ferro férrico é mais fácil e mais bem absorvido no intestino
b) O ferro é mais bem absorvido quando o estômago está cheio; todavia, nessas condições, ele tende a causar irritação gástrica
c) O ferro quelado é menos afetado por fitato, oxalato, fosfato e cálcio (todos inibidores da absorção de ferro)
d) Em uma dose de 20 mg, a absorção do ferro ferroso é três vezes maior do que a mesma quantidade administrada na forma férrica
e) A vitamina C diminui acentuadamente a absorção de ferro e ligeiramente a irritação gástrica, em decorrência de sua capacidade de mantê-lo no estado reduzido

6ª QUESTÃO

Como as dietas ocidentais típicas geralmente contêm 6 mg/1.000 kcal de ferro, sua biodisponibilidade na dieta é mais importante na correção ou prevenção da deficiência de ferro do que a quantidade total de ferro consumido na dieta. Com base nessa informação, qual alternativa é a **correta**?

a) Quanto mais baixas essas reservas nos indivíduos, menor a taxa de absorção de ferro
b) Os indivíduos com anemia ferropriva absorvem cerca de 10 a 50% do ferro alimentar, em comparação com 5 a 10% absorvido por indivíduos sem deficiência de ferro
c) A taxa de absorção do ferro não heme varia de 3 a 8%, dependendo da presença de fatores intensificadores alimentares, sobretudo vitamina C e carne, peixe e aves
d) O ferro não heme é muito mais bem absorvido do que o ferro heme. Quando ingeridos nas refeições, o chá e o café podem reduzir a absorção do ferro em 20% por meio da formação de compostos de ferro insolúveis com tanino
e) A absorção de ferro pode ser aumentada em graus variáveis por fatores como carbonatos, oxalatos, fosfatos e fitatos

7ª QUESTÃO

No que se refere à fisiopatologia da hemocromatose, podemos assinalar como alternativa **INCORRETA**:

a) A hepcidina é um peptídeo sintetizado no fígado que atua como principal regulador da homeostasia sistêmica do ferro
b) A síntese de hepcidina diminui em consequência da carga de ferro e aumenta na presença de anemia e hipoxia
c) O balanço positivo e progressivo de ferro pode levar a uma variedade de problemas graves, incluindo hepatomegalia, pigmentação cutânea, artrite, doença cardíaca, hipogonadismo, diabetes melito e câncer
d) Nos estágios iniciais, a sobrecarga de ferro pode resultar em sintomas semelhantes aos da deficiência, como fadiga e fraqueza; posteriormente, pode causar dor abdominal crônica, dor articular, impotência e irregularidades menstruais
e) O ferro é um pró-oxidante que pode ser utilizado para o crescimento e a proliferação de células tumorais

8ª QUESTÃO

A anemia perniciosa é uma anemia macrocítica megaloblástica, causada pela deficiência de vitamina B_{12}, mais frequentemente devido à falta de fator intrínseco. Entre as causas de deficiência da B_{12}, podemos afirmar que qual alternativa **NÃO** condiz com um motivo para a deficiência?

a) Dieta pobre em consequência de dieta vegana e falta de suplementação, alcoolismo crônico, pobreza
b) Absorção inadequada por distúrbios gástricos, distúrbios do intestino delgado, competição pelos locais de absorção, doença pancreática, HIV ou AIDS
c) Uso inadequado de antagonistas da vitamina B_{12}, deficiência enzimática congênita ou adquirida, proteínas de ligação anormais
d) Hipotireoidismo, aumento da hematopoese
e) Destruição aumentada por doses farmacológicas de ácido ascórbico, quando atua como pró-oxidante

9ª QUESTÃO

Dentre as anemias não nutricionais, temos o tipo falciforme, uma anemia hemolítica crônica, também conhecida como doença da hemoglobina S, que leva à síntese defeituosa de hemoglobina. Isso produz eritrócitos em formato de foice que ficam retidos nos capilares e que não transportam bem o oxigênio. Nesse contexto, qual das alternativas é **verdadeira?**

a) Os suplementos de zinco podem ser maléficos no tratamento da doença falciforme
b) A dieta deve ser rica em ácido fólico (400 a 600 μg por dia), visto que a produção aumentada de eritrócitos, necessária para repor as células continuamente destruídas, também aumenta a necessidade de ácido fólico
c) Os pacientes apresentam uma diminuição do metabolismo, levando à necessidade de menor ingestão energética
d) É necessário que a dieta seja rica em ferro absorvível, priorizando uma dieta com proteínas animais
e) Suplementos de vitamina C devem ser incluídos na dieta, visto que aumentam a absorção de ferro

10ª QUESTÃO

As talassemias (alfa e beta) são anemias hereditárias graves, caracterizadas por eritrócitos microcíticos, hipocrômicos e de vida curta, em consequência da síntese defeituosa de hemoglobina. Essa afirmativa é verdadeira ou falsa?

Dietoterapia nas Doenças Pulmonares

A relação entre desnutrição e doença respiratória é reconhecida há muito tempo. A desnutrição afeta a estrutura, a elasticidade e a função dos pulmões; a massa muscular respiratória, a força e a resistência; os mecanismos de defesa imunes pulmonares; e o controle da respiração. Por exemplo, deficiências de proteínas e ferro resultam em baixas concentrações de hemoglobina, que diminuem a capacidade de transporte de oxigênio do sangue. Baixas concentrações de cálcio, magnésio, fósforo e potássio comprometem a função dos músculos respiratórios no nível celular.

O tecido conjuntivo de sustentação dos pulmões é composto por colágeno, que precisa de ácido ascórbico para sua síntese. O muco normal das vias respiratórias é uma substância que consiste em água, glicoproteínas e eletrólitos; por isso, a importância de uma ingestão nutricional adequada. Por consequência, as doenças pulmonares aumentam a demanda de energia. Perda de massa corporal por ingestão energética inadequada se correlaciona significativamente com mau prognóstico em pessoas com doenças pulmonares.

Os pacientes desnutridos hospitalizados com doença pulmonar têm mais probabilidade de internações prolongadas e são suscetíveis a aumento da morbidade e da mortalidade. As complicações de doença pulmonar ou seus tratamentos podem tornar difícil a ingestão e a digestão adequadas dos alimentos. Como consequência do aumento do gasto energético e da redução da ingestão alimentar, ocorre a perda e o baixo índice de massa corporal. As principais metas da terapia nutricional são aumentar a força muscular, promover crescimento e manutenção da massa corporal ideais e melhorar a qualidade de vida. Para alcançar essas metas, os objetivos do tratamento são corrigir a má digestão e a má absorção e fornecer nutrientes comumente deficientes.

1ª QUESTÃO

Quanto aos efeitos da desnutrição no sistema pulmonar, é **correto** afirmar que:

a) A desnutrição afeta negativamente a estrutura, a elasticidade e a função pulmonar

b) A deficiência de proteínas e ferro resulta em baixas concentrações de hemoglobina

c) A hipoalbuminemia contribui para o desenvolvimento do edema

d) Baixas concentrações de cálcio, magnésio, fósforo e potássio comprometem a função dos músculos respiratórios

e) Todas estão corretas

2ª QUESTÃO

Constituem efeitos adversos da doença pulmonar sobre o estado nutricional os seguintes, EXCETO:

a) Aumento do gasto de energia
b) Redução da ingestão alimentar
c) Dificuldades para preparar os alimentos em razão do cansaço
d) Ganho de massa corporal
e) Alterações no metabolismo

3ª QUESTÃO

A fibrose cística pode cursar com o desenvolvimento de insuficiência pancreática, que resulta em esteatorreia, caracterizada por:

a) Presença de sangue nas fezes
b) Fezes de odor fétido, volumosas e oleosas resultantes da má absorção de lipídios
c) Aumento das taxas de fratura, baixa densidade óssea e cifose
d) Presença de dedos em baqueta de tambor
e) Nenhuma das anteriores

4ª QUESTÃO

No tratamento de crianças com fibrose cística, recomenda-se o monitoramento anual dos seguintes dados bioquímicos, **EXCETO**:

a) Hormônio da paratireoide
b) 25-hidroxivitamina D
c) Cálcio
d) Ferro
e) Fosfato

5ª QUESTÃO

Quanto à inclusão de carboidratos com alto índice glicêmico na dieta de pacientes com fibrose cística, é **correto** afirmar que:

a) Constitui uma excelente estratégia para a recuperação do estado nutricional do paciente, pois aumenta a sensibilidade à insulina
b) Pode ser um problema, pois pode promover o comprometimento da tolerância à glicose e resultar em diabetes relacionada com fibrose cística
c) Sua associação com os ácidos graxos monoinsaturados resulta na melhora do estado nutricional do paciente
d) Pode resultar em sinais e sintomas característicos da fibrose cística, como dispneia, fadiga e saciedade precoce
e) Nenhuma das anteriores

6ª QUESTÃO

Constituem fatores de risco para a doença pulmonar obstrutiva crônica:

a) Tabagismo e exposição ocupacional
b) Tuberculose pulmonar e asma tratada inadequadamente
c) Infecção respiratória baixa repetida durante a infância e exposição à fumaça de cigarros no ambiente
d) Exposição à fumaça de combustível de biomassa
e) Todas estão corretas

7ª QUESTÃO

Constituem objetivos no tratamento do hipermetabolismo visto na doença pulmonar obstrutiva crônica, **EXCETO**:

a) Assegurar refeições pequenas e nutricionalmente densas
b) Energia, proteínas, vitaminas e minerais em quantidades adequadas para manter massa corporal desejável
c) Dieta hipoenergética para a promoção da redução da massa corporal, a fim de evitar o esforço respiratório
d) Assegurar disponibilidade de alimentos que exijam pouca preparação e sejam facilmente aquecidos em um forno de micro-ondas
e) Todas estão corretas

8ª QUESTÃO

Quanto ao planejamento da dieta para o paciente com caquexia pulmonar, é **correto** afirmar que:

a) A necessidade energética durante a recuperação é de 20 kcal/kg de massa corporal habitual
b) As necessidades hídricas aumentam em decorrência de febre, regime de quimioterapia, uso de oxigênio e presença de doença pulmonar obstrutiva crônica
c) A ingestão hídrica deve ser reduzida em razão da presença de doença pulmonar obstrutiva crônica
d) A necessidade de proteínas durante a recuperação é de 0,55% da massa corporal atual
e) Todas estão corretas

9ª QUESTÃO

A síndrome da caquexia do câncer é comum em pacientes com câncer de pulmão. É uma condição caracterizada por:

a) Estado metabólico que leva à depleção somente dos depósitos de músculo
b) Estado metabólico que leva à depleção somente dos depósitos de energia
c) Estado metabólico no qual o indivíduo comumente apresenta IMC > 20 kg/m^2
d) Estado metabólico que leva à depleção dos depósitos de energia e de músculos
e) Nenhuma das anteriores

10ª QUESTÃO

Quanto à terapia de nutrição médica da síndrome da caquexia do câncer de pulmão, é **correto** afirmar que:

a) O acetato de megestrol, estimulante do apetite, pode resultar em aumento do apetite e da ingestão energética
b) Os agentes procinéticos para retardo do esvaziamento gástrico podem ser usados se forem cuidadosamente considerados os efeitos colaterais
c) Refeições pequenas e frequentes, ricas em lipídios e proteínas, e pobres em carboidratos, são recomendadas
d) Repouso antes das refeições e refeições que exijam preparação mínima são recomendados
e) Todas estão corretas

CASO CLÍNICO

Pneumopatia

Identificação do paciente: sexo masculino, 82 anos de idade, com diagnóstico de carcinoma escamoso pulmonar, doença pulmonar obstrutiva crônica, hipertensão arterial sistêmica e osteoartrose de coluna lombar.

Dados clínicos

História da doença atual: tosse seca + hemoptise + febre não aferida.

História patológica pregressa: doenças comuns à infância.

História familiar: pai falecido por acidente vascular encefálico e mãe apresenta insuficiência cardíaca.

História social: ex-fumante de 10 maços de cigarros por dia.

Exame físico

Nível de consciência	Lúcido e colaborativo a visita
Cabelos	Com brilho e sem queda
Olhos e conjuntivas	Normocorados
Bola gordurosa de Bichat	Consumida
Musculatura temporal	Depletada
Lábios	Sem presença de inflamações
Língua	Sem presença de inflamações ou alterações quanto a cor e aspecto
Gengivas	Sem sangramento
Dentição	Incompleta sem o uso de prótese
Musculaturas das fossas supra e infraclaviculares	Depletadas
Perfusão das extremidades	Acianótica
Musculaturas do pinçamento	Depletadas
Estado de hidratação	Presença de saliva no assoalho bucal
Unhas	Não quebradiças e não coiloníquias
Abdome	Flácido
Edema	Ausente

Sintomas gastrintestinais – NDN
Avaliação antropométrica

Dados antropométricos	Avaliação	Classificação
Massa corporal atual (kg)	69,3	P25-P50
Massa corporal usual (kg)	78,0	P50-P75
Estatura (m)	1,68	–
IMC (kg/m²)	24,55	Eutrofia
DCT (mm)	11	P25-P50
PB (cm)	24	P25
CMB (cm)	10,54	P5-P10

IMC = índice de massa corporal; DCT = dobra cutânea tricipital; PB = perímetro do braço; CMB = circunferência muscular do braço.

Exames laboratoriais

Dados bioquímicos	Valores de referência	Resultado	Classificação
Glicose (mg/dℓ)	70-110	87	Adequado
Hemácias (milhões/mm³)	4,5-6,0	4,35	Diminuído
Hemoglobina (g/dℓ)	12-16	13,30	Aumentado
Hematócrito (%)	40-54	40,70	Adequado
Leucócitos (/mm³)	5.000-10.000	10.400	Aumentado
Linfócitos (/mm³)	1.500-3.900	1.560	Adequado
Eosinófilos (/mm³)	–	–	–
VCM (fℓ)	80-96	91,30	Adequado
HCM (pg)	27-33	30,60	Adequado
Plaquetas (mil/mm³)	150-450	219	Adequado
Potássio (mEq/ℓ)	3,5-5,5	5,1	Adequado
Sódio (mEq/ℓ)	135-145	149	Aumentado
Ureia (mg/dℓ)	17 a 43	59	Aumentado
Creatinina (mg/dℓ)	0,5-1,0	1,2	Aumentado

VCM = volume corpuscular médio; HCM = hemoglobina corpuscular média.

Sinais vitais
Pressão arterial: 120×80 mmHg

Sintomas gastrintestinais
Paciente relata boa aceitação da dieta e pirose; nega demais sintomas gastrintestinais.

Elabore um parecer nutricional a ser registrado no prontuário.

Dietoterapia para Doença Cardiovascular

A doença cardiovascular constitui um grupo de doenças interrelacionadas, que incluem aterosclerose, hipertensão arterial, doença cardíaca isquêmica, doença vascular periférica e insuficiência cardíaca; são a maior causa de morte em homens e mulheres na atualidade. A doença cardiovascular aterosclerótica envolve o estreitamento dos pequenos vasos sanguíneos que oxigenam o músculo cardíaco por meio da formação de placa (lesão nos vasos sanguíneos).

A placa, conhecida como aterosclerose, pode sofrer ruptura, causando a formação de um coágulo sanguíneo que bloqueia a artéria ou que segue seu trajeto para outra parte do corpo, causando bloqueio naquele local. O resultado pode provocar infarto agudo do miocárdio, também conhecido como ataque cardíaco, ou acidente vascular encefálico.

Os fatores de risco modificáveis nas doenças cardiovasculares são perfil lipídico, marcadores inflamatórios, tabagismo, sedentarismo, dieta precária, estresse, sono insuficiente e consumo excessivo de álcool. A importância da dieta e da nutrição na modificação do risco de doenças cardiovasculares já é conhecida há algum tempo.

A dieta DASH é utilizada como tratamento dietoterápico. O padrão dietético DASH é rico em frutas e vegetais, laticínios com baixo teor de lipídios, grãos integrais, peixes e castanhas, com baixo teor de proteína animal e açúcar.

1ª QUESTÃO

A modificação do estilo de vida continua sendo a base da prevenção e do tratamento das doenças cardiovasculares, que contempla uma dieta saudável, realização de exercícios regularmente, evitar o tabagismo e manter uma massa corporal saudável. Dentre esses fatores de risco, destacamos a dieta, não como alimentos isolados, mas considerando a relação sinérgica entre os nutrientes dietéticos. Considerando diferentes tipos de dieta associados à prevenção e ao tratamento das doenças cardiovasculares, avalie:

  I. Dieta DASH
 II. Dieta do Mediterrâneo
III. Dieta vegana

( ) Maior consumo de azeite, carnes magras e grãos integrais
( ) Isenta de alimentos de origem animal
( ) Rica em frutas, vegetais e laticínios com baixo teor de lipídios
( ) Baixo teor de proteína animal e açúcar
( ) Maior consumo de peixes gordos e castanhas
( ) Quantidades abundantes de leguminosas, menor quantidade de carne vermelha

a) III, II, II, I, I, II
b) I, III, I, II, II, I
c) II, III, I, I, II, II
d) I, II, I, III, II, I
e) III, I, II, II, I, II

2ª QUESTÃO

A recomendação nutricional para redução da pressão arterial deve contemplar, EXCETO:

a) Não ultrapassar o consumo de 2.400 mg de sódio/dia
b) Consumir maior quantidade de gordura de origem animal
c) Consumo de maior quantidade de frutas, aves e peixes
d) Diminuir a ingestão de doces e carnes vermelhas
e) Ingerir maior quantidade de grãos integrais

3ª QUESTÃO

Apesar de o mecanismo ser desconhecido, pesquisas apontam benefício de um mineral na redução da pressão arterial, que é o:

a) Manganês
b) Cromo
c) Cálcio
d) Zinco
e) Ferro

4ª QUESTÃO

Além dos cuidados dietéticos, alguns complementos alternativos reduzem a pressão arterial, EXCETO:

a) Coenzima Q_{10}
b) Óleo de peixe
c) Vitamina D
d) Óleo de cártamo
e) Quercetina

5ª QUESTÃO

Mais da metade dos idosos apresentam hipertensão arterial sistêmica, mas a perda de massa corporal e a redução no consumo de sódio podem diminuir ou eliminar a necessidade de fármacos em idosos obesos. Assim, a redução da massa corporal e a ingestão de sódio da dieta devem ser:

a) 1,0 a 2,0 kg; 2,4 g/dia
b) 2,0 a 2,5 kg; 2,2 g/dia
c) 2,5 a 3,5 kg; 2,0 g/dia
d) 3,5 a 4,5 kg; 1,8 g/dia
e) 4,5 a 5,0 kg, 1,5 g/dia

6ª QUESTÃO

Na insuficiência cardíaca, o coração não é capaz de produzir um fluxo sanguíneo adequado para o restante do corpo, provocando fadiga, dispneia e retenção de líquidos. O manejo nutricional contempla os seguintes, **EXCETO:**

a) Dieta com baixo teor de gordura *trans* e saturada
b) Consumo máximo de 2 ℓ de líquidos por dia
c) Suplementação com biotina
d) Evitar o tabagismo
e) Aumentar o consumo de grãos integrais, frutas e vegetais

7ª QUESTÃO

A insuficiência cardíaca pode ser classificada de acordo com o quadro clínico, da seguinte maneira:

I. Classe I
II. Classe II
III. Classe III
IV. Classe IV

( ) Limitação acentuada da atividade física
( ) Incapacidade de realizar uma atividade física sem desconforto, dor torácica em repouso
( ) Ausência de limitação para atividade física
( ) Limitação leve da atividade física

a) III, IV, I, II
b) IV, I, III, II
c) II, III, IV, I
d) I, II, IV, III
e) II, IV, III, I

8ª QUESTÃO

A recomendação nutricional para o paciente pós-transplante cardíaco a curto prazo deve considerar, **EXCETO**:

a) Oferta de proteínas de 1,3 a 2,0 g/kg/dia
b) Consumo de carboidratos 50% da energia total
c) 30% de lipídios ou mais nos casos de hiperglicemia grave
d) Dieta com 2.400 mg de cálcio por dia
e) Dieta com 2 g de sódio por dia

9ª QUESTÃO

Algumas pesquisas têm demonstrado os efeitos da suplementação com coenzima Q_{10} em pacientes com insuficiência cardíaca, **EXCETO**:

a) Melhora significativa da tolerância ao exercício
b) Diminuição dos sintomas
c) Piora da qualidade de vida
d) Pacientes que apresentam redução da coenzima Q_{10}, como os que utilizam HMG-CoA redutase para redução das concentrações de colesterol total
e) Nenhuma das anteriores

10ª QUESTÃO

O padrão dietético do Mediterrâneo baseia-se no consumo de:

a) Alimentos integrais e minimamente processados
b) Alimentos refinados e processados
c) *Fast-food* e gordura saturada
d) Bebidas adoçadas com açúcar e ricos em energia
e) Carne vermelha e bebidas alcoólicas

11ª QUESTÃO

Quanto às recomendações para o consumo de gorduras para indivíduos com dislipidemias, é **correto** afirmar que:

a) O consumo de gordura saturada deve ser de até 10% da energia total para diminuir a concentração de colesterol total
b) A ingestão de gordura *trans* está diretamente associada às concentrações de HDL colesterol
c) A substituição de gordura saturada pela monoinsaturada diminui as concentrações séricas de colesterol total
d) O maior consumo de ácido linoleico aumenta as concentrações séricas de HDL colesterol
e) O consumo elevado de ácidos graxos ômega-6 inibe a produção de citocinas pró-inflamatórias

12ª QUESTÃO

Assinale **V** para as sentenças verdadeiras e **F** para as falsas:

( ) A substituição dos ácidos graxos poli-insaturados por carboidratos na dieta resulta na redução das concentrações de LDL colesterol
( ) A eliminação da gordura saturada é duas vezes mais efetiva na redução das concentrações de colesterol total do que no aumento no consumo de ácidos graxos poli-insaturados

( ) Os pacientes com hipertrigliceridemia necessitam de 6 a 10 g dos ácidos eicosa-pentaenoico (EHA) e docosa-hexaenoico (DHA) para uma redução efetiva nas concentrações de triglicerídeos

( ) Os ácidos graxos ômega-3 reduzem as concentrações de triglicerídeos ao inibir a síntese de VLDL e de apo B-100

( ) As concentrações de proteína C reativa diminuem mediante o consumo de 12 g de ácido linolênico por dia

( ) As diretrizes não recomendam a redução no consumo de colesterol na dieta para reduzir a colesterolemia

13ª QUESTÃO

No tratamento da hipertensão arterial, é reconhecida a ação de alguns complementos dietéticos. Assim, associe o complemento ao seu efeito na pressão arterial:

I. Ubiquinona
II. Vitaminas C e E
III. Óleo de peixe
IV. Alho
V. Hibisco
VI. Quercetina

( ) Em doses altas, aumenta a resposta vasodilatadora dependente do endotélio. Além disso, pode aumentar a biodisponibilidade do óxido nítrico
( ) Diminui a pressão arterial por efeito direto no endotélio vascular e no músculo liso
( ) Diminui a pressão por meio de um efeito vasodilatador direto e também pode causar aumento da biodisponibilidade de óxido nítrico
( ) Reduz a pressão por meio da ativação de canais de cálcio
( ) Promove vasodilatação à medida que ativa os canais de potássio
( ) Diminuem a rigidez arterial e melhoram a função endotelial ao melhorar o estado antioxidante

a) II, IV, V, I, VI, III
b) VI, V, II, III, I, IV
c) I, VI, II, III, V, IV
d) III, I, VI, V, IV, II
e) V, II, IV, VI, III, I

14ª QUESTÃO

A mudança do estilo de vida é o primeiro passo para o tratamento da hipertensão em idosos obesos. Recomendam-se reduzir:

a) 1 a 2 kg na massa corporal e consumo de sódio para 5 g por dia
b) 500 g na massa corporal e consumo de 4 g de sódio por dia
c) 3,5 a 4,5 kg na massa corporal e consumo de 1,8 g de sódio por dia
d) 5 a 7 kg na massa corporal e consumo de 3 g de sódio por dia
e) 8 a 10 kg na massa corporal e consumo de 6 g de sódio por dia

15ª QUESTÃO

A dietoterapia pós-transplante cardíaco deve contemplar os seguintes, **EXCETO:**

a) Iniciar com a dieta dos líquidos claros e evoluir para uma de consistência pastosa com refeições de menor volume e maior fracionamento

b) A alimentação parenteral pode ser adequada em curto prazo, quando surgem complicações
c) Em pacientes inapetentes, deve-se optar por alimentos com maior densidade energética e pelo uso de suplementos líquidos
d) Pode ocorrer hiperglicemia pelo estresse da cirurgia. A dietoterapia, então, deve controlar a glicemia
e) Nenhuma das anteriores

CASO CLÍNICO

Hipertensão arterial sistêmica

Identificação do paciente: sexo masculino, 56 anos, ensino superior incompleto, casado, comerciante, 1 filho.

Dados clínicos

Queixa principal: dor precordial.

História da doença atual: paciente apresenta hipertensão arterial sistêmica e diabetes melito, e interna com dor precordial. Nega etilismo e tabagismo.

História patológica pregressa: refere angina recorrente após infarto em 03/12/2018. Realizou cineangiocoronariografia trivascular. Necessitou de cirurgia de revascularização cardíaca.

História social e familiar: pai falecido por infarto e mãe é diabética insulino-dependente.

Diagnóstico clínico: Infarto agudo do miocárdio, com necessidade de cirurgia de revascularização cardíaca.

Exame físico

Nível de consciência	Responsivo
Cabelos	Sem queda
Olhos e conjuntivas	Preservados
Bola gordurosa de Bichat	Preservada
Musculatura temporal	Preservada
Lábios	Sem alterações
Língua	Sem alterações
Gengivas	Sem alterações
Dentição	Completa
Musculaturas das fossas supra e infraclaviculares	Preservadas
Perfusão de extremidades	Preservada
Musculatura interóssea	Preservada
Unhas	Sem alterações
Abdome	Plano, timpânico
Edema bilateral	Ausente

118 Krause | Alimentos, Nutrição e Dietoterapia – Perguntas e Respostas

Avaliação antropométrica

Dados antropométricos	Avaliação	Classificação
Massa corporal atual (kg)	82	P50-P75
Massa corporal usual (kg) (%)	86	P75-P90
Perda de peso em 2 meses (%)	4,65	Moderada
Estatura (m)	1,73	–
IMC (kg/m²)	27,40	Sobrepeso
DCT (mm)	17	P75-P90
PB (cm)	32,5	P50-P75
CMB (cm)	27,17	P25-P50
PC (cm)	92	Adequado

IMC = índice de massa corporal; DCT = dobra cutânea tricipital; PB = perímetro do braço; CMB = circunferência muscular do braço; PC = perímetro da cintura.

Avaliação bioquímica

Dados bioquímicos	Valores de referência	Avaliação	Classificação
Hemácias (milhões/mm³)	4,20-5,40	4,86	Adequado
Hemoglobina (g/dℓ)	12,0-16,0	13,40	Adequado
Hematócrito (%)	37,0-47,0	43,20	Adequado
Leucócitos (/mm³)	4.000-11.600	5.200	Adequado
Linfócitos (/mm³)	1.500-3.900	1.560	Adequado
Plaquetas (mil/mm³)	150-450	155	Adequado
Proteínas totais (g/mℓ)	6,5-7,7	5,6	Diminuído
Albumina (g/mℓ)	3,9-4,6	3,9	Adequado
Colesterol total (mg/dℓ)	< 200 – desejável 200-239 – limítrofe > 240 – alto	118	Adequado
LDL – colesterol (mg/dℓ)	100 a 129 – desejável 130 a 159 – limítrofe > 160 – alto	117	Adequado
HDL – colesterol (mg/dℓ)	> 60 – desejável	36	Diminuído
Triglicerídeos (mg/dℓ)	< 150	117	Adequado
Glicose (mg/dℓ)	< 99	86	Adequado
Ureia (mg/dℓ)	17-43	37	Adequado
Creatinina (mg/dℓ)	0,5-1,0	1,1	Alterado
Bilirrubina total (mg/dℓ)	Até 1,2	0,6	Adequado

LDL = lipoproteína de baixa densidade; HDL = lipoproteína de alta densidade

Elabore um parecer nutricional a ser registrado no prontuário.

Perguntas **119**

CASO CLÍNICO

Infarto agudo do miocárdio

Identificação do paciente: MVCA, 56 anos, sexo masculino, casado, tem 1 filha, natural do Rio de Janeiro, segundo grau completo, agente imobiliário.

Dados clínicos

História da doença atual: apresenta cansaço aos médios esforços e dor retroesternal opressiva, que alivia com o repouso. Procurou assistência médica, descobrindo ser hipertenso nas consultas com o clínico; foi encaminhado para um cardiologista. Depois de realizar a angioplastia, está assintomático.

História patológica pregressa: dislipidêmico.

História familiar: pai e mãe falecidos por infarto agudo do miocárdio.

Diagnóstico clínico: hipertensão arterial sistêmica.

Exame físico

Nível de consciência	Lúcido e colaborativo à visita
Cabelos	Com brilho e sem queda
Olhos e conjuntivas	Escleróticos ictéricos/hipocorados
Bola gordurosa de Bichat	Preservada
Musculatura temporal	Preservada
Lábios	Sem presença de inflamações
Língua	Sem presença de inflamações ou alterações quanto a cor e aspecto
Gengivas	Sem sangramento
Dentição	Incompleta sem o uso de prótese e sem dificuldade na mastigação
Musculaturas das fossas supra e infraclaviculares	Preservadas
Perfusão das extremidades	Acianótica
Musculaturas do pinçamento	Preservadas
Estado de hidratação	Presença de saliva no assoalho bucal
Unhas	Não quebradiças, não coiloníquias e cianóticas
Abdome	Plano, timpânico, livre e doloroso à palpação leve na região dos quadrantes superior e inferior direito
Edema	Ausente bilateral nos membros inferiores

Sintomas gastrintestinais

Paciente nega náuseas, êmese, pirose, plenitude gástrica pós-prandial, diarreia e flatulência. Funcionamento intestinal: Presente, com consistência e coloração normais, com frequência de 3 vezes/dia [sic]. Diurese: Presente, de coloração clara com presença de espuma. Nega dor ou dificuldade. Relata boa aceitação das refeições, com ingestão total dos alimentos [sic].

120 Krause | Alimentos, Nutrição e Dietoterapia – Perguntas e Respostas

Avaliação antropométrica

Dados antropométricos	Avaliação	Classificação
Massa corporal atual (kg)	82,7	P50-P75
Massa corporal usual (kg)	87	P75-P90
Estatura (m)	1,68	–
IMC (kg/m²)	29,3	Sobrepeso
DCT (mm)	10,0	P25-P50
CMB (cm)	26,36	P25-P50
PC (cm)	98	Adequada

IMC = índice de massa corporal; DCT = dobra cutânea tricipital; CMB = circunferência muscular do braço;
PC = perímetro da cintura.

Exames laboratoriais

Dados bioquímicos	Valores de referência	Resultado	Classificação
Bilirrubina total (mg/dℓ)	0,2-1,2	0,4	Adequado
Bilirrubina direta (mg/dℓ)	0,1-0,4	0,1	Adequado
Bilirrubina indireta (mg/dℓ)	0,1-0,6	0,3	Adequado
Fosfatase alcalina (U/ℓ)	50-250	54	Adequado
Albumina (g/dℓ)	3,5-4,7	4,5	Adequado
Proteínas totais (g/mℓ)	6-8	7,5	Adequado
Hemácias (milhões/mm³)	4,5-6,0	4,2	Diminuído
Hemoglobina (g/dℓ)	12-14	11	Diminuído
Hematócrito (%)	40-54	35	Diminuído
Leucócitos (/mm³)	5.000-10.000	6.000	Adequado
VCM (fℓ)	80-96	90,50	Adequado
HCM (pg)	27-33	29,60	Adequado
Plaquetas (mil/mm³)	150-450	225	Adequada
Vitamina D (mg/mℓ)	Até 20 – deficiência 21-29 – insuficiência 30-100 – suficiência	18	Diminuído
Cálcio (mg/dℓ)	8,5-10,2	9,4	Adequado
Magnésio (mg/dℓ)	1,7-2,6	1,9	Adequado
Fósforo (mg/dℓ)	2,5-4,5	4,1	Adequado
Cloro (mEq/ℓ)	98-107	99	Adequado
Potássio (mEq/ℓ)	3,5-5,5	5,0	Adequado
Sódio (mEq/ℓ)	135-145	135	Adequado
Ureia (mg/dℓ)	16-40	63	Aumentado
Creatinina (mg/dℓ)	0,6-1,2	1,4	Aumentado
Ácido úrico (mg/dℓ)	Até 7,0	8,3	Aumentado
Colesterol total (mg/dℓ)	Até 200	320	Aumentado

Dados bioquímicos	Valores de referência	Resultado	Classificação
HDL-colesterol (mg/dℓ)	35-55	50	Adequado
LDL-colesterol (mg/dℓ)	Até 130	190	Aumentado
Triglicerídeos (mg/dℓ)	até 150	185	Aumentado

VCM = volume corpuscular médio; HCM = hemoglobina corpuscular média; HDL = lipoproteína de alta densidade; LDL = lipoproteína de baixa densidade

Sinais vitais

Pressão arterial: 120×80 mmHg

Medicamentos de uso regular

Carvedilol 3,125 mg VO 1 cp de 12/12 h
Captopril 5 mg VO 2 cp de 12/12 h
Espironolactona 25 mg VO 1 cp 1 vez/dia
Furosemida 40 mg VO 1 cp de 8/8 h
Ácido acetilsalicílico 100 mg VO 1 cp 1 vez/dia
Sinvastatina 20 mg VO 1 cp 1 vez/dia
Dipirona 40 gotas VO de 4/4 h
Omeprazol 20 mg VO 1 cp em jejum e 1 cp antes do jantar

Interação medicamento × alimento

A administração de medicamentos concomitantemente com a alimentação pode determinar maior ou menor absorção do fármaco. Os alimentos em geral diminuem a absorção do captopril. Por outro lado, o carvedilol, quando administrado com alimentos, diminui a hipertensão ortostática. Já a espironolactona, quando administrada com leite e carne, retém potássio. A furosemida, quando administrada com alimentos como abóbora, arroz, cenoura e carne, depleta sódio. O omeprazol, quando administrado com frango ou leite, reduz a absorção da vitamina B_{12}.

Elabore um parecer nutricional a ser registrado no prontuário.

Dietoterapia nas Doenças Renais

A principal função do rim consiste em manter o equilíbrio hidreletrolítico e os solutos orgânicos. O rim também desempenha funções não relacionadas com a excreção; uma delas envolve o mecanismo renina-angiotensina, que é um importante controle da pressão arterial.

O rim também produz o hormônio eritropoetina (EPO), um determinante de importância crítica da atividade eritroide na medula óssea. A deficiência de EPO representa a principal causa de anemia grave observada na doença renal crônica.

A manutenção da homeostasia do cálcio-fósforo envolve as interações complexas do hormônio da paratireoide (PTH), calcitonina, vitamina D ativa e três órgãos efetores: o intestino, o rim e os ossos. O papel do rim consiste na produção da forma ativa da vitamina D – o 1,25-di-hidroxicolecalciferol ($1,25[OH]_2D_3$) –, bem como na eliminação de cálcio e fósforo. A vitamina D ativa promove a absorção eficiente de cálcio pelo intestino, e é uma das substâncias necessárias para a remodelação e manutenção ósseas. Ela também suprime a produção de PTH, que é responsável pela mobilização de cálcio do osso.

122 Krause | Alimentos, Nutrição e Dietoterapia – Perguntas e Respostas

As manifestações da doença renal são significativas e podem ser ordenadas de acordo com o grau de gravidade: (1) cálculos renais, (2) lesão renal aguda, (3) doença renal crônica, e (4) doença renal em estágio terminal. Os objetivos do cuidado nutricional dependem da anormalidade que está sendo tratada. A dietoterapia vai depender de qual doença renal o paciente foi acometido, e pode ser feito um tratamento evitando alimentos ricos em oxalato, diminuição da quantidade de sal ingerido, modificação do consumo de proteínas. Também pode ser modificado o consumo de líquidos.

1ª QUESTÃO

Assinale V para sentenças verdadeiras ou F para falsas:

( ) O ácido úrico, a creatinina e a amônia estão presentes em pequenas quantidades. Se os produtos de degradação normais não forem eliminados adequadamente, eles irão se acumular em quantidades anormais no sangue, uma condição conhecida como azotemia

( ) O rim desempenha apenas funções relacionadas com excreção

( ) O mecanismo renina-angiotensina é um importante controle da pressão arterial

( ) A renina atua sobre o angiotensinogênio no plasma para formar a angiotensina I, que é convertida em angiotensina II, um poderoso vasoconstritor e potente estímulo da secreção de aldosterona pela glândula suprarrenal

2ª QUESTÃO

Assinale V para sentenças verdadeiras ou F para falsas:

( ) O rim também produz o hormônio eritropoetina, um determinante de importância crítica da atividade eritroide na medula óssea

( ) A manutenção da homeostasia do cálcio-fósforo envolve as interações complexas do hormônio da paratireoide, calcitonina, vitamina D ativa; e três órgãos efetores: o intestino, o rim e os ossos

( ) A vitamina D ativa promove a absorção eficiente de cálcio pelo intestino, e é uma das substâncias necessárias para a remodelação e manutenção ósseas

( ) A vitamina D ativa também suprime a produção de hormônio da paratireoide, responsável pela mobilização de cálcio do osso

3ª QUESTÃO

Assinale V para sentenças verdadeiras ou F para falsas:

( ) A nefrolitíase é a presença de cálculos renais

( ) A doença renal tem maior prevalência nas mulheres

( ) Indivíduos negros têm maior prevalência de ter doença renal

( ) Um volume baixo de urina representa um fator de risco para cálculos renais

4ª QUESTÃO

Assinale a alternativa **INCORRETA**:

a) Os indivíduos obesos que formam cálculos excretam quantidades aumentadas de sódio, cálcio, ácido úrico e citrato e apresentam pH urinário mais baixo

b) A obesidade é o preditor mais forte de recidiva de cálculos nos indivíduos que formam cálculos pela primeira vez

c) Com o aumento do índice de massa corporal, os cálculos de ácido úrico tornam-se mais dominantes do que os de oxalato de cálcio, sobretudo nas mulheres

d) O controle da massa corporal pode ser considerado uma das medidas preventivas, e, nos indivíduos formadores de cálculos, recomenda-se IMC de 18 a 25 kg/m²

e) Os cálculos de ácido úrico são comuns na presença de diabetes melito tipo 2

5ª QUESTÃO

Assinale a alternativa **INCORRETA**:

a) Não ocorre hipercalciúria em mais da metade dos pacientes com cálculos de cálcio

b) A definição clássica da hipercalciúria com limite normal > 200 mg/dia baseia-se em uma dieta constante restrita em cálcio, sódio e proteína animal

c) A hipercalciúria idiopática é um distúrbio familiar que se caracteriza por concentrações séricas anormais de cálcio na ausência de causas conhecidas de hipercalciúria, como hiperparatireoidismo primário, sarcoidose, ingestão excessiva de vitamina D, hipertireoidismo, uso de glicocorticoides ou acidose tubular renal

d) Dos pacientes com hipercalciúria idiopática, 90% nunca formam cálculos renais

e) O balanço negativo de cálcio parece ser maior em indivíduos formadores de cálculos do que em indivíduos que não formam cálculos

6ª QUESTÃO

Assinale a alternativa **INCORRETA**:

a) A perda óssea pode estar elevada em pacientes com hipercalciúria idiopática, nos quais uma baixa ingestão de cálcio exagera a perda óssea em consequência do aumento da excreção efetiva de ácido

b) A restrição prolongada crônica de cálcio, a ingestão deficiente de cálcio e o aumento das perdas por hipercalciúria diminuem a densidade mineral óssea

c) O risco de fraturas vertebrais aumenta quatro vezes entre pacientes com urolitíase, em comparação com a população geral

d) Uma ingestão inadequada de cálcio, juntamente com uma baixa ingestão proteica, induz ao desenvolvimento de acidose metabólica, aumenta a excreção de cálcio e aumenta o pH urinário

e) A carga ácida inibe a reabsorção renal de cálcio

7ª QUESTÃO

São considerados alimentos ácidos, **EXCETO**:

a) Proteínas: carnes, peixes, aves, mariscos, ovos, todos os tipos de queijos, manteiga de amendoim, amendoins

b) Gorduras: *bacon*, noz branca, nozes, sementes de abóbora, sementes de gergelim, sementes de girassol, molhos cremosos para salada

c) Carboidratos: todos os tipos de pães, farelo de milho, aveia, macarrão, farelo de arroz, centeio, trigo, sobretudo glúten do trigo

d) Doces: sobremesas de gelatina (mistura seca com ou sem aspartame), pudim (mistura seca instantânea)

e) Café

8ª QUESTÃO

Assinale **V** para sentenças verdadeiras ou **F** para falsas:

( ) Após tratamento corretivo, é necessário efetuar uma avaliação nutricional para determinar os fatores de risco relacionados com a recidiva dos cálculos

( ) O risco aumenta tanto nos homens quanto nas mulheres com a elevação do cálcio e do oxalato na urina e diminui com o aumento do citrato e do volume urinário

( ) Para pacientes que não apresentam nenhuma anormalidade metabólica, observa-se aumento gradual no risco de formação de cálculos, que começa quando a taxa de excreção urinária de cálcio, oxalato e citrato ainda se encontra dentro da faixa normal

( ) O aconselhamento nutricional e o monitoramento metabólico podem piorar os sintomas

9ª QUESTÃO

Assinale a alternativa **INCORRETA:**

a) O elevado consumo proteico não piora a doença renal não dialítica

b) O cálcio da dieta diminui a absorção de oxalato e parece ter mais impacto sobre o oxalato urinário do que a quantidade de oxalato dietético

c) Com uma ingestão muito baixa de cálcio, de menos de 200 mg/dia, a absorção de oxalato aumenta

d) Os pacientes devem incluir cerca de 150 mg de cálcio em cada refeição, e essa quantidade é encontrada em ½ xícara de leite, sorvete, pudim, iogurte ou 20 g de queijo

e) O paciente é aconselhado a adicionar cálcio a cada refeição para a ligação do oxalato

10ª QUESTÃO

Assinale a alternativa **INCORRETA:**

a) Os indivíduos formadores de cálculos apresentam ingestão de potássio alta e ingestão de sódio baixa

b) A ingestão de potássio está inversamente relacionada com o risco de formação de cálculos renais

c) A estimativa do consumo de frutas e vegetais deve ser incluída na avaliação metabólica

d) Os indivíduos que formam cálculos devem ser incentivados a aumentar o potássio da dieta, consumindo frutas e vegetais com baixo teor de oxalato várias vezes ao dia

e) Os alimentos ricos em potássio apresentam álcali, que estimula a excreção urinária de citrato

11ª QUESTÃO

Assinale a alternativa **INCORRETA:**

a) O magnésio é um inibidor de baixa massa corporal molecular que forma complexos solúveis com o oxalato. À semelhança do cálcio, ele inibe a absorção de oxalato e pode desempenhar um papel em pacientes com hiperoxalúria

b) O excesso de fosfato na urina contribui para o risco de formação e cálculos de fosfato de cálcio; porém, não é um fator de risco tão importante quanto

o pH urinário, que determina a quantidade de fosfato que estará na forma de fosfato de hidrogênio. Os cálculos de fosfato de cálcio tendem a ocorrer em mulheres gestantes no segundo e no terceiro trimestres de gestação
c) A quantidade diária de cloreto de sódio nas dietas modernas alcança teores excessivos, de até 10 g/dia
d) O risco de nefrolitíase é significativamente menor em indivíduos hipertensos em comparação com os indivíduos normotensos

12ª QUESTÃO
Assinale V para a sentença verdadeira ou F para falsa:

( ) A ingestão de sódio deve ser reduzida para menos de 2.300 mg/dia em pacientes com hipercalciúria
( ) Uma pontuação mais alta de DASH está associada à ingestão baixa de cálcio, potássio, magnésio, oxalato e vitamina C e à maior ingestão de sódio
( ) O citrato inibe os cálculos urinários por meio da formação de um complexo com cálcio na urina
( ) A acidose tubular renal distal é uma acidose acompanhada de hipopotassemia

13ª QUESTÃO
Assinale a alternativa **INCORRETA**:

a) O suco de tomate fresco contém citrato, malato e baixo teor de potássio
b) A terapia com limonada ou suco de limão em longo prazo nos indivíduos formadores de cálculos com hipocitratúria resulta em aumento dos níveis urinários de citrato e diminuição na taxa de formação de cálculos
c) A água mineral, com seu conteúdo de magnésio e bicarbonato, eleva o pH urinário e inibe a formação de cálculos
d) A frutose pode aumentar a excreção urinária de cálcio e de oxalato
e) A ingestão de frutose tem sido associada positivamente ao risco de todos os tipos de cálculos renais

14ª QUESTÃO
No que diz respeito a vitaminas, assinale a alternativa **INCORRETA**:

a) A suplementação com vitamina C, na dose de 1.000 mg/dia, foi associada a um aumento de duas vezes no risco de cálculos renais em homens
b) Os indivíduos com cálculos de oxalato de cálcio e concentrações elevadas de oxalato na urina devem evitar uma suplementação de vitamina C acima de 90 mg/dia
c) A vitamina B_6 na forma de piridoxal fosfato é um cofator necessário no metabolismo do oxalato; deve-se evitar um estado marginal dessa vitamina
d) A suplementação com 2 a 10 mg/dia de vitamina B_6 pode aumentar o oxalato urinário em alguns indivíduos formadores de cálculos de oxalato de cálcio
e) Uma alta concentração de vitamina D não foi associada a uma prevalência da doença calculosa renal nos participantes de um estudo

15ª QUESTÃO

No que diz respeito ao ômega-3, assinale a alternativa **INCORRETA:**

a) As concentrações elevadas de ácido araquidônico (AA) nas membranas celulares podem promover o desenvolvimento de hipercalciúria e hiperoxalúria

b) A ingestão de ácidos graxos ômega-3, como o ácido eicosapentaenoico (EPA) e o ácido docosa-hexaenoico (DHA), pode diminuir o conteúdo de AA das membranas celulares e reduzir a excreção urinária de cálcio e de oxalato

c) O EPA é um inibidor do metabolismo do AA, resultando em síntese aumentada de prostaglandina 2

d) O EPA e o DHA, por meio de suplementação com óleo de peixe, não diminuíram o risco de cálculos renais incidentes

e) O uso de óleo de peixe (ácido graxo ômega-3, 1.200 mg/dia) no tratamento de indivíduos formadores de cálculos com hipercalciúria, associado a uma dieta empírica, resulta em diminuição mensurável na excreção urinária de cálcio

CASO CLÍNICO

Transplante renal

Identificação do paciente: sexo masculino, 35 anos de idade, ensino médio completo, solteiro, comerciante.

Dados clínicos

Queixa principal: febre, dor abdominal, náuseas e vômitos.

História da doença atual: paciente com doença renal crônica de etiologia indeterminada, internado em decorrência do quadro de pielonefrite do enxerto.

História patológica pregressa: refere "exames de sangue alterados" (ureia e creatinina). Recebeu rim de doador cadáver.

História social e familiar: nada consta.

Diagnóstico clínico: retirada de cateter duplo J pós-pielonefrite.

Exame físico

Nível de consciência	Responsivo
Cabelos	Sem queda
Olhos e conjuntivas	Preservados
Bola gordurosa de Bichat	Preservada
Musculatura temporal	Preservada
Lábios	Sem alterações
Língua	Sem alterações
Gengivas	Sem alterações
Dentição	Preservada
Musculaturas das fossas supra e infraclaviculares	Preservadas

Perfusão de extremidades	Preservada
Consumo muscular interósseo	Preservado
Unhas	Sem alterações
Abdome	Globoso, timpânico
Edema bilateral	Em membros inferiores

Avaliação antropométrica

Dados antropométricos	Avaliação	Classificação
Massa corporal atual (kg)	59,5	P5
Massa corporal usual (kg)	60	P5-P10
Estatura (m)	1,65	–
IMC (kg/m²)	21,87	Eutrófico
DCT (mm)	13	P50-P75
PB (cm)	33,2	P50-P75
CMB (cm)	29,12	P50-P75
PC (cm)	81	Adequada

IMC = índice de massa corporal; DCT = dobra cutânea tricipital; PB = perímetro do braço; CMB = circunferência muscular do braço; PC = perímetro da cintura.

Avaliação bioquímica

Dados bioquímicos	Valores de referência	Avaliação	Classificação
Hemácias (milhões/mm³)	4,20-5,40	3,45	Alterado
Hemoglobina (g/dℓ)	12,0-16,0	7,70	Alterado
Hematócrito (%)	37,0-47,0	24,4	Alterado
Plaquetas (mil/mm³)	150-450	321	Adequado
Ureia (mg/dℓ)	17-43	47	Alterado
Creatinina (mg/dℓ)	0,5-1,0	2,4	Alterado

Elabore um parecer nutricional a ser registrado no prontuário.

CASO CLÍNICO

Transplante renal

Identificação do paciente: paciente do sexo feminino, 48 anos, casada, 1 filha, ensino fundamental completo.

Dados clínicos

História da doença atual: internada por disfunção crônica do enxerto. Apresenta hipertensão arterial sistêmica, doença renal crônica e hiperparatireoidismo secundário. No momento, encontra-se sob tratamento dialítico intermitente.

História patológica pregressa: transplante renal há 3 anos, com tratamento prévio de hemodiálise por 2 anos.

128 Krause | Alimentos, Nutrição e Dietoterapia – Perguntas e Respostas

História familiar: pai falecido por infarto agudo do miocárdio e mãe por tuberculose.
Diagnóstico clínico: doença renal crônica.

Exame físico

Nível de consciência	Lúcida e colaborativa à visita
Cabelos	Com brilho e sem queda
Olhos e conjuntivas	Hipocorados
Bola gordurosa de Bichat	Preservada
Musculatura temporal	Preservada
Lábios	Sem presença de inflamações
Língua	Sem presença de inflamações ou alterações quanto a cor e aspecto
Gengivas	Sem sangramento
Dentição	Incompleta sem o uso de prótese e sem dificuldade na mastigação
Musculaturas das fossas supra e infraclaviculares	Preservadas
Perfusão das extremidades	Acianótica
Musculaturas do pinçamento	Preservadas
Estado de hidratação	Presença de saliva no assoalho da boca
Unhas	Não quebradiças, não coiloníquias e cianóticas
Abdome	Globoso, flácido, indolor a palpação e timpânico
Edema	Presente em membros inferiores

Sintomas gastrintestinais

Paciente nega disfagia, odinofagia e nega alterações gastrintestinais [sic]. Nega alergias e/ou intolerância alimentar. Relata plena aceitação da dieta. Apetite preservado. Função intestinal normal, sem alteração na cor e consistência [sic].

Avaliação antropométrica

Dados antropométricos	Valor obtido	Classificação
Massa corporal atual (kg)	78,3	P50-P75
Massa corporal seca (kg)	75,3	P50-P75
Massa corporal usual (kg)	79	P50-P75
Estatura (m)	1,58	–
IMC (kg/m^2)	30,3	Obesidade grau 1
DCT (mm)	18,0	P15-P25
PB (cm)	32	
CMB (cm)	26,3	P90-P95
PC (cm)	98	Risco aumentado para doenças metabólicas

IMC = índice de massa corporal; DCT = dobra cutânea tricipital; PB = perímetro do braço; CMB = circunferência muscular do braço; PC = perímetro da cintura.

Exames laboratoriais

Dados bioquímicos	Valores de referência	Resultado	Classificação
Hemácias (milhões/mm³)	4,5-6,0	3,12	Alterado
Hemoglobina (g/dℓ)	12-14	8,90	Alterado
Hematócrito (%)	40-54	26,70	Alterado
Leucócitos (/mm³)	5.000-10.000	7.200	Adequado
VCM (fℓ)	80-96	85,60	Adequado
HCM (pg)	27-33	28,60	Adequado
Cálcio (mg/dℓ)	8,5-10,2	9,1	Adequado
Magnésio (mg/dℓ)	1,7-2,6	2,1	Adequado
Fósforo (mg/dℓ)	2,5-4,5	4,2	Adequado
Cloro (mEq/ℓ)	98-107	103	Adequado
Potássio (mEq/ℓ)	3,5-5,5	4,1	Adequado
Sódio (mEq/ℓ)	135-145	138	Adequado
Ureia (mg/dℓ)	16-40	72	Alterado
Creatinina (mg/dℓ)	0,6-1,2	6,0	Alterado

VCM = volume corpuscular médio; HCM = hemoglobina corpuscular média.

Sinais vitais
Pressão arterial: 170 × 100 mmHg

Elabore um parecer nutricional a ser registrado no prontuário.

Dietoterapia para Prevenção e Tratamento do Câncer e Sobreviventes de Câncer

Câncer envolve a divisão e a reprodução anormais de células que podem espalhar-se por todo o corpo. A nutrição pode modificar o processo carcinogênico em qualquer estágio, incluindo metabolismo do carcinógeno, defesa celular e do hospedeiro, diferenciação celular e crescimento do tumor.

Alguns carcinógenos dietéticos consistem em pesticidas ou herbicidas de ocorrência natural produzidos por plantas, para a proteção contra fungos, insetos, animais predadores ou micotoxinas, que são metabólitos secundários produzidos pelos bolores presentes nos alimentos (p. ex., aflatoxinas, fumonisinas ou ocratoxina).

Os métodos de preparação e conservação dos alimentos também podem contribuir para a ingestão de carcinógenos dietéticos. Felizmente, as dietas contêm tanto inibidores quanto intensificadores da carcinogênese. Os inibidores de carcinógenos dietéticos incluem antioxidantes (p. ex., vitamina C, vitamina A e os carotenoides, vitamina E, selênio, zinco) e fitoquímicos (componentes biologicamente ativos de plantas).

Sua etiologia consiste no consumo limitado de frutas e vegetais, radiação, tabagismo/cigarro, vírus, energia em excesso, álcool e substâncias químicas ou carcinógenos que favorecem a proliferação de células anormais, ocasionando aumento da massa celular, interferência na função normal do tecido e possíveis metástases.

130 Krause | Alimentos, Nutrição e Dietoterapia – Perguntas e Respostas

O tratamento nutricional consiste em prevenir ou corrigir deficiência nutricional, minimizar a perda de massa corporal, aumentar ao máximo a ingestão oral, além de terapias nutricionais (enteral e parenteral), orientações nutricionais nos casos de sintomas como náuseas, vômito, diarreia após cirurgias, radioterapias, quimioterapias e transplantes. As avaliações incluem exame geral do corpo, revisão dos sinais vitais e medidas antropométricas e avaliação das reservas de gordura subcutânea, massa muscular e estado hídrico.

1ª QUESTÃO

São fitoquímicos com propriedades protetoras contra o câncer:

- a) Licopeno e polifenóis
- b) Antocianinas e flavonoides
- c) Betacarotenos e sulfetos alílicos
- d) Luteína e zeaxantina
- e) Todas as anteriores

2ª QUESTÃO

Quanto aos carcinógenos dietéticos, é **correto** afirmar que:

- a) Alguns carcinógenos dietéticos consistem em pesticidas ou herbicidas de ocorrência natural produzidos por plantas para a proteção contra fungos e insetos, por exemplo
- b) Os métodos de preparação e conservação dos alimentos não contribuem para a ingestão de carcinógenos dietéticos
- c) Vitamina E, selênio e zinco potencializam a ação dos carcinógenos dietéticos
- d) As gorduras saturadas são inibidores de carcinógenos dietéticos
- e) Todas estão corretas

3ª QUESTÃO

A estimativa das necessidades energéticas de indivíduos com câncer, hipermetabólico, com estresse é:

- a) 30-35 kcal/kg/dia
- b) 25-30 kcal/kg/dia
- c) 35 kcal/kg/dia
- d) 30 kcal/kg/dia
- e) Nenhuma das anteriores

4ª QUESTÃO

O metabolismo energético está estreitamente relacionado com o metabolismo de carboidratos, proteínas e lipídios, e todos encontram-se alterados pelo crescimento do tumor. Pelo exposto, é **correto** afirmar que:

- a) Os tumores exercem demanda consistente de lipídios e proteínas
- b) Os tumores exercem demanda consistente de glicose
- c) Os tumores exibem uma taxa caracteristicamente baixa de metabolismo anaeróbico, produzindo acetato como produto final
- d) Os tumores resultam no aumento da degradação de proteínas e de lipídios para manter a taxa de síntese de ácidos graxos
- e) Nenhuma das anteriores

5ª QUESTÃO

Indivíduos com câncer frequentemente apresentam sintomas que dificultam a alimentação oral – por exemplo, alterações do paladar e do olfato. Nesse caso, recomenda-se:

a) Evitar o consumo de álcool, frutas cítricas, cafeína e tomate
b) Consumir alimentos ou suplementos contendo probióticos
c) O uso de um umidificador de vapor frio durante o sono
d) Consumir alimentos em temperatura mais fria do que alimentos mornos
e) Todas estão corretas

6ª QUESTÃO

A cirurgia constitui o tratamento mais comum para o câncer de estômago, embora a quimioterapia e a radioterapia possam ser usadas antes ou depois da cirurgia para melhorar a sobrevida. As intervenções cirúrgicas incluem gastrectomia parcial, subtotal ou total. A síndrome pós-gastrectomia abrange uma série de sintomas, tais como:

a) Má absorção de gorduras e estase gástrica
b) Intolerância à lactose e síndrome de *dumping*
c) Anemia e osteoporose
d) Doença óssea metabólica, como osteoporose, osteopenia e osteomalácia
e) Todas estão corretas

7ª QUESTÃO

A ressecção parcial ou total do intestino, decorrente da presença de câncer colorretal ou síndrome carcinoide, pode comprometer o estado nutricional do paciente, pois:

a) Pode levar a uma profunda perda de vitaminas e minerais decorrente da diminuição do tempo de trânsito
b) Pode levar a uma profunda perda de líquidos e eletrólitos decorrente da diminuição do tempo de trânsito e da ocorrência de diarreia
c) Pode resultar em perda de sais biliares, comprometendo a absorção de folato e de cobalamina
d) Pode resultar em perda de sais biliares, comprometendo a absorção de carboidratos e proteínas
e) Nenhuma das anteriores

8ª QUESTÃO

À semelhança dos adultos, as crianças com câncer podem sofrer desnutrição e apresentar sintomas relacionados com a nutrição em consequência do câncer e de seu tratamento. Quanto ao câncer pediátrico, é **correto** afirmar que:

a) A terapia nutricional enteral por sonda nasogástrica (até 3 meses) ou sonda de gastrostomia (mais de 3 meses) pode estar indicada para algumas crianças capazes de cooperar e que apresentam sistema gastrintestinal funcional
b) A nutrição parenteral é a primeira escolha de tratamento para crianças com câncer avançado associado a uma deterioração significativa ou que apresentam doenças que não respondem à terapia
c) As necessidades nutricionais de pacientes pediátricos com câncer são diferentes das de crianças com crescimento normal

d) O melhor indicador de ingestão adequada de nutrientes a longo prazo é a altura

e) Todas estão corretas

9ª QUESTÃO

Constituem recomendações nutricionais para os sobreviventes de câncer:

a) Redução da massa corporal, dietas restritivas e atividade física
b) Aumento da massa corporal, dietas saudáveis e repouso
c) Manejo de uma massa corporal ideal, dietas saudáveis e atividade física
d) Manejo de uma massa corporal ideal, dietas restritivas e repouso
e) Nenhuma das anteriores

10ª QUESTÃO

Os cuidados paliativos referem-se ao cuidado ativo total de um indivíduo quando as medidas curativas não são mais consideradas uma opção pela equipe médica ou pelo paciente. Pelo exposto, é **incorreto** afirmar o seguinte, **EXCETO**:

a) Devem-se enfatizar os aspectos agradáveis da alimentação, priorizando a quantidade de nutrientes e energia
b) A nutrição dever ser fornecida conforme tolerada ou desejada pelo paciente
c) O uso de suporte nutricional e a hidratação em indivíduos com câncer avançado e incurável são um problema difícil e frequentemente controverso
d) As metas de intervenção nutricional devem ter como foco o controle dos sintomas relacionados com a nutrição, como dor, fraqueza, perda de apetite e saciedade precoce
e) Manter a força e a energia para melhorar a qualidade de vida, a independência e a capacidade de realizar as atividades da vida diária também é uma meta dos cuidados paliativos no câncer avançado

11ª QUESTÃO

A técnica de Whipple e a pancreatoduodenectomia são as cirurgias mais comuns no caso de câncer pancreático. Constituem complicações pós-operatórias destas cirurgias:

a) Esvaziamento gástrico tardio
b) Saciedade precoce
c) Intolerância à glicose
d) Insuficiência de ácido biliar
e) Todas estão corretas

12ª QUESTÃO

São efeitos da cirurgia relacionados com a nutrição no tratamento do câncer de intestino delgado, **EXCETO**:

a) Hiperglicemia associada aos corticosteroides
b) Vazamento do quilo
c) Intolerância à lactose
d) Depleção de ácidos biliares
e) Diarreia

13ª QUESTÃO

Os indivíduos submetidos ao transplante de células hematopoéticas tornam-se imunocomprometidos e necessitam de aconselhamento dietético sobre as práticas de manipulação segura dos alimentos, tais como:

a) Evitar alimentos que contêm quantidades não seguras de bactérias
b) Lavagem completa das mãos
c) Manipulação especial de carnes cruas, caça, aves e ovos, utensílios, tábuas de corte e bancadas
d) Evitar água de poço não testada
e) Todas estão corretas

14ª QUESTÃO

Alguns agentes quimioterápicos podem causar eventos adversos potencialmente graves, por exemplo:

a) Pacientes com câncer de pulmão em uso de pemetrexede necessitam de suplementação de vitamina B_{12} (com frequência, por injeção) e de ácido fólico durante toda a terapia
b) Pode ocorrer episódio grave de hipertensão quando são consumidos alimentos e bebidas ricos em tiramina enquanto se toma a procarbazina
c) Pacientes com câncer de cólon que recebem oxaliplatina não devem consumir bebidas alcoólicas, comer ou manipular bebidas ou alimentos gelados por até 5 dias, devido às disestesias ou parestesias transitórias de mãos, pés e garganta
d) Para evitar desconforto gástrico desnecessário, os indivíduos em uso de capecitabina devem tomar o medicamento dentro de 30 min após a ingestão de alimentos ou de uma refeição
e) Todas estão corretas

15ª QUESTÃO

Dietas à base de vegetais podem ajudar na prevenção do câncer, pois:

a) Funcionam como inibidores, por meio de mecanismos anti-inflamatórios e alterações na expressão gênica e na atividade hormonal
b) Contribuem para a formação de compostos N-nitrosos que diminuem potencialmente o risco de câncer por meio da indução da apoptose
c) Fornecem aminas heterocíclicas, cuja associação com a redução do câncer é bastante conhecida
d) Fornecem hidrocarbonetos aromáticos policíclicos e substâncias fitoquímicas, cuja associação com a redução do câncer é bastante conhecida
e) Nenhuma das anteriores

CASO CLÍNICO

Paciente crítico

Identificação do paciente: sexo feminino, 62 anos, ensino médio completo, casada, funcionária pública, 2 filhos.

Dados clínicos
Queixa principal: queda do estado geral, febre.

134   Krause | Alimentos, Nutrição e Dietoterapia – Perguntas e Respostas

História da doença atual: paciente com mieloma múltiplo IgG kappa recidivado e piora da função renal. Paciente não respondeu ao autotransplante de medula óssea. Evoluiu com doença renal crônica de estágio V em hemodiálise. Apresenta hipertensão arterial sistêmica, doença arterial coronariana, insuficiência cardíaca com fração de ejeção reduzida, taquicardiopatia, infarto agudo do miocárdio grave com suspeita de ruptura de cordoalha sem condições clínicas de correção cirúrgica, anúrica, insuficiência suprarrenal aguda, hipoglicemia, crises epilépticas de repetição, dispneia e sinais de congestão pulmonar.

História patológica pregressa: mieloma múltiplo e hipertensão arterial sistêmica.

História social e familiar: mora com esposo em casa própria. Mãe faleceu por câncer de mama, e pai faleceu por infarto.

Diagnóstico clínico: mieloma múltiplo IgG kappa recidiva grave, sem resposta ao tratamento sugerido. Cuidados paliativos.

Exame físico

Nível de consciência	Sem colaboração
Cabelos	Sem queda
Olhos e conjuntivas	Hipocorados
Bola gordurosa de Bichat	Preservada
Musculatura temporal	Edema
Lábios	Sem alterações
Língua	Não observada
Gengivas	Não observadas
Dentição	Incompleta sem uso de prótese
Musculaturas das fossas supra e infraclaviculares	Edema
Perfusão de extremidades	Alentecida
Musculatura interóssea	Edema
Unhas	Sem alterações
Abdome	Distendido
Edema bilateral	Presente em membros superiores e inferiores

Avaliação antropométrica

Dados antropométricos	Avaliação	Classificação
Massa corporal atual (kg)	90	P75-P90
Massa corporal usual (kg)	90	P75-P90
Perda ponderal em 2 meses (%)	0	–
Estatura (m)	1,65	–
IMC (kg/m²)	33,08	Sobrepeso

IMC = índice de massa corporal.

Avaliação antropométrica prejudicada pela gravidade da paciente; informações somente colhidas com o acompanhante. Paciente apresentando edema.

Avaliação bioquímica

Dados bioquímicos	Valores de referência	Avaliação	Classificação
Hemácias (milhões/mm³)	4,20-5,40	2,90	Diminuído
Hemoglobina (g/dℓ)	12,0-16,0	7,3	Diminuído
Hematócrito (%)	37,0-47,0	21,5	Diminuído
Linfócitos (/mm³)	1.500-3.900	1.100	Diminuído
Plaquetas (mil/mm³)	150-450	66	Diminuído
Proteínas totais (g/mℓ)	6,5-7,7	6,2	Diminuído
Albumina (g/mℓ)	3,9-4,6	1,6	Diminuído
Glicose (mg/dℓ)	≥ 110	≤ 126	Alterado
Ureia (mg/dℓ)	17-43	99	Aumentado
Creatinina (mg/dℓ)	0,5-1,0	4,3	Aumentado
Bilirrubina total (mg/dℓ)	Até 1,2	0,4	Adequado

Elabore um parecer nutricional a ser registrado no prontuário.

CASO CLÍNICO

Adenocarcinoma gástrico

Identificação do paciente: sexo feminino, 50 anos, ensino médio completo, casada, 1 filha e mora em casa com saneamento básico.

Dados clínicos

História da doença atual: apresenta adenocarcinoma de antro gástrico (perda ponderal de mais de 20 kg em 1 ano) e hipertensão arterial sistêmica.

História patológica pregressa: doenças comuns à infância.

História familiar: mãe viva e saudável e pai falecido por infarto agudo do miocárdio.

Diagnóstico clínico: adenocarcinoma gástrico e hipertensão arterial sistêmica.

Exame físico

Nível de consciência	Lúcida e colaborativa à visita
Cabelos	Com brilho e sem queda
Olhos e conjuntivas	Normocorados
Bola gordurosa de Bichat	Preservada
Musculatura temporal	Depleção
Lábios	Sem presença de inflamações
Língua	Sem presença de inflamações ou alterações quanto a cor e aspecto
Gengivas	Sem sangramento
Dentição	Incompleta sem o uso de prótese e sem dificuldade na mastigação
Musculaturas das fossas supra e infraclaviculares	Preservadas

136 Krause | Alimentos, Nutrição e Dietoterapia – Perguntas e Respostas

Perfusão das extremidades	Acianótica
Musculaturas do pinçamento	Preservadas
Estado de hidratação	Presença de saliva no assoalho bucal
Unhas	Não quebradiças, não coiloníquias e cianóticas
Abdome	Plano, flácido, indolor a palpação e timpânico
Edema	Ausente em membros inferiores

Sintomas gastrintestinais

Relata plenitude gástrica pós-prandial e nega náuseas, êmese e pirose. Função intestinal presente e fezes de consistência normal.

Avaliação antropométrica

Dados antropométricos	Avaliação	Classificação
Massa corporal atual (kg)	61,9	P10-P25
Massa corporal usual (kg)	63	P10-P25
Perda de massa corporal (%)	1,74	Perda importante (em 1 semana)
Estatura (m)	1,60	–
IMC (kg/m^2)	24,17	Eutrofia
DCT (mm)	19,6	P75-P85
PB (cm)	33	P50-P75
CMB (cm)	27,14	P75-P90

IMC – índice de massa corporal; DCT = dobra cutânea tricipital; PB = perímetro do braço; CMB = circunferência muscular do braço.

Exames laboratoriais

Dados bioquímicos	Valores de referência	Resultado	Classificação
TGO (U/ℓ)	10-35	42	Alterado
TGP (U/ℓ)	7-53	43	Adequado
Hemácias (milhões/mm^3)	4,5-6,0	5,2	Adequado
Hemoglobina (g/dℓ)	12-14	14	Adequado
Hematócrito (%)	40-54	43,3	Adequado
VCM (fℓ)	80-96	92,10	Adequado
Plaquetas (mil/mm^3)	150-450	126	Alterado

TGO = transaminase glutâmico-oxaloacética; TGP = transaminase glutamicopirúvica; VCM = volume corpuscular médio.

Sinais vitais

Pressão arterial: 150×90 mmHg

Elabore um parecer nutricional a ser registrado no prontuário.

CASO CLÍNICO

Terapia de nutrição parenteral

Identificação do paciente: sexo feminino, 25 anos, ensino médio completo, solteira.

Dados clínicos

Queixa principal: dor abdominal, diarreia, melena.

História da doença atual: paciente internada para tratamento de doença de Crohn com tratamento irregular. Realizou enterectomia (08/11/18) de 1,5 m de jejuno + ráfia de múltiplas fístulas + transversostomia + peritoniostomia. Apresenta peritonite fecal. Realizou enterectomia de jejuno (18/11/18) de 20 cm com desconexão deste + jejunostomia proximal e jejunostomia distal. Insuficiência renal aguda em recuperação. Realizado fechamento de parede (24/01/19) e da pele com programação de nutrir pela jejunostomia distal. Politransfusões realizadas.

História patológica pregressa: doença de Crohn em tratamento irregular.

História social e familiar: nada consta.

Diagnóstico clínico: doença de Crohn em atividade. Paciente em cuidados paliativos.

Exame físico

Nível de consciência	Responsiva
Cabelos	Com queda
Olhos e conjuntivas	Preservados
Bola gordurosa de Bichat	Depletada
Musculatura temporal	Depletada
Lábios	Sem alterações
Língua	Magenta
Gengivas	Com sangramento
Dentição	Incompleta
Musculaturas das fossas supra e infraclaviculares	Depletadas
Perfusão de extremidades	Preservada
Musculatura interóssea	Depletada
Unhas	Sem alterações
Abdome	Sem alterações
Edema bilateral	Ausente

Avaliação antropométrica

Dados antropométricos	Avaliação	Classificação
Massa corporal atual (kg)	42	< P5
Massa corporal usual (kg)	56	P10-P25
Perda de peso em 4 meses (%)	25	Grave
Estatura (m)	1,65	–

138 Krause | Alimentos, Nutrição e Dietoterapia – Perguntas e Respostas

Dados antropométricos	Avaliação	Classificação
IMC (kg/m²)	15,44	Magreza grau 3
DCT (mm)	8	< P5
PB (cm)	19	< P5
CMB (cm)	16,49	< P5

IMC = índice de massa corporal; DCT = dobra cutânea tricipital; PB = perímetro do braço; CMB = circunferência muscular do braço.

Avaliação bioquímica

Dados bioquímicos	Valores de referência	Avaliação	Classificação
Hemácias (milhões/mm³)	4,20-5,40	1,86	Diminuído
Hemoglobina (g/dℓ)	12,0-16,0	5,70	Diminuído
Hematócrito (%)	37,0-47,0	17,20	Diminuído
Leucócitos (/mm³)	4.000-11.600	4.900	Adequado
Linfócitos (/mm³)	1.500-3.900	441	Diminuído
Plaquetas (mil/mm³)	150-450	219	Adequado
Proteínas totais (g/mℓ)	6,5-7,7	6,6	Adequado
Albumina (g/mℓ)	3,9-4,6	2,3	Diminuído
Ureia (mg/dℓ)	17-43	87	Aumentado
Creatinina (mg/dℓ)	0,5-1,0	0,7	Adequado
Fosfatase alcalina (UI)	21-85	669	Aumentado
Bilirrubina total (mg/dℓ)	Até 1,2	1,8	Aumentado
Gamaglutamil transferase (U/ℓ)	5-38	1.177	Aumentado
Transaminase glutâmico-oxaloacética (U/ℓ)	10-35	35	Adequado
Transaminase glutamicopirúvica (U/ℓ)	7-53	30	Adequado

Elabore um parecer nutricional a ser registrado no prontuário.

Dietoterapia em HIV/AIDS

A síndrome da imunodeficiência adquirida (AIDS) é causada pelo vírus da imunodeficiência humana (HIV). O HIV afeta a capacidade do corpo de lutar contra infecções e doenças, o que, em última instância, pode levar à morte.

Medicamentos utilizados para tratar o HIV têm melhorado a qualidade de vida e aumentado a expectativa desta nos indivíduos infectados pelo HIV. Esses medicamentos da terapia antirretroviral retardam a replicação do vírus, mas não eliminam a infecção pelo HIV.

A transmissão viral do HIV ocorre a partir de derivados do sangue, transmissão mãe-filho, exposição ocupacional, uso de drogas intravenosas e atividades sexuais sem proteção. Seus estágios consistem em infecção aguda pelo HIV, infecção assintomática pelo HIV, infecção sintomática pelo HIV, AIDS assintomática e AIDS sintomática – esta última, caracterizada por contagem de células CD4+ < 200/mm³, doenças oportunistas, sarcoma de Kaposi, demência associada ao HIV, emagrecimento e deficiência de minerais e vitaminas.

O tratamento dietoterápico consiste em segurança alimentar, água e saneamento, suplementos vitamínicos, dietético e minerais; e manejo nutricional em sintomas como náuseas, vômito, diarreia, perda de apetite, alterações de paladar, hiperlipidemia, hiperglicemia, úlceras bucais e esofágicas, pancreatite e perda de massa corporal.

Uma das características mais associadas ao HIV é a síndrome de lipodistrofia, na qual ocorre uma deposição de gordura na região abdominal e atrofia de tecido adiposo nas extremidades, face e nádegas.

A prática da educação nutricional é capaz de melhorar o estado nutricional, a imunidade e a qualidade de vida. Além disso, informa as interações fármaco-nutrientes ou efeitos colaterais, identifica as barreiras à ingestão desejável de alimentos e deve ser personalizada para cada paciente.

1ª QUESTÃO

Sobre a fisiopatologia da AIDS, assinale a alternativa **INCORRETA**:

a) A infecção primária pelo HIV é a causa subjacente da AIDS
b) A infecção pelo HIV provoca uma progressiva diminuição das células CD4+, o que, por fim, resulta na imunodeficiência
c) A infecção pelo HIV progride em três estágios clínicos: infecção aguda pelo HIV, latência clínica e infecção sintomática pelo HIV
d) Os dois principais biomarcadores utilizados para avaliar a progressão da doença são o ácido ribonucleico (RNA – carga viral) e a contagem de células T CD4+ (CD4)
e) A infecção aguda pelo HIV consiste no tempo a partir da transmissão do HIV para o hospedeiro até que a produção de anticorpos detectáveis contra o vírus (soroconversão) ocorra

2ª QUESTÃO

Na síndrome da lipodistrofia associada ao HIV, os ácidos graxos ômega-3 podem ser úteis, pois:

a) Além de reduzirem a trigliceridemia, reduzem a inflamação e melhoram a depressão
b) Diminuem, potencialmente, o risco da deposição de gordura e melhoram o controle glicêmico
c) Além de reduzirem a trigliceridemia, minimizam o desconforto gastrintestinal comum nesta síndrome
d) Contribuem para o alcance da massa corporal saudável e a manutenção da massa corporal magra
e) Nenhuma das anteriores

3ª QUESTÃO

Sobre as principais vias de transmissão do HIV, assinale V (verdadeiro) ou F (falso):

( ) O HIV é transmitido por meio de contato direto com fluidos corporais infectados, como sangue, sêmen, líquido pré-seminal, fluido vaginal e leite materno
( ) O líquido cerebrospinal, que envolve o cérebro e a medula espinal; o líquido sinovial, que envolve as articulações; e o líquido amniótico, que envolve o feto, são outros fluidos que podem transmitir o HIV

140 Krause | Alimentos, Nutrição e Dietoterapia – Perguntas e Respostas

( ) Saliva, lágrimas e urina contêm HIV suficiente para a transmissão
( ) A via mais comum de transmissão do HIV é o uso de drogas injetáveis; o contágio sexual é a segunda forma mais prevalente

4ª QUESTÃO

Assinale a alternativa **INCORRETA:**

a) A morbidade e a mortalidade relacionadas com o HIV estão ligadas ao enfraquecimento do sistema imunológico, bem como aos efeitos do vírus nos órgãos (como cérebro e rim)
b) Sem tratamento, o vírion HIV (partícula viral) pode se replicar em milhões de partículas por dia e progredir rapidamente para outros estágios da doença
c) A maior parte dos fármacos é formulada como medicamentos individuais. No entanto, cada vez mais, muitos estão disponíveis na forma de combinações com doses fixas para simplificar os regimes de tratamento, diminuir a quantidade de comprimidos e, potencialmente, melhorar a adesão do paciente à medicação
d) A contagem de RNA é utilizada como o melhor indicador da função imunológica nas pessoas infectadas pelo HIV
e) Como as diretrizes para o manejo do HIV evoluem rapidamente, é interessante verificar repetidas vezes se há recomendações atualizadas

5ª QUESTÃO

Em relação à interação medicamento × nutriente, assinale **V** (verdadeiro) ou **F** (falso):

( ) Didanosina – Não se deve misturar com alimentos ácidos
( ) Tenofovir – Tomar em jejum
( ) Tipranavir – Não tomar com refeição gordurosa
( ) Nelfinavir – Evitar suplemento de alho

6ª QUESTÃO

Quanto à síndrome da lipodistrofia associada ao HIV, é **correto** afirmar que:

a) Refere-se às alterações metabólicas e na forma do corpo
b) As mudanças típicas na forma do corpo incluem deposição de gordura (tecido adiposo visceral) na região abdominal, ou hipertrofia da mama, ou atrofia de tecido adiposo nas extremidades, face e nádegas
c) As anormalidades metabólicas incluem dislipidemia e resistência à insulina
d) Atenção especial deve ser dispensada para se alcançar a ingestão adequada de fibra dietética, o que pode diminuir potencialmente o risco da deposição de gordura e melhorar o controle glicêmico
e) Todas estão corretas

7ª QUESTÃO

As principais metas da dietoterapia para as pessoas infectadas pelo HIV incluem:

a) Otimizar o estado nutricional
b) Manter massa corporal saudável e massa corporal magra
c) Evitar deficiências de nutrientes
d) Reduzir o risco de comorbidades
e) Todas estão corretas

8ª QUESTÃO

São recomendações nutricionais para evitar úlceras bucais e esofágicas, **EXCETO**:

a) Experimentar alimentos moles, como aveia, arroz, compota de maçã, ovos mexidos, *milk-shakes* ou iogurte
b) Evitar alimentos ácidos, como frutas cítricas, vinagre, picles, ou alimentos salgados e quentes
c) Umedecer os alimentos com molho
d) Não beber líquidos com as refeições
e) Evitar bebidas ácidas

9ª QUESTÃO

A ingestão de proteína correta para pacientes com AIDS é:

a) A ingestão dietética de referência recomendada hoje é de 1,2 g
b) A ingestão dietética de referência recomendada hoje é de 0,8 g
c) A ingestão dietética de referência recomendada hoje é de 1,5 g
d) A ingestão dietética de referência recomendada hoje é de 2,0 g
e) A ingestão dietética de referência recomendada hoje é de 2,2 g

10ª QUESTÃO

Na avaliação nutricional de pacientes com HIV, é importante considerar:

a) O estágio da doença HIV e infecções oportunistas
b) As alterações na forma do corpo e sintomas orais e gastrintestinais
c) Os comportamentos alimentares incomuns e saúde mental
d) As alergias e intolerâncias alimentares e ingestão típica
e) Todas estão corretas

11ª QUESTÃO

Quanto à interação alimento-fármaco no tratamento da AIDS, é correto afirmar que:

a) Alguns medicamentos podem causar, por exemplo, diarreia, fadiga, refluxo, náuseas, vômito
b) Algumas medicações devem ser tomadas com alimentos ou com o estômago vazio
c) Os medicamentos podem potencialmente causar baixa concentração de vitamina B_{12}, cobre, zinco e carnitina
d) Alguns nutrientes podem afetar a forma de absorção ou de metabolização dos medicamentos
e) Todas estão corretas

12ª QUESTÃO

Deficiências nutricionais podem afetar a função imunológica e levar à progressão da doença. Quanto às deficiências de micronutrientes, é correto afirmar os seguintes aspectos, **EXCETO**:

a) Durante a resposta a uma infecção, as concentrações séricas de ferro, vitamina C e cobre estão baixas
b) As baixas concentrações de vitamina A, B_{12} e zinco estão associadas à progressão mais rápida da doença

142 Krause | Alimentos, Nutrição e Dietoterapia – Perguntas e Respostas

c) São resultado, por exemplo, de má absorção e interações de medicamentos-nutrientes
d) As concentrações séricas de vitamina A, zinco e selênio muitas vezes estão baixas durante a resposta a uma infecção
e) Pode ser necessária a recomendação de um suplemento de multivitaminas e minerais que forneça 100% da ingestão dietética de referência

13ª QUESTÃO

A emaciação implica perda involuntária de massa corporal e perda de massa corporal magra, e está fortemente associada a risco aumentado de progressão da doença e mortalidade. Um dos fatores associados à emaciação é a ingestão alimentar insuficiente, que pode ser decorrente de:

a) Doenças neurológicas
b) Insegurança alimentar relacionada com fatores psicossociais e econômicos
c) Anorexia por medicamentos
d) Má absorção e infecções sistêmicas
e) Todas estão corretas

14ª QUESTÃO

A deficiência de proteínas e o metabolismo anormal de proteínas ocorrem em pessoas com HIV e AIDS. Quanto à ingestão de proteínas nessa população, é **correto** afirmar que:

a) A ingestão dietética de referência recomendada hoje é de 1,5 g de proteínas por quilograma de massa corporal por dia
b) Na presença de infecção oportunista, recomenda-se aumento adicional de 10% na ingestão de proteínas devido à elevação do *turnover* proteico
c) Para as pessoas com HIV que apresentam massa corporal adequada e não estão desnutridas, a suplementação proteica pode ser suficiente para melhorar a massa corporal livre de gordura
d) Em caso de insuficiência renal, cirrose ou pancreatite, não há necessidade de ajustar a ingestão de proteínas
e) Nenhuma das anteriores

15ª QUESTÃO

Quanto ao tratamento nutricional para o HIV, é **correto** afirmar que:

a) Calcular as necessidades energéticas e proteicas para essa população é difícil por causa de outros problemas, como perda de massa corporal, obesidade, hipertensão arterial sistêmica e falta de equações precisas de predição
b) Algumas pesquisas sugerem que a energia gasta em repouso está aumentada em cerca de 10% em adultos com HIV assintomático
c) Após uma infecção oportunista, as necessidades nutricionais aumentam em cerca de 20 a 50% em adultos e crianças
d) Indivíduos com HIV bem controlado são incentivados a seguir os mesmos princípios de uma alimentação saudável e ingestão de líquidos recomendados para a população em geral
e) Todas estão corretas

16ª QUESTÃO

A apresentação física do paciente com HIV deve ser considerada durante a avaliação inicial e o acompanhamento. Pacientes com HIV estão cientes das mudanças na forma do seu corpo, e é fundamental identificá-las. Alterações na forma do corpo e redistribuição de gordura podem ser monitoradas por medidas antropométricas. Pelo exposto, é **correto** afirmar que:

a) Os profissionais da saúde devem perguntar aos pacientes sobre as mudanças na forma do corpo a cada 2 a 4 meses

b) Os pacientes que sofrem de neuropatia podem ser capazes de trabalhar ou ser fisicamente ativos

c) Se um coxim de gordura dorsocervical estiver presente, a medição do perímetro da cintura pode ajudar a controlar as alterações nessa área

d) Geralmente, estas medidas são avaliadas como os perímetros da cintura, do quadril, do braço e da coxa, e como medidas de dobras cutâneas do tríceps, subescapular, suprailíaca, coxa e abdome

e) Nenhuma das anteriores

CASO CLÍNICO

Síndrome da imunodeficiência adquirida

Identificação do paciente: sexo feminino, 26 anos de idade, ensino fundamental completo, solteira, auxiliar de serviços gerais, 2 filhos.

Dados clínicos

Queixa principal: paciente deu entrada na emergência relatando dor lombar e disúria.

História da doença atual: paciente com diagnóstico de AIDS e com uso irregular de terapia antirretroviral. Internada com possível diagnóstico de pielonefrite com hidronefrone.

História patológica pregressa: refere ter descoberto a doença de base em 2015 e iniciado tratamento medicamentoso, porém não houve boa adesão quanto à rotina de uso da terapia antirretroviral.

História social e familiar: um irmão faleceu por AIDS.

Diagnóstico clínico: pielonefrite com hidronefrose.

Exame físico

Nível de consciência	Responsiva
Cabelos	Com queda
Olhos e conjuntivas	Sem alterações
Bola gordurosa de Bichat	Preservada
Musculatura temporal	Preservada
Lábios	Sem alterações
Língua	Sem alterações
Gengivas	Sem alterações
Dentição	Preservada

144 Krause | Alimentos, Nutrição e Dietoterapia – Perguntas e Respostas

Musculaturas das fossas supra e infraclaviculares	Preservadas
Perfusão de extremidades	Preservada
Musculatura interóssea	Preservada
Unhas	Sem alterações
Abdome	Globoso, timpânico
Edema bilateral	Ausente

Avaliação antropométrica

Dados antropométricos	Avaliação	Classificação
Massa corporal atual (kg)	59,7	P25-P50
Massa corporal usual (kg)	59	P25-P50
Estatura (m)	1,56	–
IMC (kg/m²)	24,5	Eutrófico
DCT (mm)	34	P90
PB (cm)	27	P25-P50
CMB (cm)	16,3	< P5
PC (cm)	80,9	Adequada

IMC = índice de massa corporal; DCT = dobra cutânea tricipital; PB = perímetro do braço; CMB = circunferência muscular do braço; PC = perímetro da cintura.

Avaliação bioquímica

Dados bioquímicos	Valores de referência	Avaliação	Classificação
Hemácias (milhões/mm³)	4,20-5,40	4,43	Adequado
Hemoglobina (g/dℓ)	12,0-16,0	11,8	Diminuído
Hematócrito (%)	37,0-47,0	36	Diminuído
Leucócitos (/mm³)	4.000-11.600	20.700	Aumentado
Linfócitos (/mm³)	1.500-3.900	1.469	Diminuído
Plaquetas (mil/mm³)	150-450	160	Adequado
Albumina (g/mℓ)	3,9-4,6	–	–
Glicose (mg/dℓ)	< 99	81	Adequado
Ureia (mg/dℓ)	17-43	11	Diminuído
Creatinina (mg/dℓ)	0,5-1,0	0,9	Adequado
Bilirrubina total (mg/dℓ)	Até 1,2	0,4	Adequado
Gamaglutamil transferase (U/ℓ)	5-38	36	Adequado
Transaminase glutâmico-oxaloacética (U/ℓ)	10-35	22	Adequado
Transaminase glutamicopirúvica (U/ℓ)	7-53	33	Adequado

Elabore um parecer nutricional a ser registrado no prontuário.

Dietoterapia em Cuidados Intensivos

Tratamento intensivo é o tratamento clínico completo de um indivíduo que apresenta doença ou trauma grave. Esse grau de doença ou trauma envolve o comprometimento agudo de um ou mais sistemas de órgãos vitais, com alta probabilidade de deterioração da condição do paciente, que coloque sua vida em risco.

Os cuidados intensivos exigem tomadas de decisão complexas e suporte dos sistemas de órgãos vitais, a fim de impedir choque e falência de um ou mais dos seguintes sistemas: nervoso central, circulatório, renal e hepático, metabólico e respiratório.

Os pacientes em cuidados intensivos são tratados em uma unidade de terapia intensiva (UTI), que conta com equipamento especializado e equipe altamente treinada. A presença de múltiplos monitores, tubos, cateteres e infusões torna difícil a avaliação nutricional do paciente.

Os distúrbios que frequentemente são tratados em uma UTI incluem, entre outros, síndrome do desconforto respiratório agudo, asma, queimaduras, doença pulmonar obstrutiva crônica, pneumonia, síndrome do desconforto respiratório, sepse e trauma.

A resposta metabólica à doença grave, a lesões traumáticas, sepse, queimaduras ou cirurgia de grande porte é complexa e envolve a maioria das vias metabólicas. A resposta hipermetabólica acontece em decorrência da presença de sepse, fraturas, estresse, trauma, queimadura e grandes cirurgias, e é composta por duas fases.

A primeira é chamada de fase de choque, com características de hipovolemia, choque, hipoxia tecidual e a diminuição do débito cardíaco, consumo de O_2 e temperatura corporal. Já a fase seguinte, chamada de fase de fluxo, é caracterizada por proteínas de fase aguda, respostas hormonais, respostas imunes e aumento do débito cardíaco, consumo de O_2, temperatura corporal, gasto de energia e catabolismo proteico.

O entendimento sobre a fase em que o paciente se encontra é o que vai delinear a conduta nutricional e estabelecer medidas que minimizem o catabolismo, firmem e mantenham o equilíbrio hidreletrolítico e atendam às demandas energéticas daquela situação.

1ª QUESTÃO

A resposta metabólica a doença grave, lesões traumáticas, sepse, queimaduras ou cirurgias de grande porte é complexa e envolve a maiorias das vias metabólicas. O catabolismo acelerado da massa corporal magra ou esquelética resulta em:

a) Balanço nitrogenado negativo e perda do volume muscular
b) Balanço nitrogenado positivo e perda do volume muscular
c) Balanço nitrogenado negativo e aumento de volume muscular
d) Balanço nitrogenado positivo e aumento de volume muscular
e) Nenhuma das anteriores

2ª QUESTÃO

A fase de choque (fase *ebb*), ocorrida imediatamente após a lesão, associa-se a hipovolemia, choque e hipoxia tecidual. Em geral, ocorre diminuição de débito cardíaco, do consumo de oxigênio e da temperatura corporal nessa fase. Neste caso:

a) As concentrações de insulina aumentam em resposta direta à diminuição do glucagon, provavelmente como sinal para o aumento da produção hepática de glicose

146   Krause | Alimentos, Nutrição e Dietoterapia – Perguntas e Respostas

b) A produção hepática de glicose diminui em resposta ao aumento de glucagon
c) Há aumento das concentrações circulantes de insulina e de catecolaminas
d) As concentrações de insulina caem em resposta direta ao aumento do glucagon, provavelmente como sinal para o aumento da produção hepática de glicose
e) Os níveis de glucagon e cortisol estão diminuídos

3ª QUESTÃO

Com relação ao metabolismo dos carboidratos, as alterações fisiológicas no catabolismo são:

a) Aumento da glicogenólise
b) Aumento da gliconeogênese
c) Resistência à insulina dos tecidos
d) Hiperglicemia
e) Todas as anteriores estão corretas

4ª QUESTÃO

Depois de trauma ou sepse, a produção de energia depende, cada vez mais, das proteínas. Com base nesta afirmação, marque a alternativa **INCORRETA:**

a) Aminoácidos de cadeia ramificada são oxidados a partir do músculo esquelético como fonte de energia para o músculo
b) Esqueletos de carbono são disponibilizados para o ciclo glicose-alanina
c) Há diminuição da perda urinária de potássio
d) Há rápida perda de massa magra
e) Há aumento do balanço nitrogenado negativo

5ª QUESTÃO

Na resposta metabólica ao trauma, cada acontecimento é decorrente da liberação de determinada citocina. Marque a alternativa em que essa associação **NÃO** está correta:

a) Interleucina-1: eleva a insulina e o glucagon
b) Interleucina-2: promove o aumento da lipólise
c) Fator de necrose tumoral: reduz o gasto energético
d) Interleucina-6: promove a síntese hepática de fase aguda
e) Todas as anteriores estão corretas

6ª QUESTÃO

Um grupo de trabalho da American Society for Parenteral and Enteral Nutrition (ASPEN) e da Academy of Nutrition and Dietetics publicou um consenso descrevendo os critérios específicos para o diagnóstico de desnutrição grave e não grave. Assinale a alternativa que melhor descreve os critérios para desnutrição grave:

a) Perda de massa corporal menor que 2% ao longo de 1 semana
b) Força de preensão manual dentro da normalidade
c) Perda de massa magra intensa
d) Edema leve
e) Ingestão de energia de menos de 50% da necessidade estimada por mais de 5 dias

7ª QUESTÃO

As metas tradicionais da terapia nutricional durante a sepse e depois de lesão incluem:

a) Minimização da inanição
b) Prevenção ou correção de deficiências específicas de nutrientes
c) Fornecimento de energia adequada para atender às necessidades energéticas
d) Correto manejo de líquidos e eletrólitos, a fim de manter diurese adequada e homeostase adequada
e) Todas as anteriores estão corretas

8ª QUESTÃO

A necessidade energética e proteica de pacientes sépticos e traumatizados, respectivamente, é:

a) 20-25 kcal/kg/dia; 0,8 a 1 g/kg/dia
b) 25-30 kcal/kg/dia; 1,2 a 2 g/kg/dia
c) 30-35 kcal/kg/dia; 1-1,2 g/kg/dia
d) 40 kcal/kg/dia; 2 g/kg/dia

9ª QUESTÃO

Pacientes com fístula intestinal e grandes feridas em drenagem representam um desafio nutricional, pois costumam apresentar anormalidades metabólicas associadas a perdas de líquidos, eletrólitos e nutrientes. Sabendo disso, o uso de nutrição nasoenteral é recomendado?

a) Não, somente uso de nutrição parenteral
b) Sim, a sonda nasoenteral pode ser posicionada a nível gástrico
c) Sim, com posicionamento distal à fístula
d) Não, o paciente permanece em jejum por aproximadamente 5 dias
e) É recomendada via oral exclusiva

10ª QUESTÃO

A necessidade proteica de pacientes queimados é:

a) 20 a 25% do total de energia com proteínas de alto valor biológico, não excedendo mais que duas vezes o gasto energético em repouso (GER)
b) 40% do total de energia, podendo exceder em até duas vezes o GER
c) 30 a 35% do total de energia com proteínas de alto e baixo valor biológico
d) O cálculo será baseado em duplicar o valor do GER
e) Nenhuma das anteriores

Dietoterapia para Doença Reumática

A doença reumática contempla muitos quadros de inflamação e perda de função do tecido conjuntivo e das estruturas de sustentação (articulações, tendões, ligamentos, ossos, músculos e até órgãos internos). Por conseguinte, a dietoterapia, a farmacoterapia, a fisioterapia e a terapia ocupacional precisam ser individualizadas e planejadas para tratar cada doença e seus sintomas.

148 Krause | Alimentos, Nutrição e Dietoterapia – Perguntas e Respostas

Uma dieta com teor adequado de proteínas e energia, rica em vitaminas, minerais e ácidos graxos poli-insaturados ômega-3 pode promover um efeito protetor benéfico contra a lesão tecidual e a supressão da atividade inflamatória.

As doenças reumáticas são: artrite reumatoide, osteoartrite, gota, lúpus, esclerodermia, síndrome de Sjögren e distúrbio da articulação temporomandibular. As mudanças do corpo associadas ao envelhecimento – como diminuição da proteína somática, dos líquidos corporais e da densidade óssea – e a obesidade podem contribuir para o início e a progressão da artrite. Ainda, o envelhecimento da massa corporal provoca alterações nos reguladores neuroendócrinos, reguladores imunes e metabolismo, que afetam o processo inflamatório.

Os distúrbios reumáticos são habitualmente crônicos e não têm nenhuma cura conhecida; porém, podem se manifestar na forma de episódios agudos de duração curta ou intermitente.

Os fatores de risco incluem lesão articular repetitiva, suscetibilidade genética e fatores ambientais, sobretudo tabagismo. O sexo é um fator, visto que as mulheres são mais suscetíveis do que os homens à maioria das doenças reumáticas. Somente na gota é que ocorre o predomínio em homens.

A dieta anti-inflamatória, que se assemelha à mediterrânea, tem sido útil para o tratamento de doenças inflamatórias, prezando pela inclusão da maior quantidade possível de alimentos frescos, quantidade mínima de alimentos processados, *fast-food* e açúcar, sobretudo frutose e sacarose, e abundância de frutas (sobretudo bagas) e vegetais, proteínas magras de fontes animais, como frango e peixe, e de fontes vegetarianas, como leguminosas e castanhas, ácidos graxos essenciais e fibras dietéticas.

1ª QUESTÃO

O lúpus eritematoso sistêmico é uma doença inflamatória crônica de origem autoimune. Seu manejo requer cuidados nutricionais e de exposição, à **EXCEÇÃO** de:

a) Manter a massa corporal ideal
b) Restringir proteína, líquidos e sódio, caso haja comprometimento renal
c) Verificar a presença de intolerância ao glúten
d) Evitar a suplementação de vitaminas antioxidantes
e) Evitar a exposição ao sol sem proteção

2ª QUESTÃO

Diversos corticosteroides são utilizados no tratamento das doenças reumáticas, proporcionando alívio da dor e da inflamação. Os corticosteroides causam efeitos colaterais nutricionais importantes, como:

a) Diminuição do colesterol, aumento do triglicerídeo, diminuição da glicemia, aumento do risco de desenvolvimento de aterosclerose, hipertensão arterial e aumento de massa corporal
b) Aumento do colesterol, aumento do triglicerídeo, aumento da glicemia, aumento do risco de desenvolvimento de aterosclerose, hipertensão arterial e aumento de massa corporal
c) Diminuição do colesterol, diminuição do triglicerídeo, aumento da glicemia, aumento do risco de desenvolvimento de aterosclerose, hipertensão arterial e diminuição da massa corporal
d) Diminuição do colesterol, aumento do triglicerídeo, aumento da glicemia, aumento do risco de desenvolvimento de aterosclerose, hipertensão arterial e aumento de massa corporal

e) Aumento do colesterol, aumento do triglicerídeo, diminuição da glicemia, aumento do risco de desenvolvimento de aterosclerose, hipotensão arterial e diminuição da massa corporal

3ª QUESTÃO

Os anti-inflamatórios esteroides (AINE) são utilizados para aliviar a dor e a inflamação associadas a artrite e condições relacionadas. Todos os AINE atuam por meio do bloqueio da síntese de prostaglandinas, que estão envolvidas na dor e na inflamação, bem como em muitas outras funções orgânicas, como a proteção do revestimento gástrico. Assim, marque (**V**) verdadeiro e (**F**) falso para as afirmações a seguir quanto ao uso em longo prazo de AINE e seus efeitos gastrintestinais:

( ) Pode causar gastrite
( ) Protege contra sangramento gastrintestinal
( ) Pode causar úlceras
( ) Não afeta a função renal

a) V, F, V, F
b) V, V, V, F
c) F, F, V, V
d) V, F, F, V
e) F, V, F, F

4ª QUESTÃO

Uma das medicações utilizadas no tratamento da artrite reumatoide é o metotrexato. Os pacientes em uso dessa medicação devem preferencialmente ingerir suplementos de _____, a fim de reduzir os efeitos colaterais da medicação.

a) Vitaminas com complexo B
b) Zinco
c) Ácido fólico
d) Selênio
e) Vitamina A

5ª QUESTÃO

Os corticosteroides são medicamentos que simulam os efeitos do hormônio cortisol, que é naturalmente produzido pelas glândulas suprarrenais. Por serem os mais potentes dos agentes anti-inflamatórios utilizados no tratamento da artrite reumatoide (AR), os esteroides apresentam efeitos catabólicos extensos. Acerca do exposto, marque a afirmativa **INCORRETA**:

a) A hipercalciúria e a absorção de cálcio podem aumentar o risco de osteoporose
b) A suplementação de vitamina D não é indicada durante o tratamento da AR
c) Deve haver monitoramento do estado ósseo, a fim de minimizar a osteopenia
d) A insuficiência de vitamina D está associada a uma alta atividade da AR
e) A suplementação de cálcio é indicada durante o tratamento da AR

6ª QUESTÃO

No tratamento da artrite reumatoide, as recomendações nutricionais são:

150 Krause | Alimentos, Nutrição e Dietoterapia – Perguntas e Respostas

a) Evitar possíveis alergênios alimentares, suplementação de ômega-3 e manutenção dos níveis de vitamina D
b) Dieta hiperproteica, suplementação de ômega-3 e concentrações adequadas de vitamina B
c) Dieta restrita em sacarose, suplementação de vitamina E e evitar possíveis alergênios alimentares
d) Dieta isenta de lactose, suplementação de ômega-3 e ômega-6 e manutenção dos níveis de vitamina D
e) Manter teor adequado de cálcio, evitar suplementação de ômega-3 e ômega-6 e dieta isenta de lactose

7ª QUESTÃO

Assinale a afirmativa **INCORRETA**:

a) Pacientes com artrite reumatoide correm risco aumentado de doença cardiovascular em função da resposta inflamatória sistêmica
b) Os fármacos utilizados no tratamento da artrite reumatoide podem resultar em hiper-homocisteinemia
c) Os fármacos utilizados no tratamento da artrite reumatoide podem resultar em hipertensão arterial
d) Os fármacos utilizados no tratamento da artrite reumatoide podem resultar em hipotensão arterial
e) Os fármacos utilizados no tratamento da artrite reumatoide podem resultar em hiperglicemia

8ª QUESTÃO

A recomendação de proteína e lipídios na dieta de pacientes com artrite reumatoide é, respectivamente:

a) 0,8 g/kg/dia; suplementação de ômega-3
b) Abaixo de 0,8 g/kg/dia; suplementação de ômega-3 e ômega-6
c) 1 a 1,5 g/kg/dia; suplementação de ômega-3
d) 1 g/kg/dia; não é necessária a suplementação de ômega-3
e) 1,5 a 2 g/kg/dia; suplementação de ômega-3

9ª QUESTÃO

O manejo nutricional em pacientes com síndrome de Sjögren é:

a) Por causar xerostomia, evita-se cafeína, álcool e tabaco e estimula-se a ingestão hídrica
b) Após o consumo de alimentos ricos em sacarose, é necessário escovar imediatamente os dentes, a fim de evitar a cárie dentária
c) Colírios de lágrimas artificiais são utilizados no tratamento da xeroftalmia
d) O tratamento tópico para xeroftalmia consiste em evitar ambientes secos, leitura prolongada e uso de computador
e) Todas as anteriores estão corretas

10ª QUESTÃO

A gota é um distúrbio do metabolismo das purinas, em que ocorre acúmulo de concentrações anormalmente elevadas de ácido úrico no sangue (hiperuricemia). Alguns alimentos devem ser evitados, a fim de melhorar o quadro, **EXCETO**:

a) Café
b) Álcool
c) Refrigerantes
d) Carne de porco
e) Chá-verde

CASO CLÍNICO

Lúpus eritematoso sistêmico

Identificação do paciente: sexo feminino, 19 anos de idade, solteira, ensino médio completo, mora com os pais em casa com saneamento básico.

Dados clínicos

História da doença atual: febre + poliartragia, dor lombar + piora da função renal.

História patológica pregressa: doenças comuns à infância.

História familiar: pais vivos e saudáveis.

Diagnóstico clínico: lúpus eritematoso sistêmico, hipotireoidismo e transtorno depressivo, e em investigação de nefrite lúpica.

Exame físico

Nível de consciência	Lúcida e colaborativa à visita
Cabelos	Com brilho e sem queda
Olhos e conjuntivas	Hipocorados
Bola gordurosa de Bichat	Consumida
Musculatura temporal	Consumida
Lábios	Sem presença de inflamações
Língua	Sem presença de inflamações ou alterações quanto a cor e aspecto
Gengivas	Sem sangramento
Dentição	Completa
Musculaturas das fossas supra e infraclaviculares	Consumidas
Perfusão das extremidades	Acianótica
Musculaturas do pinçamento	Consumidas
Estado de hidratação	Presença de saliva no assoalho bucal
Unhas	Não quebradiças, não coiloníquias e cianóticas
Abdome	Plano, flácido, indolor à palpação e timpânico em todos os quadrantes
Edema	Ausente em membros inferiores

Sintomas gastrintestinais

Paciente com aceitação baixa da dieta oferecida, com apetite preservado. Paciente nega odinofagia, disfagia, plenitude gástrica, êmese e pirose; relata flatulência e náuseas após a ingestão dos medicamentos. Funcionamento intestinal: presente, fezes com consistência normal, sem esforço evacuatório [sic]. Diurese: presente em coloração clara; nega espuma e dor ou dificuldade [sic].

Avaliação antropométrica

Dados antropométricos	Avaliação	Classificação
Massa corporal atual (kg)	48,9	P10-P25
Massa corporal usual (kg)	52,0	P10-P25
Estatura (m)	1,53	–
IMC (kg/m²)	20,89	Eutrofia
DCT (mm)	10	P5-P10
PB (cm)	33	P10-P25
CMB (cm)	20,7	< P5

IMC = índice de massa corporal; DCT = dobra cutânea tricipital; PB = perímetro do braço; CMB = circunferência muscular do braço.

Exames laboratoriais

Dados bioquímicos	Valores de referência	Resultado	Classificação
Perímetro braquial	23,86	110,6	Aumentado
Albumina (g/dℓ)	3,9-4,6	2,6	Diminuído
Hemácias (milhões/mm³)	4,5-6,0	2,77	Diminuído
Hemoglobina (g/dℓ)	12-14	7,80	Diminuído
Hematócrito (%)	40-54	22,80	Diminuído
Plaquetas (mil/mm³)		330	Adequado

Sinais vitais

Pressão arterial: 120×80 mmHg

Elabore um parecer nutricional a ser registrado no prontuário.

Dietoterapia para Doenças Neurológicas

Alguns distúrbios neurológicos resultam de uma simples deficiência ou do excesso de um nutriente, tal como a neuropatia associada à deficiência de tiamina, enquanto outros têm causas mais complexas, como neuropatia diabética, acidente vascular encefálico ou trauma.

Algumas condições surgem com a interação de fatores genéticos e fatores metabólicos ou ambientais, como é o caso de esclerose múltipla, doença de Parkinson e alcoolismo.

A história clínica e de saúde é, muitas vezes, a parte mais importante de uma avaliação neurológica. Alguns sintomas podem acompanhar as doenças neurológicas, como desnutrição, dores de cabeça, tonturas, insônia, fadiga, fraqueza, dor ou desconforto. Estas devem ser habilmente avaliadas para a presença de um componente nutricional em sua causa e tratamento.

Perguntas **153**

A seguir, são listadas algumas considerações nutricionais nas doenças neurológicas:

- **Doença de Alzheimer:** são recomendados antioxidantes e anti-inflamatórios na dieta. Minimizar as distrações na hora da refeição. Guiar a mão para iniciar a ingestão. Fornecer alimentos densos em nutrientes e ácidos graxos ômega-3
- **Esclerose lateral amiotrófica:** intervir para prevenir desnutrição e desidratação. Possivelmente dieta cetogênica. Monitorar a disfagia. O uso de antioxidantes (vitaminas C, E, selênio, metionina) é bem tolerado, mas não comprovado
- **Epilepsia:** fornecer dieta cetogênica
- **Síndrome de Guillain-Barré:** obter equilíbrio energético positivo com alimentação de alta energia e alto teor proteico por sonda. Possivelmente dieta sem glúten. Avaliar disfagia
- **Enxaqueca:** seguir as recomendações gerais para evitar alimentos. Manter adequada ingestão dietética e de líquidos. Manter registro detalhado de sintomas e alimentos
- **Esclerose múltipla:** recomendam-se antioxidantes e anti-inflamatórios na dieta. Possivelmente, recomendar suplementação com ácido linoleico. Avaliar o estado de vitamina D do paciente. Terapia nutricional pode ser necessária nos estágios avançados. Distribuir os líquidos ao longo do dia; limitar antes de dormir
- **Doença de Parkinson:** focar nas interações entre medicações e nutrientes. Minimizar as proteínas dietéticas no café da manhã e no almoço. São recomendados antioxidantes e anti-inflamatórios na dieta
- **Anemia perniciosa:** administrar injeções de vitamina B_{12}. Fornecer dieta com proteínas de alto valor biológico. Fornecer dieta suplementada com Fe+, vitamina C e vitaminas do complexo B
- **Síndrome de Wernicke-Korsakoff:** fornecer suplemento de tiamina. Fornecer hidratação adequada. Fornecer dieta de alimentos com alto teor de tiamina. Eliminar o álcool. Proteínas dietéticas podem ter de ser restringidas.

1ª QUESTÃO

A ingestão nutricional de pacientes com doença neurológica é complexa. Os danos neurológicos graves comprometem os mecanismos e a capacidade cognitiva necessária a uma alimentação adequada. Um resultado comum é:

- a) Disartria
- b) Odinofagia
- c) Disfagia
- d) Disfemia
- e) Disfasia

2ª QUESTÃO

A história alimentar e a observação durante as refeições são usadas para avaliar os padrões de mastigação normal, deglutição e taxa de ingestão, além da avaliação da perda de massa corporal. É considerado risco nutricional, em pacientes com doenças neurológicas, uma perda de:

- a) ≥ 5% de massa corporal
- b) ≥ 10% de massa corporal
- c) ≥ 15% de massa corporal
- d) ≥ 20% de massa corporal
- e) ≥ 25% de massa corporal

3ª QUESTÃO

À medida que a doença neurológica crônica vai progredindo, os nervos cranianos ficam danificados, levando a déficit neurológico. A intervenção nutricional deve ser individualizada de acordo com o tipo e a extensão da disfunção. Se os suplementos mastigáveis não forem usados com segurança, as fórmulas líquidas podem ser adicionadas aos alimentos aceitáveis. Portanto, algumas técnicas utilizadas para melhorar a aceitação das dietas são:

a) Substituição de sucos por água; temperatura fria; carbonatação de líquidos com alimentos cítricos; favorecer a utilização de molhos e caldos e evitar alimentos que se desintegram na boca

b) Substituição de sucos por água; temperatura quente; carbonatação de líquidos com alimentos cítricos; favorecer a utilização de molhos e caldos e dar preferência a alimentos que se desintegram na boca

c) Substituição de água por sucos; temperatura quente; evitar a carbonatação de líquidos com alimentos cítricos; evitar a utilização de molhos e caldos e dar preferência a alimentos que se desintegram na boca

d) Substituição de água por sucos; temperatura fria; carbonatação de líquidos com alimentos cítricos; evitar a utilização de molhos e caldos e evitar alimentos que se desintegram na boca

e) Substituição de sucos por água; temperatura fria; evitar a carbonatação de líquidos com alimentos cítricos; favorecer a utilização de molhos e caldos e dar preferência a alimentos que se desintegram na boca

4ª QUESTÃO

A maioria dos sintomas neurológicos que surgem a partir de deficiências pode ser corrigida com o aumento da ingestão de alimentos ou de suplementos. Correlacione as doenças neurológicas de origem nutricional com o tratamento nutricional mais adequado:

I. Beribéri úmido
II. Pelagra
III. Anemia perniciosa
IV. Síndrome de Wernicke-Korsakoff

( ) Suplementação oral de vitamina B_{12}
( ) Eliminar o álcool e suplementação com tiamina
( ) Suplementação com tiamina
( ) Suplementação com niacina

a) III, I, IV, II
b) IV, II, I, III
c) III, IV, II, I
d) I, IV, II, III
e) III, IV, I, II

5ª QUESTÃO

O acidente vascular encefálico (AVE) apresenta diversos fatores de risco, dentre eles: índice de massa corporal > 25 kg/m² em mulheres, razão cintura-quadril > 0,92 em homens, diabetes melito, hipertensão arterial sistêmica e concentração elevada de colesterol no AVE hemorrágico. Mudanças de estilo de vida e comportamento que inclui dieta são componentes-chave para a prevenção primária de AVE. Assim, marque verdadeiro (**V**) ou falso (**F**) nas seguintes afirmativas sobre os fatores protetores:

( ) Consumo diário de frutas frescas
( ) Favorecer o consumo de suplementos de ácidos graxos ômega-3 em mulheres e homens
( ) Consumo de flavonoides presentes no chá-verde
( ) Colesterol HDL baixo no derrame isquêmico

   a) F, V, V, F
   b) V, F, V, F
   c) V, F, F, V
   d) V, V, V, V
   e) F, V, F, V

6ª QUESTÃO

Alguns medicamentos comumente utilizados para o tratamento de doenças neurológicas podem depletar ou aumentar a necessidade de algumas vitaminas. Assim, deve-se aumentar a oferta dessas vitaminas pela alimentação ou suplemento alimentar. Em relação à esclerose lateral amiotrófica (ELA), são muito utilizados fármacos anticonvulsivantes, como valproato, fenitoína e carbamazepina, além de outro fármaco, denominado fenobarbital, utilizado como sedativo. Sobre esses fármacos, correlacione as colunas com seus efeitos colaterais em relação à nutrição:

 I. Alproato
 II. Fenitoína
III. Carbamazepina
IV. Fernobarbital

( ) Aumenta a necessidade de vitamina D e K
( ) Náuseas e necessidade de vitamina D aumentada
( ) Aumenta o apetite e a necessidade de vitamina D
( ) Aumenta a necessidade de vitaminas D, K e possivelmente de ácido fólico

   a) I, IV, III, II
   b) III, I, IV, II
   c) II, I, IV, III
   d) II, III, I, IV
   e) IV, III, I, II

7ª QUESTÃO

A esclerose múltipla é um distúrbio inflamatório crônico do sistema nervoso central e é uma das causas mais comuns de incapacidade não traumática entre jovens e adultos de meia-idade. É mais comum em mulheres e pessoas com ascendência no norte da Europa. A latitude geográfica e a dieta estão implicadas com a ocorrência dessa doença. Qual é a vitamina necessária para inibir a progressão da esclerose múltipla?
   a) Vitamina A
   b) Vitamina D
   c) Vitamina K
   d) Vitamina C
   e) Vitamina E

8ª QUESTÃO

A síndrome de Guillain-Barré e a polineuropatia desmielinizante inflamatória crônica são distúrbios inflamatórios imunomediados e adquiridos do sistema nervoso periférico, cuja progressão é abrupta, podendo deteriorar rapidamente a capacidade vital e a função da deglutição. Apresentam, ainda, arreflexia, fraqueza do membro proximal e insuficiência respiratória. A recomendação para energia e proteínas deve ser:

a) 35-40 kcal/kg e o dobro de proteína do usual
b) 35-40 kcal/kg e o triplo de proteína do usual
c) 40-45 kcal/kg e o dobro de proteína do usual
d) 40-45 kcal/kg e o triplo de proteína do usual
e) 45-50 kcal/kg e o dobro de proteína do usual

9ª QUESTÃO

Em paciente com doenças neurológicas, as texturas alimentares modificadas se fazem necessárias no caso de indivíduos com problemas de deglutição. Considerando as modificações das texturas das dietas de acordo com os graus de disfagia, podemos afirmar que devemos:

I. Disfagia grau 1 (pastosa)
II. Disfagia grau 2 (mecanicamente alterada)
III. Disfagia grau 3 (avançada)

( ) Excluir batatas *chips*, coco, pão de sacadura, legumes crus, pipoca, sementes, entre outros alimentos mais difíceis de mastigar
( ) Não consumir alimentos com grandes pedaços, dar preferência para alimentos mais moídos, com mais caldos ou molhos
( ) Crostas de pão devem ser retiradas
( ) Evitar ovos mexidos, fritos ou cozidos
( ) Frutas e vegetais mais macios devem ser amassados com um garfo; frutas cozidas e vegetais em pedaços pequenos
( ) Incluir purês, sopas pastosas lisas, pudins, sobremesas pastosas sem frutas, oleaginosas, sementes ou coco
( ) Excluir frutas e legumes duros e crocantes, alimentos pegajosos e muito secos
( ) Dar preferência a alimentos lisos, puros, homogêneos, muito coesos e de consistência semelhante à de pudim, que requerem pouca ou nenhuma capacidade de mastigação
( ) Excluir a maioria dos produtos de panificação, biscoitos e outros alimentos secos
( ) Dar preferência a carnes, peixes e aves na forma de purê com molhos e caldos
( ) Dar preferência a alimentos sólidos macios, incluindo carnes fáceis de cortar, frutas e vegetais macios, cortados em pequenos pedaços e umedecidos com molho ou caldos
( ) Dar preferência a alimentos consistentes, úmidos e semissólidos que requerem alguma capacidade de mastigar

a) III, II, III, I, II, I, III, I, II, I, III, II
b) I, III, II, III, I, I, II, III, II, I, II, I
c) II, I, III, II, I, II, III, I, II, III, I, II
d) I, II, I, II, III, I, II, I, III, I, II, II
e) III, I, I, II, III, I, I, II, III, II, I, II

10ª QUESTÃO

Marque **V** (verdadeiro) ou **F** (falso) para as características associadas à nutrição de pacientes neurológicos:

( ) Dificuldade de mastigar
( ) Diminuição do gasto energético
( ) Ingestão adequada de energia
( ) Ingestão inadequada de líquidos
( ) Presença de atividade física
( ) Boa qualidade nutricional
( ) Dificuldade com a alimentação independente
( ) Facilidade de deglutição
( ) Massa corporal adequada
( ) Problemas de constipação intestinal

    a) V, F, F, V, F, F, V, F, F, V
    b) F, V, V, F, V, V, F, V, V, F
    c) V, V, F, F, V, V, F, V, V, V
    d) V, F, V, F, F, V, V, F, V, F
    e) F, F, V, F, V, F, V, F, V, F

CASO CLÍNICO

Acidente vascular encefálico

Identificação do paciente: CRAD, sexo feminino, 59 anos, ensino médio incompleto, cabeleireira.

Dados clínicos

Queixa principal: dor na garganta, vômitos biliosos sem sangue, perda de massa corporal.

História da doença atual: paciente com disfagia há 3 meses, com perda ponderal expressiva de 20 kg decorrente de dificuldade de se alimentar, hipertensão arterial sistêmica; qualquer tipo de alergia.

História patológica pregressa: paciente com histórico de refluxo gástrico e disfagia, hipertensão arterial sistêmica.

História social e familiar: pai falecido com câncer gástrico, mãe falecida por acidente vascular encefálico.

Diagnóstico clínico: paciente apresenta disfagia progressiva, após acidente vascular encefálico.

Exame físico

Nível de consciência	Lúcida e orientada
Cabelos	Sem queda
Olhos e conjuntivas	Hipocorados 2+/4+
Bola gordurosa de Bichat	Consumida
Musculatura temporal	Consumida

158 Krause | Alimentos, Nutrição e Dietoterapia – Perguntas e Respostas

Lábios	Sem alterações
Língua	Sem alterações
Gengivas	Sem alterações
Dentição	Incompleta
Musculaturas das fossas supra e infraclaviculares	Preservadas
Perfusão de extremidades	Preservada
Musculatura interóssea	Consumida
Unhas	Sem alterações
Abdome	Globoso
Edema	Ausente

Avaliação antropométrica

Dados antropométricos	Avaliação	Classificação
Massa corporal atual (kg)	47	< P5
Massa corporal usual (kg)	67	P25-P50
Estatura (m)	1,63	–
Perda ponderal por mês (%)	29,8	Perda grave
IMC (kg/m²)	17,68	Magreza grau 1
DCT (mm)	7	P5-P10
PB (cm)	22	< P5
CMB (cm)	19,80	< P5
PC (cm)	85	Adequado

IMC = índice de massa corporal; DCT = dobra cutânea tricipital; PB = perímetro do braço; CMB = circunferência muscular do braço; PC = perímetro da cintura.

Exames laboratoriais

Dados bioquímicos	Valores de referência	Avaliação	Classificação
Hemácias (milhões/mm³)	4,20-5,40	4,15	Alterado
Hemoglobina (g/dℓ)	12,0-16,0	11,30	Alterado
Hematócrito (%)	37,0-47,0	36,2	Alterado
Leucócitos (/mm³)	4.000-11.600	6.700	Adequado
Linfócitos (/mm³)	1.500-3.900	1.670	Adequado
Plaquetas (mil/mm³)	150-450	133	Alterado
Albumina (g/mℓ)	3,9-4,6	4,2	Adequado
Colesterol total (mg/dℓ)	< 200 – desejável 200-239 – limítrofe > 240 – alto	191	Adequado
LDL-colesterol (mg/dℓ)	100-129 – desejável 130 a 159 – limítrofe > 160 – alto	115	Adequado

Dados bioquímicos	Valores de referência	Avaliação	Classificação
HDL-colesterol (mg/dℓ)	> 60 – desejável	50	Alterado
Triglicerídeos (mg/dℓ)	< 150	136	Adequado
Glicose (mg/dℓ)	< 99	96	Adequado
Ureia (mg/dℓ)	17-43	22	Adequado
Creatinina (mg/dℓ)	0,5-1,0	0,6	Adequado

LDL = lipoproteína de baixa densidade; HDL = lipoproteína de alta densidade.

Elabore um parecer nutricional a ser registrado no prontuário.

Dietoterapia nos Transtornos Psiquiátricos e Cognitivos

O cérebro é composto por aproximadamente 80% de lipídios. A composição de ácidos graxos dos fosfolipídios da membrana celular neuronal reflete sua ingestão a partir da dieta. O grau de instauração dos ácidos graxos determina sua estrutura tridimensional e, assim, a fluidez e a função da membrana.

A razão entre ácidos graxos poli-insaturados (AGPI) ômega-3 e ômega-6 influencia diversos aspectos da neurotransmissão serotoninérgica e catecolaminérgica. Além de seu papel na estrutura cerebral, os ácidos graxos essenciais participam da síntese e da função dos neurotransmissores e das moléculas do sistema imune.

A nutrição pode influenciar múltiplas funções na maioria das partes do cérebro. Os nutrientes podem afetar a saúde mental por meio de diversas ações: ajudar ou prejudicar o desenvolvimento normal do cérebro e do sistema nervoso central, ser precursores de neurotransmissores (macronutrientes), ser fontes de energia para o cérebro, influenciar a transcrição genética, atuar de forma diferente em doses farmacológicas, melhorar o humor e o bem-estar e entrar ou sair de células relacionadas a pensamentos, emoções e estresse.

As células nervosas se comunicam por meio da liberação de moléculas de neurotransmissores da extremidade transmissora (liberadora) de um neurônio, que passam pela sinapse entre as células e chegam à extremidade receptora (receptores) de um neurônio próximo.

Há diversos neurotransmissores, incluindo serotonina, acetilcolina, dopamina, norepinefrina, epinefrina e glutamato. Os aminoácidos, como triptofano, tirosina e glicina, são bons exemplos de nutrientes necessários à formação dos neurotransmissores.

Uma das contribuições mais importantes da nutrição à saúde mental é a manutenção da estrutura e da função dos neurônios e dos neurotransmissores no sistema nervoso. A produção de neurotransmissores requer quantidades adequadas de nutrientes. Dentre eles, estão os aminoácidos (triptofano, tirosina e glutamina), os minerais (zinco, cobre, ferro, selênio, magnésio) e as vitaminas do complexo B (B_1, B_2, B_3, B_6, B_{12} e B_9). Então, os transtornos psiquiátricos podem ter sua etiologia na genética, nos desequilíbrios dos ácidos ômega-3 e ômega-6, na má ingestão nutricional e nos desencadeantes externos, como o suco de maconha ou outras drogas e o estresse.

1ª QUESTÃO

Uma das contribuições mais importantes da nutrição à saúde mental é a manutenção da estrutura e da função dos neurônios e dos neurotransmissores no sistema

160 Krause | Alimentos, Nutrição e Dietoterapia – Perguntas e Respostas

nervoso. A produção de neurotransmissores requer quantidades adequadas de nutrientes. Quais são os principais aminoácidos, minerais e vitaminas necessários, respectivamente?

a) Aminoácidos: triptofano, tirosina e glutamina; minerais: zinco, cobre, ferro, selênio e magnésio; vitaminas: A, K, C e E
b) Aminoácidos: triptofano, tirosina e glutamina; minerais: zinco, cobre, ferro, selênio e magnésio; vitaminas: complexo B
c) Aminoácidos: leucina, metionina e glutamina; minerais: zinco, cobre, ferro, selênio e magnésio; vitaminas: A, K, C e E
d) Aminoácidos: leucina, metionina e glutamina; minerais: zinco, cobre, selênio e magnésio; vitaminas: complexo B
e) Aminoácidos: treonina, cisteína e glutamina; minerais: zinco, ferro, selênio e magnésio; vitaminas: complexo B

2ª QUESTÃO

Sobre a regulação da glicemia nos transtornos psiquiátricos e cognitivos, marque **V** para afirmativas verdadeiras ou **F** para falsas:

( ) A glicemia alta e baixa tem forte associação a diversas doenças psiquiátricas, incluindo ansiedade, depressão e esquizofrenia
( ) O aumento rápido e abrupto da glicemia pode desencadear a liberação excessiva, e também rápida, de insulina. Em seguida, ocorre uma queda da glicemia, uma vez que a insulina faz com que a glicose entre nas células. O corpo compensa esse efeito ao diminuir a concentração de epinefrina e cortisol, substâncias que podem desencadear grande alteração emocional e comportamento instável
( ) O hábito de comer doces durante o estresse pode trazer recompensa fisiológica, já que decorre de maior movimento da glutamina para o cérebro
( ) Com o passar do tempo, o maior consumo de açúcar, combinado à baixa ingestão de fibras, leva ao desenvolvimento de resistência à insulina
( ) Flutuações na glicemia podem provocar grandes mudanças no humor, o que, por sua vez, pode acentuar, de forma significativa as doenças psiquiátricas e os transtornos comportamentais associados

a) F, F, F, V, V
b) V, V, V, F, F
c) F, V, F, V, F
d) V, V, F, F, V
e) V, F, F, V, V

3ª QUESTÃO

Os ácidos graxos ômega-3 têm um papel na função mental: são os ácidos preferidos pelo sistema nervoso e pelo cérebro. Sabendo disso, marque a alternativa **INCORRETA**:

a) O ácido alfalinolênico (ALA) é encontrado no óleo de algumas sementes e nozes (p. ex., linho, chia, girassol, soja e nozes). Já os ácidos eicosapentaenoico (EPA) e docosa-hexaenoico (DHA) são encontrados em peixes gordurosos e frutos do mar
b) O ácido araquidônico (ARA) é precursor dos eicosanoides, prostaglandinas, tromboxanos e leucotrienos, que participam da inflamação, da vasoconstrição e de uma infinidade de regulações metabólicas, além de influenciar o humor

c) O EPA, na saúde mental, em geral, é utilizado como tratamento adjunto da depressão
d) De modo geral, o EPA não deve ser ingerido com DHA. Essas moléculas não são encontradas juntas nos alimentos
e) O DHA é preferido e seletivamente armazenado no cérebro e nas células nervosas, sendo responsável por grande parte da massa de tecido cerebral e necessário para o crescimento, desenvolvimento e maturação normais do cérebro, e participa da neurotransmissão, de mensageiros lipídicos, da expressão genética e da síntese de membrana celular

4ª QUESTÃO

As vitaminas são essenciais para a produção de energia, assim como muitas outras reações, e sua eventual deficiência pode causar graves problemas cognitivos e de humor. As alternativas corretas são:

I. O difosfato de tiamina, a forma mais bioativa de tiamina, é uma coenzima essencial no metabolismo da glicose e na biossíntese de neurotransmissores. Seus depósitos corporais de B_1 caem rapidamente durante o jejum

II. A encefalopatia de Wernicke é uma manifestação neurológica possivelmente irreversível, causada pela deficiência de vitamina B_1 (tiamina). É comumente associada ao consumo excessivo de álcool

III. Os dados NHANES de 2010 examinaram a relação entre o folato e a vitamina B_{12} como biomarcadores de doenças mentais e físicas

IV. A alta concentração de riboflavina interfere no metabolismo do ferro e contribui para a etiologia da anemia

V. Um dos sinais de pelagra, a doença causada pela abundância de niacina, é a demência

VI. Os sintomas da deficiência de vitamina B_{12} podem incluir agitação, irritabilidade, confusão, desorientação, amnésia, perda de concentração e atenção e insônia

VII. A deficiência de folato foi identificada como um fator de risco para o desenvolvimento de esquizofrenia em estudos epidemiológicos, bioquímicos e genéticos

    a) I, III, VI e VII
    b) II, IV e V
    c) II, III, V e VII
    d) III, VI e VII
    e) I, III e V

5ª QUESTÃO

A vitamina D afeta centenas de genes no corpo humano, e é reconhecida como um importante nutriente para a saúde do cérebro, dos ossos e do esqueleto. Portanto, marque a alternativa **INCORRETA**:

a) As pesquisas clínicas associaram a deficiência de vitamina D à presença de transtornos do humor, com aspectos de transtorno cognitivo, assim como ao maior risco de depressão maior e menor em adultos mais velhos
b) A vitamina D desempenha papel crucial na proliferação, na diferenciação, no neurotrofismo, na neuroproteção, na neurotransmissão e na neuroplasticidade
c) O cérebro tem receptores de vitamina D que ajudam a conferir proteção contra o declínio neurocognitivo, mas não é capaz de reverter algum processo dessa origem

162 Krause | Alimentos, Nutrição e Dietoterapia – Perguntas e Respostas

d) A concentração sérica de 25(OH)D pode ser baixa, apesar de uma dieta adequada ou de uma exposição solar suficiente, em razão da conversão a outras formas, como a 1,25(OH)D

e) As melhores fontes de vitamina D são: exposição de grande quantidade de pele à luz solar por pelo menos 15 a 20 min por dia sem filtro solar; alguns alimentos, como peixes com alto teor de gordura e gema de ovos, e alimentos fortificados com vitamina D, como leite de vaca, de soja ou outros fortificados, assim como cereais

6ª QUESTÃO

Com relação aos minerais importantes nos transtornos psiquiátricos e cognitivos, marque a alternativa **correta**:

(1) Ferro
(2) Selênio
(3) Zinco

( ) Pode atuar na regulação da produção de dopamina no cérebro
( ) Sua deficiência prejudica a mielinização do cérebro e o metabolismo de monoamina. Sua deficiência está associada à apatia, depressão e fadiga
( ) É um microelemento essencial no constituinte das selenoproteínas, que desempenham importante função estrutural e funcional
( ) Sua deficiência em crianças está relacionada com um risco significativamente maior de doença psiquiátrica, incluindo transtornos do humor, transtorno do espectro autista, transtorno de *deficit* de atenção e hiperatividade e distúrbios do desenvolvimento mental
( ) Desempenha papel essencial na sinalização dopaminérgica
( ) Conhecidas como antioxidantes, atuam como catalisadores para a produção do hormônio tireoidiano ativo e são necessárias para o funcionamento adequado do sistema imune
( ) Os mecanismos de ação na redução dos sintomas depressivos podem ser feitos por meio da diminuição da receptação de dopamina, além do aumento da conversão do hormônio tireoidiano T_4 a T_3 e promoção da função de neurotransmissores excitatórios
( ) A deficiência foi associada ao humor adverso, e foi observado em um estudo que a baixa ingestão dietética foi associada ao aumento de 3× da probabilidade de desenvolver o transtorno depressivo maior

a) 2, 1, 3, 2, 2, 1, 3, 2
b) 3, 1, 2, 1, 1, 2, 3, 2
c) 1, 2, 3, 2, 3, 2, 3, 1
d) 3, 2, 1, 1, 1, 2, 2, 3
e) 1, 3, 2, 2, 2, 3, 1, 1

7ª QUESTÃO

Marque a alternativa **INCORRETA** na dietoterapia recomendada para paciente com ansiedade:

a) Avaliar a concentração de vitamina D, magnésio e vitamina B
b) Reduzir a ingestão de cafeína

c) Adicionar um multivitamínico contendo altas doses de vitaminas do complexo B e minerais, incluindo cobre, cromo, zinco e selênio, mais 200 mg/dia de magnésio
d) Aumentar a ingestão de proteína de alta qualidade ao longo do dia
e) Aumentar a ingestão de sacarose e outras formas de açúcar

8ª QUESTÃO

Múltiplos fatores contribuem para o desenvolvimento de depressão, incluindo genética, nutrição, fatores de estresse ambiental, alterações hormonais, principalmente no eixo hipotalâmico-hipofisário-adrenal, e mudanças na biologia e na função dos neurotransmissores. Sobre a dietoterapia, marque a alternativa **correta**:

a) Os suplementos de óleo de peixe no tratamento da depressão são mais eficazes quando apresentam 50% de EPA e 50% de DHA
b) A curcumina não é promissora no tratamento da depressão
c) As deficiências de vitamina B e magnésio não foram associadas à depressão
d) Baixas concentrações séricas de zinco predispõem a uma resistência ao tratamento da depressão
e) A suplementação com picolinato de cromo em dose de 600 µg/dia não ajudou a reduzir o desejo alimentar em pacientes com depressão atípica

9ª QUESTÃO

A esquizofrenia é uma doença mental grave que causa psicose, geralmente com paranoia e delírio. Ela pode ser entendida como uma doença heterogênea gerada por uma combinação de fatores bioquímicos, genéticos, estruturais, nutricionais e ambientais, incluindo infecções e toxinas. Sobre esse tema, marque a alternativa **INCORRETA**:

a) É preciso monitorar a massa corporal, visto que seu ganho acima de 7% deve levar à avaliação para a detecção de síndrome metabólica, já que esses pacientes apresentam o triplo de depósito de gordura visceral
b) Alguns antipsicóticos devem ser usados com toranjas (*grapefruit*) e determinadas frutas cítricas, visto que ocorre interação medicamento-nutriente
c) A elevada ingestão de óleo de peixe também está associada a melhor prognóstico, e a fração EPA é mais importante que o DHA
d) Os efeitos colaterais dos antipsicóticos podem incluir boca seca, constipação intestinal e aumento do apetite
e) Algumas observações feitas em estudos sugerem que eventuais alterações nos microelementos essenciais manganês, cobre e ferro podem atuar na patogênese da esquizofrenia

10ª QUESTÃO

A doença de Alzheimer (DA) está associada à perda de neurônios, que se caracteriza por alterações microscópicas no cérebro, incluindo a deposição de placas amiloides, proteínas tau e massas neurofibrilares. Marque a alternativa **INCORRETA**:

a) As concentrações elevadas de vitamina B_{12} podem aumentar o risco de desenvolvimento de DA e demência
b) A curcumina pode ter efeito neuroprotetor geral, com benefícios também na doença de Parkinson
c) O suporte probiótico e prebiótico adequado também é importante, visto que a composição da microbiota pode influenciar a forma como envelhecemos

164 Krause | Alimentos, Nutrição e Dietoterapia – Perguntas e Respostas

d) A vitamina E pode ajudar a diminuir a velocidade de progressão, mas apenas em caso de uso de tocoferol natural misto contendo gama-tocoferol
e) Um dos nutrientes mais importantes para a prevenção da DA é o ácido fólico

CASO CLÍNICO

Doença psiquiátrica

Identificação do paciente: sexo feminino, 65 anos, ensino fundamental completo, divorciada, 1 filho.

Dados clínicos

Queixa principal: queda do estado geral e "tristeza profunda".

História da doença atual: paciente com demência por corpúsculos de Lewy e arritmia cardíaca a esclarecer.

História patológica pregressa: nega comorbidades. Apresenta dificuldade de equilíbrio.

História social e familiar: mora com irmã e um dos filhos. Pai e mãe falecidos por doença cardíaca. Segundo acompanhante, nenhum parente apresenta doença psiquiátrica.

Diagnóstico clínico: demência.

Exame físico

Nível de consciência	Responsiva
Cabelos	Sem queda
Olhos e conjuntivas	Preservados
Bola gordurosa de Bichat	Preservada
Musculatura temporal	Preservada
Lábios	Sem alterações
Língua	Preservada
Gengivas	Preservadas
Dentição	Em uso de prótese
Musculaturas das fossas supra e infraclaviculares	Preservadas
Perfusão de extremidades	Preservada
Musculatura interóssea	Preservada
Unhas	Sem alterações
Abdome	Plano
Edema bilateral	Ausente

Avaliação antropométrica

Dados antropométricos	Avaliação	Classificação
Massa corporal atual (kg)	43,80	< P5
Massa corporal usual (kg)	44	< P5

Dados antropométricos	Avaliação	Classificação
Perda ponderal em 2 meses (%)	0	–
Estatura (m)	1,53	–
IMC (kg/m²)	18,71	Eutrofia
DCT (mm)	18	P25
PB (cm)	24	P5
CMB (cm)	18,35	< P5

IMC = índice de massa corporal; DCT = dobra cutânea tricipital; PB = perímetro do braço; CMB = circunferência muscular do braço.

Avaliação bioquímica

Dados bioquímicos	Valores de referência	Avaliação	Classificação
Hemácias (milhões/mm³)	4,20-5,40	4,20	Adequado
Hemoglobina (g/dℓ)	12,0-16,0	11,2	Diminuído
Hematócrito (%)	37,0-47,0	36,5	Diminuído
Albumina (g/mℓ)	3,9-4,6	3,0	Diminuído
Colesterol total (mg/dℓ)	< 200 – desejável 200-239 – limítrofe > 240 – alto	263	Aumentado
LDL-colesterol (mg/dℓ)	100-129 – desejável 130-159 – limítrofe > 160 – alto	180	Aumentado
HDL-colesterol (mg/dℓ)	> 60 – desejável	66	Adequado
Triglicerídeos (mg/dℓ)	< 150	87	Adequado
Glicose (mg/dℓ)	< 99	106	Aumentado

LDL = lipoproteína de baixa densidade; HDL = lipoproteína de alta densidade.

Elabore um parecer nutricional a ser registrado no prontuário.

Dietoterapia para Lactentes com Baixo Peso ao Nascer

O manejo dos recém-nascidos com baixo peso (BPN) que precisam de cuidados intensivos está continuamente melhorando. Com novas tecnologias, melhor compreensão das condições fisiopatológicas do período perinatal, princípios de manejo nutricional atuais e regionalização do cuidado, a taxa de mortalidade durante a infância tem diminuído.

A nutrição pode ser fornecida de muitas maneiras ao lactente com BPN, cada uma com seus benefícios e limitações específicas. O tamanho, a idade e a condição clínica da criança ditam os requerimentos nutricionais e a maneira como ela pode ser atendida. O prematuro tem alto risco de déficit nutricional, em decorrência das baixas reservas de nutrientes, imaturidade fisiológica, doença e exigências nutricionais para o crescimento.

A maior parte das reservas fetais de nutrientes é depositada nos últimos 3 meses de gestação; portanto, o recém-nascido prematuro começa a vida em um estado

166 Krause | Alimentos, Nutrição e Dietoterapia – Perguntas e Respostas

nutricional comprometido. Por vezes, a alimentação parenteral torna-se importante em lactentes pré-termo em condições grave, cuidando para que a oferta de líquidos, proteína, glicose e energia não esteja inadequada – tanto em excesso quanto em falta. Os eletrólitos devem ser monitorados e a adequação do fornecimento de vitaminas e minerais, observada. Caso seja possível, faz-se a transição para a alimentação enteral o mais breve possível, pois estimula o desenvolvimento e a atividade enzimática gastrintestinal do recém-nascido, observando-se os mesmos quesitos da administração da dieta parenteral. Ocasionalmente, na própria dieta enteral, utiliza-se o leite materno; porém, mesmo assim, o melhor método de alimentação é a amamentação mamilar. Portanto, todo o cuidado ao recém-nascido deve-se voltar para a introdução da amamentação o mais breve possível, verificando seu crescimento e ganho de peso por meio das taxas de crescimento e gráficos. Lembre-se de que o acompanhamento nutricional deve ser realizado no período pós-alta para garantir o crescimento e o ganho de peso adequados.

1ª QUESTÃO

O recém-nascido prematuro ou com baixo peso ao nascer não teve a oportunidade de se desenvolver plenamente no útero e é fisiologicamente diferente do lactente a termo. Marque V para as alternativas verdadeiras ou F para as falsas:

( ) As crianças prematuras estão em baixo risco de déficit no estado nutricional, em decorrência das baixas reservas de nutrientes, imaturidade fisiológica, doença e exigências nutricionais para o crescimento

( ) A alimentação no primeiro mês de vida com o leite da mãe da própria criança tem sido associada a maior crescimento e desenvolvimento

( ) A maior parte das reservas fetais de nutrientes é depositada nos últimos 3 meses de gestação; portanto, o bebê prematuro começa a vida em um estado nutricional comprometido

( ) A desnutrição em lactentes prematuros pode aumentar o risco de infecção, prolongar a doença crônica e afetar positivamente o crescimento e o funcionamento do encéfalo

    a) V, V, V, F
    b) F, F, V, F
    c) V, V, F, V
    d) V, F, V, F
    e) F, V, V, F

2ª QUESTÃO

As decisões sobre aleitamento materno, uso de mamadeira ou alimentação por sonda dependem da idade gestacional e do estado clínico do recém-nascido pré-termo. Marque a alternativa correta que condiz com o método de alimentação a seguir:

"É indicado para crianças que estão em risco de aspiração do leite para os pulmões ou que têm esvaziamento gástrico lento. O objetivo desse método é contornar o esvaziamento gástrico frequentemente lento da criança imatura, passando a sonda de alimentação pelo estômago e o piloro e colocando sua ponta no duodeno ou no jejuno."

    a) Gavagem gástrica
    b) Alimentação transpilórica

c) Alimentação mamilar
d) Nutrição parenteral
e) Utilização de mamadeiras

3ª QUESTÃO

O leite materno é o alimento ideal para o recém-nascido a termo saudável e o lactente pré-termo. Assim, marque a alternativa correta:

a) O uso de leite doado tem sido associado a início mais tardio da alimentação, menor uso de fórmulas e nenhuma mudança no percentual de uso do leite da própria mãe
b) Durante o primeiro mês de lactação, a composição do leite das mães de lactentes pré-termo difere da de mães que deram à luz crianças a termo; os teores de proteínas e sódio do leite materno são menos elevados em mães com recém-nascidos pré-termo
c) Quando o lactente pré-termo é alimentado com o leite de sua própria mãe, cresce mais rapidamente do que as crianças alimentadas com leite materno maduro dos bancos de leite
d) O zinco e o ferro do leite materno são menos absorvidos, e a gordura é mais facilmente digerida por causa da presença de lipases
e) O leite materno conta com fatores que estão presentes nas fórmulas, como macrófagos e linfócitos T e B; fatores antimicrobianos, como imunoglobulina A secretora, lactoferrina e outros; hormônios; enzimas; e fatores de crescimento

4ª QUESTÃO

Sobre os micronutrientes em recém-nascidos, assinale a resposta **INCORRETA:**

a) O recém-nascido pré-termo, especialmente aquele com muito baixo peso ao nascer, é suscetível à hiponatremia no período neonatal, visto que essas crianças podem ter perda urinária excessiva de sódio, por causa da maturidade renal e da incapacidade de conservar uma quantidade adequada de sódio
b) Os recém-nascidos pré-termo estão em risco de anemia por deficiência de ferro por causa das reservas de ferro reduzidas associadas ao nascimento precoce
c) O ferro é um oxidante biológico. Uma dieta rica em ferro ou ácidos graxos poli-insaturados aumenta o risco de deficiência de vitamina E
d) Os recém-nascidos pré-termo necessitam de maior quantidade de vitamina E que os nascidos a termo, por causa de seu estoque tecidual limitado, da diminuição na absorção de vitaminas lipossolúveis e do crescimento rápido
e) O cálcio e o fósforo são apenas dois dos muitos nutrientes que os lactentes pré-termo em crescimento necessitam para a mineralização óssea ideal

5ª QUESTÃO

Após os primeiros dias de vida, o sódio, o potássio e o cloreto são adicionados às soluções parenterais para compensar a perda de fluido extracelular. Por qual motivo?

a) Evitar o risco de desenvolver osteopenia da prematuridade
b) Prevenir a doença hemorrágica do recém-nascido
c) Diminuir a incidência do desconforto respiratório do recém-nascido
d) Evitar hiperpotassemia e arritmias cardíacas
e) Diminuir a displasia broncopulmonar

Dietoterapia para Distúrbios Metabólicos Genéticos

Distúrbios metabólicos genéticos são traços herdados que resultam na ausência ou redução da atividade de enzimas ou cofatores específicos necessários para um metabolismo ideal. A maioria deles são herdados como traços autossômicos recessivos (autossômico significa que o gene está localizado em um cromossomo que não seja diferente dos cromossomos X ou Y).

O tratamento para muitos distúrbios metabólicos é a dietoterapia, com intervenção específica para o distúrbio. As metas da dietoterapia são: manter o equilíbrio bioquímico da via metabólica afetada, fornecer os nutrientes adequados para promover o crescimento e desenvolvimento típicos e dar apoio ao desenvolvimento social e emocional.

Intervenções nutricionais são projetadas para contornar a enzima ausente ou inativa por meio de restrição da quantidade de substrato disponível, suplementação da quantidade do produto, suplementação do cofator enzimático ou combinação de algumas ou todas essas abordagens.

Os distúrbios que respondem ao tratamento dietético são o do ciclo da ureia, acidemias orgânicas, dos carboidratos, dos aminoácidos, hiperfenilalelinemias, do xarope de bordo na urina e da oxidação dos ácidos graxos. Em alguns casos, quando o tratamento é iniciado cedo, no período de recém-nascido, e continuado meticulosamente ao longo da vida, o indivíduo afetado pode ser cognitiva e fisicamente normal.

Distúrbios bioquímicos abrangem desde variações na atividade enzimática, que são benignas, até as graves, que são incompatíveis com a vida. O papel do especialista em nutrição pediátrica no tratamento de distúrbios metabólicos genéticos é complexo e requer muita habilidade em dietoterapia para cada distúrbio específico. Preparo e competências requerem acesso à informação detalhada sobre os distúrbios e as modalidades de tratamento. Além disso, é necessária uma abordagem de aconselhamento centrada na família, o conhecimento do desenvolvimento da habilidade de alimentação e a compreensão das técnicas de modificação do comportamento, bem como o apoio e o aconselhamento de uma equipe de profissionais de saúde envolvidos no tratamento do doente. A intervenção nutricional é, muitas vezes, considerada ao longo da vida.

1ª QUESTÃO

Os distúrbios metabólicos genéticos são herdados e resultam na redução ou ausência de enzimas ou cofatores necessários ao metabolismo. Assim, avalie as afirmações a seguir relativas à dietoterapia a ser aplicada a cada distúrbio:

I. Citrulinemia
II. Galactosemia
III. Doença do armazenamento do glicogênio tipo 1
IV. Fenilcetonúria
V. Doença da urina do xarope de bordo
VI. Homocistinúria

( ) Dieta hipoproteica, sem fenilalanina
( ) Eliminar a lactose, diminuir a galactose e utilizar proteína de soja isolada
( ) Dieta hipoproteica, sem metionina e suplementada com l-cistina
( ) Dieta pobre em lactose, frutose, sacarose, lipídios, carboidratos muito complexos e evitar jejum
( ) Dieta hipoproteica
( ) Dieta hipoproteica sem leucina, isoleucina e valina

a) II, IV, V, I, III, VI
b) III, V, II, IV, I, VI
c) IV, II, VI, III, I, V
d) V, III, I, IV, II, VI
e) I, IV, V, II, VI, III

2ª QUESTÃO

Na fenilcetonúria, a fenilalanina não é metabolizada à tirosina por causa da deficiência de fenilalanina hidroxilase. O tratamento nutricional contempla a remoção da fenilalanina. Assim, assinale os alimentos pobres nesse aminoácido que podem participar da dieta para criança com fenilcetonúria:

a) Grãos e nozes
b) Carnes e peixes
c) Ovos e laticínios
d) Laranja, cenoura e aipo
e) Achocolatado e vísceras

3ª QUESTÃO

A doença da urina do xarope de bordo ou cetoacidúria de cadeia ramificada promove, ao final da primeira semana de vida, urina e suor com odor adocicado semelhante a malte. A dietoterapia deve ser isenta dos aminoácidos:

a) Triptofano, cisteína e prolina
b) Metionina, alanina e glicina
c) Serina, treonina e glutamina
d) Asparagina, tirosina e histidina
e) Valina, leucina e isoleucina

4ª QUESTÃO

Dentre os distúrbios do metabolismo de carboidratos, temos a galactosemia, cuja dietoterapia deve ser **ISENTA** de:

a) Frutas e legumes
b) Leite e laticínios
c) Carnes e aves
d) Peixes e ovos
e) Cereais e pães

5ª QUESTÃO

Os distúrbios do armazenamento do glicogênio provocam a incapacidade de metabolizar o glicogênio em glicose, resultando em baixo crescimento físico, hipoglicemia e hepatomegalia. O objetivo da dietoterapia é manter a glicemia normal e prevenir a hipoglicemia. Para tal, deve-se empregar:

a) Aminoácidos ramificados em grande quantidade, para estimular a gliconeogênese
b) Alimentos ricos em gorduras, que estimulam a oxidação lipídica
c) Suplementação com ferro para manter o estado hematológico
d) Amido de milho cru misturado com água em intervalos regulares, carboidratos complexos e baixo teor de lipídios
e) Infusão contínua durante a noite de pequenos peptídeos e aminoácidos

Dietoterapia para Distúrbios de Deficiência Intelectual e do Desenvolvimento

A deficiência intelectual e do desenvolvimento é definida como uma deficiência crônica grave atribuída a um comprometimento mental ou físico, ou à combinação de comprometimentos físicos e mentais. Manifesta-se antes que o indivíduo alcance 22 anos de idade e é provável que continue indefinidamente. Resulta em limitações funcionais substanciais em três ou mais áreas de atividades importantes na vida (autocuidado, linguagem receptiva e expressiva, aprendizagem, mobilidade, autodireção, capacidade para uma vida independente e autossuficiência econômica) e reflete a necessidade do indivíduo para uma combinação de cuidado genérico ou cuidado interdisciplinar especializado, tratamentos ou outros serviços que são vitalícios ou de longa duração e individualmente planejados e coordenados.

As deficiências de desenvolvimento são condições causadas por anomalias fetais, defeitos congênitos e desordens metabólicas e cromossômicas. A deficiência intelectual é a deficiência de desenvolvimento mais comum, caracterizada por funcionamento intelectual significativamente abaixo da média, juntamente com limitações relacionadas com áreas como comunicação, autocuidado, desempenho escolar, atividades domésticas, autodireção, saúde e segurança, lazer ou habilidades de trabalho e social. As deficiências têm sido atribuídas a várias causas, como aberrações cromossômicas, anomalias congênitas, síndromes específicas, disfunção neuromuscular, doenças neurológicas, prematuridade, paralisia cerebral, erros inatos do metabolismo não tratados, toxinas no meio ambiente e deficiências de nutrientes. A assistência da dietoterapia varia dependendo do problema físico ou mental do indivíduo, e muito se aprendeu sobre o papel da nutrição na prevenção das deficiências e na intervenção. O papel do nutricionista é essencial.

Como há muitas informações não comprovadas cientificamente, utilizadas por pais e cuidadores a partir de grupos de apoio e *websites*, os nutricionistas, muitas vezes, fornecem um aconselhamento baseado em evidências para combater a informação errônea. Inúmeros problemas de nutrição têm sido identificados no indivíduo com deficiências de desenvolvimento: retardo de crescimento, obesidade, insuficiência de crescimento, problemas de alimentação, doenças metabólicas, distúrbios gastrintestinais, interações medicamento-nutriente, constipação intestinal e problemas cardíacos e renais podem estar presentes. Dependendo da doença, ocorrem outros problemas de saúde.

Serviços de nutrição devem ser fornecidos durante o ciclo de vida. Programas educacionais e vocacionais devem fornecer dietoterapia de modo interdisciplinar, centrada na família, com base na comunidade e culturalmente competente.

1ª QUESTÃO

A síndrome de Down é um distúrbio genético causado pela alteração cromossômica do cromossomo 21. Marque a alternativa que esteja **INCORRETA** nas características físicas e de desenvolvimento:

    a) Alta estatura
    b) Doença cardíaca congênita
    c) Deficiência mental
    d) Diminuição do tônus muscular
    e) Fissura inclinada dos olhos

2ª QUESTÃO

A espinha bífida é um defeito do tubo neural que se apresenta de várias formas: meningocele, meningomielocele (MM) e espinha bífida oculta. A MM é o distúrbio mais comum na formação da medula espinal, e geralmente ocorre entre o 26º e o 30º dia de gestação, com a data de ocorrência afetando a localização da lesão. A lesão pode ocorrer na região torácica, lombar ou sacral e influi no grau de paralisia. Quanto maior a lesão, maior é a paralisia. Atualmente, foram adotadas medidas de saúde pública e, assim, houve uma diminuição de 20% na taxa nacional de espinha bífida. No que diz respeito a tal cenário, qual vitamina do complexo B está relacionada?

a) B_1
b) B_2
c) B_6
d) B_9
e) B_{12}

3ª QUESTÃO

A fissura labial e fissura palatina são os defeitos congênitos craniofaciais mais comuns. Marque a alternativa **INCORRETA** com relação a esse tema:

a) É recomendado à mãe que deseja amamentar que ela retire seu leite e dê ao seu bebê em uma mamadeira especializada
b) As necessidades energéticas não são geralmente as mesmas para um bebê ou criança não afetada
c) Os obturadores de palato têm sido utilizados para cobrir a fissura palatina até a criança poder realizar a cirurgia para fechá-la; sua utilização resulta na melhora da ingestão, melhores habilidades de alimentação, aumento da massa corporal e crescimento dos arcos dentários
d) A introdução de alimentos sólidos para o bebê pode seguir o protocolo usual entre 4 e 6 meses de idade
e) Na maioria das vezes, a reparação cirúrgica da fissura labial é realizada com 2 a 3 meses de idade, e a reparação da fissura palatina, aos 9 meses

4ª QUESTÃO

O transtorno do déficit de atenção com hiperatividade é um problema neurocomportamental observado em crianças com frequência crescente. Tem sido associado a distúrbios de aprendizagem, graus de impulsividade inapropriados, hiperatividade e déficit de atenção. Quanto a tal aspecto, marque a alternativa **INCORRETA**:

a) As medições de estatura e massa corporal devem ser verificadas e registadas regularmente, uma vez que os medicamentos utilizados no tratamento podem causar anorexia se forem administrados em horários inapropriados, resultando em ingestão de energética inadequada e potencial desaceleração do crescimento
b) Essas crianças têm uma deficiência de ácidos graxos essenciais porque não conseguem metabolizar normalmente o ácido linoleico. Elas não conseguem absorver os ácidos graxos essenciais efetivamente no intestino, ou suas necessidades de ácidos graxos essenciais são mais elevadas do que o normal
c) A quantidade recomendada de corantes alimentares para crianças foi fixada em 12 mg/dia

172 Krause | Alimentos, Nutrição e Dietoterapia – Perguntas e Respostas

d) Outras recomendações incluíram a eliminação de açúcar, a eliminação da cafeína ou a adição de grandes doses de vitaminas (terapia com megavitaminas)
e) O momento e o tipo de medicação devem ser ajustados para que haja o máximo de influência sobre a ingestão dietética da criança

5ª QUESTÃO

A síndrome de Down é um distúrbio genético causado pela alteração cromossômica do cromossomo 21. Estratégias de intervenção são necessárias para melhoria na qualidade de vida. Além do sobrepeso e atrasos no desenvolvimento motor e alimentar, o tônus muscular está reduzido globalmente, acarretando problemas de constipação intestinal. Qual é a recomendação de fibras para crianças após 3 anos de idade nessa condição?

a) Após 3 anos, de 8 a 10 g por ano de idade por dia
b) Após 3 anos, de 6 a 8 g por ano de idade por dia
c) Após 3 anos, de 5 a 6 g por ano de idade por dia
d) Após 3 anos, de 4 a 5 g por ano de idade por dia
e) Após 3 anos, de 3 a 4 g por ano de idade por dia

PARTE 2

Respostas, Comentários e Referências Bibliográficas

Digestão, Absorção, Transporte e Excreção de Nutrientes

1ª QUESTÃO: C

Comentário: O GLP-1 e o GIP são incretinas que ajudam a diminuir a glicemia ao facilitar a secreção de insulina, diminuir o esvaziamento gástrico e aumentar a saciedade. A somatostatina é liberada pelas células D do antro e do piloro, e reduz a motilidade do estômago e do intestino – sendo assim, prolonga o período no qual os nutrientes são absorvidos, prevenindo uma sobrecarga rápida de nutrientes no sangue.

Referência bibliográfica
Mahan, K.L.; Raymond, J.L. (2018) Krause: Alimentos, nutrição e dietoterapia. 14ª ed. Rio de Janeiro: Elsevier, p. 78-81.

2ª QUESTÃO: A

Comentário: Os minerais cátions são absorvidos por meio do processo de quelação, no qual o mineral é ligado a um ligante, normalmente um ácido, ou a um aminoácido para ser absorvido pelos enterócitos.

Referência bibliográfica
Mahan, K.L.; Raymond, J.L. (2018) Krause: Alimentos, nutrição e dietoterapia. 14ª ed. Rio de Janeiro: Elsevier, p. 106.

3ª QUESTÃO: C

Comentário: Dentre as enzimas digestivas e suas funções, podemos destacar: a carboxipeptidase, que hidrolisa as ligações peptídicas terminais de polipeptídeos, produzindo aminoácidos; a elastase, que hidrolisa a elastina, formando peptídeos e aminoácidos; a lipase, que hidrolisa as gorduras, originando monoglicerídeos e ácidos graxos. A enteroquinase ativa a tripsina, que, por sua vez, age nas proteínas que se encontram no quimo, atua sobre o *quimotripsinogênio* e as *propeptidases*, transformando-os em *quimotripsina* e *peptidases* ativas. A alfa-amilase hidrolisa polissacarídeos α-ligados, formando dextrinas e maltose. A quimotripsina é uma protease que catalisa a hidrólise de ligações peptídicas.

Referência bibliográfica
Mahan, K.L.; Raymond, J.L. (2018) Krause: Alimentos, nutrição e dietoterapia. 14ª ed. Rio de Janeiro: Elsevier, p. 79-80.

4ª QUESTÃO: A

Comentário: O processo de fermentação pela microbiota produz gases (como hidrogênio, gás carbônico, nitrogênio e, em alguns indivíduos, metano) e ácidos graxos de cadeia curta – ácidos acéticos, propiônicos, butíricos e alguns lácteos. Além disso, alguns nutrientes são formados por síntese bacteriana, como vitamina K, vitamina B_{12}, tiamina e riboflavina.

Referência bibliográfica
Mahan, K.L.; Raymond, J.L. (2018) Krause: Alimentos, nutrição e dietoterapia. 14ª ed. Rio de Janeiro: Elsevier, p. 92.

5ª QUESTÃO: B

Comentário: Os probióticos são microrganismos vivos encontrados em produtos alimentícios fermentados, sendo indicados na prevenção e tratamento dos transtornos gastrintestinais. Já os prebióticos são ingredientes alimentares não digeríveis que estimulam seletivamente o crescimento e atividade de uma ou mais bactérias benéficas do cólon. A recuperação colônica consiste na fermentação bacteriana que promove o descarte de carboidratos e aminoácidos de pequeno peso molecular, produzindo ácidos graxos de cadeia curta, que, por sua vez, servem como combustível para os colonócitos e para a microbiota. Microbiota intestinal é uma mistura dinâmica de microrganismos essenciais que se desenvolvem sob a influência ambiental, dietética e patológica.

Referência bibliográfica
Mahan, K.L.; Raymond, J.L. (2018) Krause: Alimentos, nutrição e dietoterapia. 14ª ed. Rio de Janeiro: Elsevier, p. 92-93.

Ingestão | Energia

1ª QUESTÃO: C

Comentário: A termogênese é o efeito da produção de calor causada por hormônios secretados pela glândula tireoide para que a temperatura do nosso corpo permaneça em equilíbrio, além da energia para digerir, absorver e metabolizar os nutrientes dietéticos e o excesso de energia, em consequência da ineficiência metabólica. A termogênese é consequência de exercícios físicos ativos e também do consumo de certos alimentos. Várias substâncias, tais como: vitamina do complexo B, cafeína e outros aminoácidos contribuem para a termogênese ser ativada, mas o que provê uma contribuição particularmente importante é o mineral cromo, que é escasso na alimentação habitual, mas está presente nos alimentos termogênicos.

Referência bibliográfica
Mahan, K.L.; Raymond, J.L. (2018) Krause: Alimentos, nutrição e dietoterapia. 14ª ed. Rio de Janeiro: Elsevier, p. 119.

2ª QUESTÃO: D

Comentário: A calorimetria direta fornece a medida da energia gasta em forma de calor, mas não fornece informações do tipo de alimento sendo oxidado. O método é também limitado pela natureza confinada das condições de teste. Portanto, as medições de GET que utilizam esse método não são representativas de um indivíduo em condições livres de vida (i. e., envolvido com as atividades cotidianas normais) em um ambiente normal, porque a atividade física dentro da câmara é limitada.

Na calorimetria indireta quantifica-se o consumo individual de oxigênio e a produção de gás carbônico por um determinado período. Quando o consumo de oxigênio e a produção de gás carbônico são medidos, o quociente respiratório (QR) pode ser calculado. O QR indica a mistura alimentar que está sendo metabolizada. Um monitor triaxial também pode ser utilizado para medir a energia relacionada com a atividade. Nesse método, mede-se o movimento multidirecional de maneira mais eficiente, empregando-se três monitores uniaxiais.

Respostas, Comentários e Referências Bibliográficas **177**

Referência bibliográfica
Mahan, K.L.; Raymond, J.L. (2018) Krause: Alimentos, nutrição e dietoterapia. 14ª ed. Rio de Janeiro: Elsevier, p. 123-124.

3ª QUESTÃO: E
Comentário: Equivalentes metabólicos são unidades de medida que correspondem à taxa metabólica de uma pessoa durante atividades físicas selecionadas de intensidades variadas e que são expressas como múltiplos do GER.

Referência bibliográfica
Mahan, K.L.; Raymond, J.L. (2018) Krause: Alimentos, nutrição e dietoterapia. 14ª ed. Rio de Janeiro: Elsevier, p. 141.

4ª QUESTÃO: C
Comentário: O gasto energético basal (GEB), ou taxa de metabolismo basal (TMB), é a quantidade mínima de energia gasta que é compatível com a vida. O GEB de um indivíduo reflete a quantidade de energia que ele utiliza em 24 h enquanto está física e mentalmente em repouso em um ambiente termoneutro, que evita a ativação de processos geradores de calor, tais como tremores.

Referência bibliográfica
Mahan, K.L.; Raymond, J.L. (2018) Krause: Alimentos, nutrição e dietoterapia. 14ª ed. Rio de Janeiro: Elsevier, p. 114.

5ª QUESTÃO: A
Comentário: A energia é gasta pelo corpo humano na forma de gasto energético basal (GEB), efeito térmico do alimento (ETA) e termogênese por atividade física (TA). Esses três componentes formam o gasto energético total (GET) diário de uma pessoa.

Referência bibliográfica
Mahan, K.L.; Raymond, J.L. (2018) Krause: Alimentos, nutrição e dietoterapia. 14ª ed. Rio de Janeiro: Elsevier, p. 114-121.

Inflamação e Fisiopatologia da Doença Crônica

1ª QUESTÃO: B
Comentário: A ingestão de ácidos graxos pode alterar as respostas fisiológicas por modificação do metabolismo de eicosanoides, com o favorecimento da síntese de prostaglandinas e leucotrienos anti-inflamatórios (produzidos pela oxidação do ácido araquidônico), podendo ajudar o tratamento da inflamação crônica.

Referência bibliográfica
Mahan, K.L.; Raymond, J.L. (2018) Krause: Alimentos, nutrição e dietoterapia. 14ª ed. Rio de Janeiro: Elsevier, p. 187.

2ª QUESTÃO: A
Comentário: A sarcopenia é causada pela perda de massa corporal magra devido à carga inflamatória contínua, e é exacerbada pela menor atividade física. De modo geral, a sarcopenia é acompanhada pela maior porcentagem de gordura corporal,

principalmente o depósito de tecido adiposo visceral, com aumento do perímetro da cintura.

Referência bibliográfica
Mahan, K.L.; Raymond, J.L. (2018) Krause: Alimentos, nutrição e dietoterapia. 14ª ed. Rio de Janeiro: Elsevier, p. 171-172.

3ª QUESTÃO: E

Comentário: *Alostasia* é uma condição de estabilidade metabólica na qual os ajustes às influências ambientais e ao estresse se dão por meio de alterações fisiológicas. A alostasia será estabelecida mesmo sob condições inflamatórias, mas nem sempre a função é ideal. A manutenção de alterações alostáticas por longos períodos pode levar ao desgaste de sistemas e do corpo. A autofagia, ou "comer a si mesmo", é decorrente da degradação lisossomal de organelas, proteínas não dobradas ou material extracelular estranho. É um mecanismo de sobrevida necessário para a manutenção da homeostasia celular após infecções, dano mitocondrial ou estresse ao retículo endotelial. A saúde é um contínuo do nascimento à morte. Ela é o ajuste perfeito e contínuo de um organismo a seu ambiente. Assim, o tratamento da doença crônica de um indivíduo deve considerar toda a história do contínuo de saúde para determinar quais fatores são relacionados com saúde atual de uma pessoa. As insuficiências nutricionais de latência longa – ou seja, conjuntos subclínicos (abaixo do ideal) ou deficientes de nutrientes causados pela má ingestão crônica e pelo genótipo – contribuem, com o passar do tempo, para o desenvolvimento de doenças crônicas.

Referência bibliográfica
Mahan, K.L.; Raymond, J.L. (2018) Krause: Alimentos, nutrição e dietoterapia. 14ª ed. Rio de Janeiro: Elsevier, p. 159-161.

4ª QUESTÃO: C

Comentário: A metilação é universal em todo o metabolismo, e os nutrientes com fator metil são alguns dos promotores primários da metilação saudável. As vitaminas do complexo B agem de modo sinérgico e são essenciais ao processo de metilação. O ácido fólico, a B_6, a B_2 e a B_{12} são as vitaminas que mais causam limitação de taxa nos casos de insuficiência.

Referência bibliográfica
Mahan, K.L.; Raymond, J.L. (2018) Krause: Alimentos, nutrição e dietoterapia. 14ª ed. Rio de Janeiro: Elsevier, p. 198.

5ª QUESTÃO: E

Comentário: Quando o consumo de antioxidantes e flavonoides é inadequado à proteção de células e tecidos, possui dano acelerado, com degeneração e depleção da saúde do indivíduo. O flavonoide mais estudado até hoje é a curcumina, um componente da cúrcuma. Outro exemplo é a quercetina, componente da polpa de frutos cítricos, maçãs e cebolas, um flavonoide amarelo com ação anti-inflamatória em mastócitos. São nutracêuticos: quercetina, rutina, curcumina, enzimas proteolíticas, terapia enzimática, terapia nutricional, orientação quanto a suplementos.

Referência bibliográfica
Mahan, K.L.; Raymond, J.L. (2018) Krause: Alimentos, nutrição e dietoterapia. 14ª ed. Rio de Janeiro: Elsevier, p. 202.

Ingestão | Análise da Dieta

1ª QUESTÃO: D

Comentário: Um rastreamento de simples utilização pode ser feito pela ferramenta de rastreamento da má nutrição (MST). Os parâmetros incluem perda recente de massa corporal e ingestão dietética recente deficiente. Ela é útil para a população adulta hospitalizada aguda, e foi única das 11 avaliadas pela EAL a se mostrar válida e confiável para identificar problemas no cuidado agudo e nos ambientes de cuidado ambulatorial com base em hospitais.

Outra ferramenta conhecida é a ferramenta de rastreamento universal da má nutrição (*MUST*, em inglês), desenvolvida para avaliar má nutrição rapidamente; ela se destina a profissionais de diferentes disciplinas. São usados três critérios independentes: (1) massa corporal e altura atuais, com determinação do índice de massa corporal (IMC); (2) perda de massa corporal não intencional usando pontos de corte específicos; e (3) o efeito de doença aguda sobre a dieta e a ingestão nutricional por mais de 5 dias. Esses três componentes funcionam melhor juntos para predizer o resultado, em vez dos componentes individuais separadamente. O rastreamento de risco nutricional (NRS, 2002) é uma ferramenta de rastreamento útil para pacientes hospitalizados clínico-cirúrgicos. Ele contém os componentes nutricionais da MUST e uma gradação da gravidade da doença de acordo com as exigências nutricionais aumentadas. O formulário resumido de miniavaliação nutricional (MNA) é um método de rastreamento rápido e confiável para as populações idosas subaguda e ambulatorial. Os parâmetros de rastreamento da nutrição incluem ingestão dietética recente, perda de massa corporal recente, mobilidade, doença aguda recente ou estresse psicológico, problemas neuropsicológicos e índice de massa corporal.

Referência bibliográfica
Mahan, K.L.; Raymond, J.L. (2018) Krause: Alimentos, nutrição e dietoterapia. 14ª ed. Rio de Janeiro: Elsevier, p. 235-240.

2ª QUESTÃO: D

Comentário: A ingestão dietética inadequada e a inadequação nutricional podem resultar de anorexia, ageusia (perda da sensação de paladar), disgeusia (paladar diminuído ou distorcido), anosmia (perda de olfato), consumo excessivo de álcool, modismo dietético, problemas de mastigação e deglutição, alimentação frequente com alimentos altamente processados, interações adversas de alimento e fármaco, restrições culturais ou religiosas da dieta, incapacidade de comer por mais de 7 a 10 dias, terapia líquida intravenosa isolada por mais de 5 dias ou necessidade de assistência com a alimentação.

Referência bibliográfica
Mahan, K.L.; Raymond, J.L. (2018) Krause: Alimentos, nutrição e dietoterapia. 14ª ed. Rio de Janeiro: Elsevier, p. 247.

3ª QUESTÃO: B

Comentário: O bem-estar e a saúde nutricional contínua são conceitos essenciais de serem compreendidos. A figura a seguir ilustra a sequência geral de etapas que levam ao declínio nutricional e ao desenvolvimento de deficiência nutricional, bem como áreas em que a avaliação pode identificar problemas.

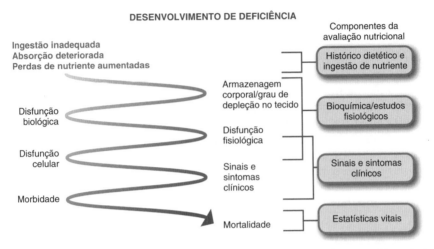

Desenvolvimento de deficiência nutricional clínica com avaliações dietética, bioquímica e clínica correspondentes.

Referência bibliográfica
Mahan, K.L.; Raymond, J.L. (2018) Krause: Alimentos, nutrição e dietoterapia. 14ª ed. Rio de Janeiro: Elsevier, p. 234.

4ª QUESTÃO: D
Comentário: O estado nutricional revela o grau em que as necessidades fisiológicas de nutrientes são satisfeitas por um indivíduo. A avaliação do estado nutricional é o fundamento do cuidado nutricional; ela é a base importante para a personalização do cuidado nutricional do indivíduo no contexto de causa, prevenção ou tratamento de doença ou promoção de saúde. Ver figura a seguir.

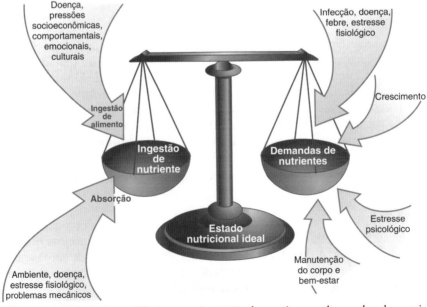

Estado nutricional ideal: equilíbrio entre ingestão de nutriente e demandas de nutriente.

Referência bibliográfica
Mahan, K.L.; Raymond, J.L. (2018) Krause: Alimentos, nutrição e dietoterapia. 14ª ed. Rio de Janeiro: Elsevier, p. 233.

5ª QUESTÃO: A

Comentário: A avaliação nutricional interpreta os dados do rastreamento nutricional e incorpora informação adicional; forma, ela é a primeira etapa do processo de cuidado nutricional. O objetivo da avaliação é reunir informação adequada para se fazer o julgamento profissional sobre o estado nutricional. A avaliação nutricional é definida como uma abordagem sistemática para coletar, registrar e interpretar dados relevantes dos pacientes, clientes, membros da família, cuidadores e outros indivíduos e grupos. Ela é um processo dinâmico, contínuo, que envolve a coleta de dados iniciais e reavaliação continuada e análise do estado nutricional em comparação com critérios específicos.

Referência bibliográfica
Mahan, K.L.; Raymond, J.L. (2018) Krause: Alimentos, nutrição e dietoterapia. 14ª ed. Rio de Janeiro: Elsevier, p. 243.

Clínica | Genômica Nutricional

1ª QUESTÃO: C

Comentário: A soma do material genético de um organismo é o seu genoma, no qual estão os genes individuais, as sequências de ácido desoxirribonucleico (DNA) que contêm a informação para a síntese de uma proteína e as sequências regulatórias que controlam a expressão dessa informação e, dessa forma, a síntese de proteínas.

Referência bibliográfica
Mahan, K.L.; Raymond, J.L. (2018) Krause: Alimentos, nutrição e dietoterapia. 14ª ed. Rio de Janeiro: Elsevier, p. 270.

2ª QUESTÃO: E

Comentário: As ciências oriundas do Projeto Genoma Humano incluem a proteômica, metabolômica, microbiômica e bioinformática. Esta última é uma ferramenta importante para gerenciar a imensa quantidade de dados gerados pelas várias ciências "ômicas". A proteômica é centrada na identificação de proteínas codificadas em cada gene presente no genoma de um organismo e na determinação de sua função. A metabolômica envolve a identificação de metabólitos que são produzidos em todos os aspectos do metabolismo, geralmente, como resultado da ação de proteínas. A microbiômica é uma ciência relativamente nova que reconhece a importância da ecologia microbiana (o microbioma) do sistema digestório e de outras cavidades corporais, tais como boca e vagina. Os microrganismos benéficos e patogênicos colonizam essas cavidades; as contribuições deles e seus metabólitos à saúde e à doença humana estão atualmente sob investigação. A farmacogenômica envolve o uso da genômica para analisar as variações genéticas nos genes que conduzem a síntese das enzimas que metabolizam os fármacos e o uso dessa informação para predizer uma resposta do paciente a um fármaco.

Referência bibliográfica

Mahan, K.L.; Raymond, J.L. (2018) Krause: Alimentos, nutrição e dietoterapia. 14ª ed. Rio de Janeiro: Elsevier, p. 271-273.

3ª QUESTÃO: B

Comentário: O núcleo de cada célula humana contém todos os 46 cromossomos, que, geralmente, estão em um estado altamente condensado para armazenar todo o material genético dentro do núcleo. A condensação é obtida pelo enrolamento do DNA ao redor das estruturas do cerne de oito proteínas histonas. A combinação do DNA acondicionado ao redor das estruturas compostas por histonas forma o nucleossomo.

Referência bibliográfica

Mahan, K.L.; Raymond, J.L. (2018) Krause: Alimentos, nutrição e dietoterapia. 14ª ed. Rio de Janeiro: Elsevier, p. 283.

4ª QUESTÃO: A

Comentário: Uma variação comum no gene *MTHFR* é a variante gênica 677C > T, que envolve a substituição de timina (T) por citosina (C) na posição nucleotídica 677 dentro da região codificadora do gene *MTHFR*. A enzima resultante tem atividade reduzida, levando à produção diminuída de folato ativo e ao acúmulo de homocisteína. Concentrações elevadas de homocisteína podem ser frequentemente reduzidas pela suplementação com um ou mais componentes do grupo das vitaminas B, folato, B_2, B_6 e B_{12} e cofatores minerais essenciais.

Referência bibliográfica

Mahan, K.L.; Raymond, J.L. (2018) Krause: Alimentos, nutrição e dietoterapia. 14ª ed. Rio de Janeiro: Elsevier, p. 315-316.

5ª QUESTÃO: B

Comentário: Os PPARs funcionam como sensores lipídicos e regulam o metabolismo lipídico e lipoproteico, a homeostase da glicose, a proliferação e a diferenciação de adipócitos e a formação de células espumosas a partir de monócitos durante a formação de placas aterogênicas. São importantes componentes na sequência de eventos pelos quais uma dieta rica em gordura promove a resistência à insulina e obesidade. Para influenciar a expressão de genes que estão sob seu controle, um fator de transcrição PPAR deve formar um complexo com um segundo fator de transcrição, o receptor retinoico X (RXR).

Referência bibliográfica

Mahan, K.L.; Raymond, J.L. (2018) Krause: Alimentos, nutrição e dietoterapia. 14ª ed. Rio de Janeiro: Elsevier, 2018. p. 318.

Clínica | Água, Eletrólitos e Equilíbrio Acidobásico

1ª QUESTÃO: D

Comentário: Ver a figura a seguir.

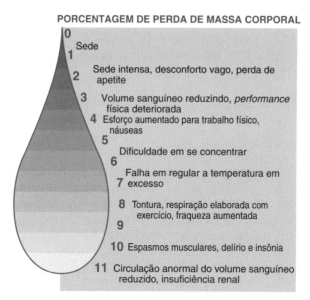

Efeitos adversos da desidratação.

Referência bibliográfica
Mahan, K.L.; Raymond, J.L. (2018) Krause: Alimentos, nutrição e dietoterapia. 14ª ed. Rio de Janeiro: Elsevier, 2018. p. 351.

2ª QUESTÃO: E

Comentário: Infelizmente, não existe padrão ideal para avaliar o estado de hidratação. Os médicos precisam analisar cuidadosamente os dados de uma variedade de fontes, incluindo exame físico feito pela equipe médica, exames físicos focalizados na nutrição, relatos de imagens (p. ex., identificação de coleções líquidas anormais nos pulmões, ascite), estudos laboratoriais, sintomas subjetivos relatados pelo paciente, mudanças súbitas de massa corporal, medicamentos e sinais vitais. Nos ambientes clínicos, é importante reconhecer todas as fontes de oferta de líquido (oral, tubo de alimentação enteral, líquidos intravenosos, nutrição parenteral e líquidos intravenosos dados com medicamentos) e todas as fontes de perdas de líquido, urina, medicamentos diuréticos e secreções GI (p. ex., êmese, secreções gástricas, drenos cirúrgicos, fezes, fístulas).

Referência bibliográfica
Mahan, K.L.; Raymond, J.L. (2018) Krause: Alimentos, nutrição e dietoterapia. 14ª ed. Rio de Janeiro: Elsevier, p. 360-361.

3ª QUESTÃO: B

Comentário: Como íon predominante do líquido extracelular, o sódio regula o volume extracelular e plasmático. Ele também é importante na função neuromuscular e na manutenção do equilíbrio acidobásico. A manutenção das concentrações de sódio sérico é vital, porque a hiponatremia grave pode ocasionar convulsões, coma e morte.

Referência bibliográfica
Mahan, K.L.; Raymond, J.L. (2018) Krause: Alimentos, nutrição e dietoterapia. 14ª ed. Rio de Janeiro: Elsevier, p. 368.

184 Krause | Alimentos, Nutrição e Dietoterapia – Perguntas e Respostas

4ª QUESTÃO: C

Comentário: A acidose metabólica resulta de produção aumentada ou acúmulo de ácidos ou perda de base (*i.e.*, bicarbonato) nos líquidos extracelulares. Sua forma aguda resulta em pH sanguíneo baixo (ou acidemia), HCO^-_3 baixo e P_{CO_2} normal.

Referência bibliográfica
Mahan, K.L.; Raymond, J.L. (2018) Krause: Alimentos, nutrição e dietoterapia. 14ª ed. Rio de Janeiro: Elsevier, p. 386.

5ª QUESTÃO: D

Comentário: A alcalose respiratória resulta de ventilação aumentada e eliminação de dióxido de carbono. A condição pode ser mediada centralmente (p. ex., por lesão craniana, dor, ansiedade, acidente cerebrovascular ou tumores) ou por estimulação periférica (p. ex., por pneumonia, hipoxemia, altas altitudes, embolia pulmonar, insuficiência cardíaca congestiva ou doença pulmonar intersticial). Simplificando, a alcalose respiratória aguda resulta em pH alto (ou alcalemia), HCO^-_3 normal e P_{CO_2} reduzida.

Referência bibliográfica
Mahan, K.L.; Raymond, J.L. (2018) Krause: Alimentos, nutrição e dietoterapia. 14ª ed. Rio de Janeiro: Elsevier, p. 388.

Clínica | Avaliação Bioquímica, Física e Funcional

1ª QUESTÃO: E

Comentário: A avaliação da anemia macrocítica inclui medida estática de deficiência de folato e vitamina B_{12} no sangue. Eles podem ser avaliados por meio de exames que medem a capacidade da amostra de sangue do paciente de suportar o crescimento de micróbios que exigem folato ou vitamina B_{12}, ou ensaios de radioligação, ou imunoensaios.

Referência bibliográfica
Mahan, K.L.; Raymond, J.L. (2018) Krause: Alimentos, nutrição e dietoterapia. 14ª ed. Rio de Janeiro: Elsevier, p. 422.

2ª QUESTÃO: A

Comentário: O folato e a vitamina B_{12} são necessários para a síntese de S-adenosilmetionina (SAM), o precursor bioquímico envolvido na transferência de grupos de um carbono (metil) durante muitas sínteses bioquímicas. Quando falta folato ou vitamina B_{12}, a reação homocisteína para metionina é bloqueada, fazendo com que a homocisteína se desenvolva no tecido acometido e extravase para a circulação.

Referência bibliográfica
Mahan, K.L.; Raymond, J.L. (2018) Krause: Alimentos, nutrição e dietoterapia. 14ª ed. Rio de Janeiro: Elsevier, p. 422.

3ª QUESTÃO: B

Comentário: Inspeção: observação geral que evolui para uma observação mais focalizada usando os sentidos de visão, olfato e audição; observar aparência, humor, comportamento, movimento, expressões faciais; técnica mais frequentemente usada.

Palpação: exame tátil suave para sentir pulsações e vibrações; avaliação das estruturas do corpo, incluindo textura, tamanho, temperatura, sensibilidade e mobilidade.

Percussão: avaliação dos sons para determinar margens de órgãos do corpo, formato e posição; nem sempre usada em uma avaliação física focalizada na nutrição.

Ausculta: usar o ouvido ou campainha ou diafragma do estetoscópio para escutar os sons corporais (p. ex., sons cardíacos e pulmonares, sons intestinais, vasos sanguíneos).

Referência bibliográfica
Mahan, K.L.; Raymond, J.L. (2018) Krause: Alimentos, nutrição e dietoterapia. 14ª ed. Rio de Janeiro: Elsevier, p. 463.

4ª QUESTÃO: D

Comentário: Os isoprostanos podem ser detectados em várias amostras (soro, urina) e têm se mostrado elevados na presença de uma variedade de fatores de risco CV. Estudos mostram que o malondialdeído pode predizer a progressão de DAC e a aterosclerose carotídea em 3 anos. Ainda, mostra-se promissor como biomarcador clínico. Nitrotirosina, em estudos com humanos, tem demonstrado associação com DAC independentemente de fatores de risco tradicionais. Ver tabela a seguir.

Vantagens e desvantagens de vários biomarcadores do estresse oxidativo.

Biomarcador	Vantagens	Desvantagens	Comentários
IsoPs (isoprostanos)	Podem ser detectados em várias amostras (soro, urina) e têm se mostrado elevados na presença de uma variedade de fatores de risco CV	Os métodos atuais de quantificação não são práticos para rastreamento em larga escala	Nenhuma evidência vinculando este biomarcador com resultados clínicos ainda. F_2-IsoPs mostra mais potencial
MDA (malondialdeído)	Tecnicamente fácil de quantificar espectrofotometricamente com os *kits* do ELISA de ensaio TBARS para detectar MDA, também têm bom desempenho. Os estudos mostram que MDA pode predizer progressão de DAC e aterosclerose carotídea em 3 anos	O ensaio de TBARS é não específico (pode detectar aldeídos que não MDA) e a preparação da amostra pode influenciar os resultados	Mostra-se promissor como biomarcador clínico; entretanto, não tem um impacto funcional na fisiopatologia de DCV
Nitrotirosina	Os estudos em humanos têm demonstrado associação com DAC independente de fatores de risco tradicionais	As concentrações circulantes não são equivalentes às concentrações teciduais. Os métodos atuais de detecção são caros e não práticos	A formação de nitrotirosina em proteínas cardiovasculares particulares tem efeito direto na função

(Continua)

186 Krause | Alimentos, Nutrição e Dietoterapia – Perguntas e Respostas

Biomarcador	Vantagens	Desvantagens	Comentários
S-glutationilação	A S-glutationilação de SERCA, eNOS e da bomba de Na^+-K^+ demonstrou ser biomarcadora, bem como ter um papel na patogênese	Detecção de S-glutationilação propensa a artefato metodológico. Acesso ao tecido (miocárdio, vasculatura), pelo qual ocorre modificação, apresenta um obstáculo clínico	Hemoglobina modificada, atualmente sendo investigada como biomarcador
Mieloperoxidase (MPO)	Ensaios comerciais disponíveis. Uma enzima abundante em grânulos nas células inflamatórias. Evidência forte de que MPO se correlaciona com risco de DCV	Influenciada pelo armazenamento da amostra e tempo de análise	MPO é um biomarcador promissor para predição de risco de DCV

DAC = doença da artéria coronária; CV = cardiovascular; DCV = doença cardiovascular; ELISA = ensaio imunoabsorvente ligado a enzima; TBARS = substâncias que reagem ao ácido tiobarbitúrico (TBA); eNOS = sintase do óxido nítrico endotelial; GPX-1 = peroxidase-1 de glutationa; ROS = espécies reativas de oxigênio; SERCA = Ca^{2+}-ATPase de retículo sarcoplasmático; SOD = superóxido dismutase.

Referência bibliográfica
Mahan, K.L.; Raymond, J.L. (2018) Krause: Alimentos, nutrição e dietoterapia. 14ª ed. Rio de Janeiro: Elsevier, p. 438.

5ª QUESTÃO: A

Comentário: O estilo de vida e os fatores de promoção da saúde incluem nutrição, exercício, sono adequado, relações saudáveis e um sistema de crença-mente-corpo positivo. A abordagem da Avaliação Nutricional Funcional (*Functional Nutrition Assessment* – FNA) identifica causas básicas de doença crônica integrando a prática dietética tradicional com nutrigenômica, restauração da função gastrintestinal, abrandamento da inflamação crônica e interpretação dos biomarcadores nutricionais. O nutricionista funcional organiza os dados coletados a partir de fatores da ingestão, digestão e utilização (IDU), o que leva à identificação das causas básicas para cada indivíduo dentro da estrutura do processo de cuidado da nutrição (PCN).

Referência bibliográfica
Mahan, K.L.; Raymond, J.L. (2018) Krause: Alimentos, nutrição e dietoterapia. 14ª ed. Rio de Janeiro: Elsevier, p. 468-469.

CASO CLÍNICO

Anemia

Parecer nutricional

Paciente apresenta manutenção da massa corporal e manutenção dos compartimentos proteico somático e adiposo, a partir da avaliação da CMB e DCT, respectivamente. De acordo com o IMC, paciente apresenta-se eutrófica, com anemia ferropriva e encontra-se em investigação. Realizará endoscopia digestiva alta e colonoscopia.

Respostas, Comentários e Referências Bibliográficas **187**

O nível de assistência nutricional é primário. A conduta nutricional a ser adotada é: dieta por via oral, de consistência branda, normoproteica, normolipídica e normoglicídica, fracionada em seis refeições ao dia. Aguarda-se resultado de exames de EDA e colonoscopia para reavaliar a dieta.

Clínica | Interações de Alimentos e Fármacos

1ª QUESTÃO: B

Comentário: Muitos fármacos afetam a capacidade de sentir o sabor ou aroma dos alimentos. Eles podem causar alteração do paladar (disgeusia), redução da acuidade do paladar (hipogeusia) ou gosto desagradável após a ingestão, e qualquer um deles pode afetar a ingestão de alimentos. Os mecanismos pelos quais os fármacos alteram os sentidos químicos não são bem compreendidos: eles podem alterar a renovação das células gustativas, interferir nos mecanismos de transdução nessas células ou podem alterar os neurotransmissores que processam a informação quimiossensorial. Os fármacos comuns que provocam disgeusia incluem o anti-hipertensivo captopril (Capoten®), o agente antineoplásico cisplatina e o anticonvulsivante fenitoína. Outros fármacos são: carboplatina (Paraplatin®), cisplatina (Platinol-AQ®), dactinomicina (Actinomycin-D®), fluoruracila (5-FU), interferon α-2a (Roferon-A®), interferon α-2b (Intron-A®), metotrexato (Rheumatrex®), oxaliplatina (Eloxatin®), cefuroxima (Ceftrin®), claritromicina (Biaxin®), clotrimazol (Mycelex®), metronidazol (Flagyl®), captopril (Capoten®), amiodarona (Pacerone®), genfibrozila (Lopid®), clomipramina (Anafranil®), eszopiclona (Lunesta®), levodopa (Dopar®), fenitoína (Dilantin®), fentermina (Adipex-P®), sumatriptana (Imitrex®), dissulfiram (Antabuse®) e docusato (Colace®).

Referência bibliográfica
Mahan, K.L.; Raymond, J.L. (2018) Krause: Alimentos, nutrição e dietoterapia. 14ª ed. Rio de Janeiro: Elsevier, p. 516-517.

2ª QUESTÃO: D

Comentário: Muitos fármacos afetam o metabolismo da glicose, causando hipoglicemia ou hiperglicemia e, em alguns casos, diabetes melito. Os mecanismos desses efeitos variam. Os fármacos podem estimular a produção de glicose ou comprometer a sua captação. Além disso, podem inibir a secreção de insulina, diminuir a sensibilidade à insulina ou aumentar a sua depuração. Fármacos que podem causar hiperglicemia: mesilato de nelfinavir (Viracept®), ritonavir (Norvir®), saquinavir (Invirase®), furosemida (Lasix®), hidroclorotiazida (HCTZ), indapamida (Lozol®), prednisona (Deltasone®), medroxiprogesterona (Depo-Provera®), megestrol (Megace®) e contraceptivos orais.

Referência bibliográfica
Mahan, K.L.; Raymond, J.L. (2018) Krause: Alimentos, nutrição e dietoterapia. 14ª ed. Rio de Janeiro: Elsevier, p. 529-530.

3ª QUESTÃO: C

Comentário: O propofol (Diprivan®) é um exemplo de agente sedativo/anestésico administrado como uma infusão injetável em Emulsão lipídica, fornecendo aproximadamente 1,1 kcal/mℓ infundido. Didanosina é um tampão de sódio em pó que fornece ≥ 2,760 mg de Na/dose diária para adultos. Simeticona é utilizada para redução da

188 Krause | Alimentos, Nutrição e Dietoterapia – Perguntas e Respostas

tensão superficial das bolhas de gás, podendo causar reações alérgicas. Quinapril conta com ingredientes como carbonato de magnésio ou estearato de magnésio, que fornecem 50 a 200 mg de magnésio por dia.

Referência bibliográfica
Mahan, K.L.; Raymond, J.L. (2018) Krause: Alimentos, nutrição e dietoterapia. 14ª ed. Rio de Janeiro: Elsevier, p. 536-537, 830.

4ª QUESTÃO: E
Comentário: O uso de antibióticos e, particularmente, antibióticos de amplo espectro, quando administrados por longos períodos, leva à destruição de todas as bactérias sensíveis da microbiota intestinal e, com frequência, à diarreia.

Referência bibliográfica
Mahan, K.L.; Raymond, J.L. (2018) Krause: Alimentos, nutrição e dietoterapia. 14ª ed. Rio de Janeiro: Elsevier, p. 521.

5ª QUESTÃO: A
Comentário: A irritação e a ulceração GI constituem problemas graves com muitos fármacos. Os AINE, como ibuprofeno ou ácido acetilsalicílico, podem causar irritação gástrica, dispepsia, gastrite, ulceração e sangramento gástrico súbito grave, levando, algumas vezes, a casos fatais. A fluoxetina (Prozac®) e outros inibidores seletivos da recaptação de serotonina (ISRS) também podem provocar irritação gástrica grave, levando à hemorragia, particularmente quando o ácido acetilsalicílico ou AINE também são utilizados.

Referência bibliográfica
Mahan, K.L.; Raymond, J.L. (2018) Krause: Alimentos, nutrição e dietoterapia. 14ª ed. Rio de Janeiro: Elsevier, p. 519.

Comportamento e Meio Ambiente | O Indivíduo na Comunidade

1ª QUESTÃO: D
Comentário: O aumento da glicemia na comunidade pode indicar ao nutricionista um padrão alimentar rico em carboidratos, pobre em fibras, com *fast-food*, entre outros, e que pode acarretar o surgimento de diabetes melito, por exemplo, diferentemente das outras opções, que são comportamentais, e que não refletem o aumento dos riscos de doença. Ver a seguir.

Possíveis áreas de gatilhos nutricionais em uma avaliação das necessidades da comunidade

- Presença de fatores de risco de doença cardiovascular; diabetes e acidente vascular encefálico
  - Concentrações elevadas de colesterol e lipídios no sangue
  - Sedentarismo
  - Tabagismo
  - Concentrações elevadas de glicemia
  - Valores elevados de índice de massa corporal (IMC)
  - Pressão arterial elevada
- Presença de fatores de risco de osteoporose

Respostas, Comentários e Referências Bibliográficas — 189

Referência bibliográfica
Mahan, K.L.; Raymond, J.L. (2018) Krause: Alimentos, nutrição e dietoterapia. 14ª ed. Rio de Janeiro: Elsevier, p. 558.

2ª QUESTÃO: E

Comentário: Ver tabela a seguir.

Enfermidade comun de origem alimentar

Doença	Sinais e sintomas	Início e duração	Causas e prevenção	Comentários
Bacillus cereus	Diarreia aquosa, cólicas abdominais e vômitos	6 a 15 h após o consumo de alimento contaminado/dura 24 h na maioria dos casos	As carnes, o leite, os vegetais e os peixes já foram associados ao tipo diarreico; os surtos de vômito geralmente são associados a produtos à base de arroz, batata, massas e produtos de queijo; misturas alimentares como: molhos, pudins, sopas, cozidos, tortas e saladas também podem ser fontes	O *B. cereus* é uma bactéria gram-positiva, aeróbica, formadora de esporos

Referência bibliográfica
Mahan, K.L.; Raymond, J.L. (2018) Krause: Alimentos, nutrição e dietoterapia. 14ª ed. Rio de Janeiro: Elsevier, p. 581.

3ª QUESTÃO: A

Comentário: Um programa formal, elaborado em 1996, a Análise de Perigos e Pontos Críticos de Controle (APPCC), é uma abordagem sistemática de identificação, avaliação e controle dos riscos à segurança alimentar. A APPCC envolve a identificação de qualquer agente biológico, químico ou físico que possa causar doença ou lesão na ausência de seu controle, bem como pontos de identificação que podem ser controlados, evitando ou eliminando, assim, os perigos para a segurança alimentar ou reduzindo-os a um nível aceitável.

Referência bibliográfica
Mahan, K.L.; Raymond, J.L. (2018) Krause: Alimentos, nutrição e dietoterapia. 14ª ed. Rio de Janeiro: Elsevier, p. 589.

4ª QUESTÃO: E

Comentário: Ver tabela a seguir.

Enfermidades comuns de origem alimentar

Doença	Sinais e sintomas	Início e duração	Causas e prevenção	Comentários
Clostridium botulinum	Paralisia muscular causada pela toxina bacteriana: visão dupla ou embaçada, pálpebras caídas, fala ininteligível, dificuldade de engolir, boca seca e fraqueza muscular; lactentes com botulismo parecem letárgicos, alimentam-se pouco; apresentam constipação intestinal, choro fraco e fraco tônus muscular	No botulismo por ingestão alimentar, os sintomas geralmente começam 18 a 36 h após a ingestão do alimento contaminado, podendo ocorrer 6 h ou até 10 dias após o consumo e durar dias ou meses	Alimentos em conservas caseiras com baixo teor de acidez, como aspargos, vagem, beterraba e milho; ocorreram surtos causados por fontes mais incomuns, como alho picado em óleo, pimenta, tomate, batata assada envolta em papel alumínio e incorretamente manipulada e peixe em conserva feita em casa ou fermentado. As pessoas que fazem conservas em casa devem seguir rigorosos procedimentos de higiene para reduzir a contaminação dos alimentos; óleos em infusão com alho devem ser refrigerados; batatas assadas envoltas em papel alumínio devem ser mantidas quentes até serem servidas ou refrigeradas, já que as altas temperaturas destroem a toxina botulínica. As pessoas que consomem alimentos em conserva feita em casa devem ferver o alimento por 10 min antes de ingeri-lo	Se não forem tratados, esses sintomas podem progredir e causar paralisia de braços, pernas, tronco e músculos respiratórios; pode ser necessário suporte ventilatório em longo prazo. Jogar fora latas que se apresentem estufadas, com vazamento ou amassadas, e vidros que apresentem vazamento; as instruções sobre o preparo seguro de conservas podem ser obtidas junto aos serviços de extensão municipal; o mel pode conter esporos de *C. botulinum* e é fonte de infecção para lactentes; crianças com menos de 12 meses não devem ser alimentadas com mel

Referência bibliográfica

Mahan, K.L.; Raymond, J.L. (2018) Krause: Alimentos, nutrição e dietoterapia. 14ª ed. Rio de Janeiro: Elsevier, p. 581.

Alimento e Nutrição | Terapia Nutricional

1ª QUESTÃO: C

Comentário: Ver a tabela a seguir.

Recomendações de terapia nutricional

Rota de alimentação recomendada	Condição	Transtornos típicos
Nutrição enteral	Incapacidade para comer	Transtornos neurológicos (disfagia) Traumatismo facial Traumatismo oral ou esofágico Anomalias congênitas Insuficiência respiratória (em um ventilador) Lesão cerebral traumática Estado comatoso Cirurgia GI (p. ex., esofagectomia)
	Incapacidade para comer o suficiente	Estados hipermetabólicos, como as queimaduras Câncer Insuficiência cardíaca Doença cardíaca congênita Comprometimento da ingestão após cirurgia ou lesão orofacial Anorexia nervosa Insuficiência de crescimento Fibrose cística
	Comprometimento de digestão, absorção, metabolismo	Gastroparesia grave Erros inatos do metabolismo Doença de Crohn Síndrome do intestino curto com ressecção mínima Pancreatite
Nutrição parenteral	Incompetência gastrintestinal	Síndrome do intestino curto – ressecção importante Pancreatite aguda grave com intolerância à alimentação enteral Doença inflamatória intestinal grave Isquemia do intestino delgado Atresia intestinal Insuficiência hepática grave Íleo pós-operatório persistente Vômito/diarreia intratável refratário(a) ao gerenciamento médico Fístulas distais de alto débito Sangramento GI grave
	Doença crítica com má tolerância ou acessibilidade enteral	Insuficiência de múltiplos órgãos Traumatismo ou queimaduras importantes Transplante de medula óssea Insuficiência respiratória aguda com dependência ventilatória e mau funcionamento gastrintestinal Definhamento grave na insuficiência renal com diálise Transplante de intestino delgado imediatamente após cirurgia

GI = gastrintestinal.

192 Krause | Alimentos, Nutrição e Dietoterapia – Perguntas e Respostas

Referência bibliográfica
Mahan, K.L.; Raymond, J.L. (2018) Krause: Alimentos, nutrição e dietoterapia. 14ª ed. Rio de Janeiro: Elsevier, p. 795-796.

2ª QUESTÃO: D
Comentário: A colocação de uma sonda de alimentação no estômago é mais fácil e menos demorada do que colocar uma sonda no intestino delgado, então as alimentações gástricas geralmente são iniciadas mais rapidamente. No entanto, a facilidade de acesso é apenas uma consideração. Sinais e sintomas de intolerância à alimentação gástrica incluem (mas não se limitam a) os seguintes: distensão e desconforto abdominal, vômito e diarreia persistente.

Referência bibliográfica
Mahan, K.L.; Raymond, J.L. (2018) Krause: Alimentos, nutrição e dietoterapia. 14ª ed. Rio de Janeiro: Elsevier, p. 801-802.

3ª QUESTÃO: D
Comentário: Quando a NE é necessária por mais de 3 a 4 semanas, uma sonda de alimentação de gastrostomia ou jejunostomia colocada cirurgicamente ou endoscopicamente deve ser considerada para o conforto geral do paciente e para minimizar a irritação nasal ou do TGI superior.

Referência bibliográfica
Mahan, K.L.; Raymond, J.L. (2018) Krause: Alimentos, nutrição e dietoterapia. 14ª ed. Rio de Janeiro: Elsevier, p. 804.

4ª QUESTÃO: B
Comentário: A escolha de uma fórmula enteral para um determinado paciente deve envolver a consideração dos seguintes itens relativos ao paciente: necessidades de nutrientes, função do TGI e estado clínico. Além disso, outros fatores que devem ser considerados na hora de escolher uma fórmula enteral: capacidade da fórmula para satisfazer as necessidades de nutrientes do paciente; densidade energética e proteica da fórmula (i. e., kcal/mℓ, g proteína/mℓ, mℓ fluido/ℓ); função gastrintestinal; teor de sódio, potássio, magnésio e fósforo da fórmula, especialmente para os pacientes com insuficiência cardiopulmonar, renal ou hepática; forma e quantidade de proteínas, lipídios, carboidratos e fibras na fórmula relativas à capacidade digestiva e absortiva do paciente; rentabilidade da fórmula; adesão do paciente; e relação custo-benefício.

Referência bibliográfica
Mahan, K.L.; Raymond, J.L. (2018) Krause: Alimentos, nutrição e dietoterapia. 14ª ed. Rio de Janeiro: Elsevier, p. 810.

5ª QUESTÃO: D
Comentário: O tempo de suspensão é o período em que a fórmula enteral fica pendurada à temperatura ambiente e que é considerado seguro para fornecimento ao paciente. A maioria das instalações permite um tempo de suspensão de 4 h para um produto em um sistema aberto e 24 a 48 h para produtos em sistema fechado (dependendo das instruções do fabricante).

Referência bibliográfica
Mahan, K.L.; Raymond, J.L. (2018) Krause: Alimentos, nutrição e dietoterapia. 14ª ed. Rio de Janeiro: Elsevier, p. 816.

6ª QUESTÃO: E

Comentário: A maioria dos lipídios nas fórmulas enterais padrão se encontram na forma de TCLs e TCMs. Algumas fórmulas contêm "lipídios estruturados", que são uma mistura de TCLs e TCMs, e contêm propriedades de ambos. A maioria dos TCLs encontrada nos lipídios estruturados consiste em ácidos graxos ômega-3 (como o ácido eicosapentaenoico e o ácido docosahexaenoico); esses ácidos graxos ômega-3 podem ter efeitos anti-inflamatórios. Os lipídios estruturados são absorvidos mais rapidamente e são melhor tolerados do que as combinações de TCL/TCM. Os TCMs não precisam de sais biliares ou lipase pancreática para a digestão, e são absorvidos diretamente na circulação portal.

Referência bibliográfica
Mahan, K.L.; Raymond, J.L. (2018) Krause: Alimentos, nutrição e dietoterapia. 14ª ed. Rio de Janeiro: Elsevier, p. 841.

7ª QUESTÃO: B

Comentário: Muitas complicações podem ser prevenidas ou gerenciadas com o atento monitoramento do paciente. Ver o quadro a seguir.

Complicações da nutrição enteral

Acesso
Vazamento de sítio de ostomia/estoma
Necrose/ulceração/estenose por pressão
Erosão tecidual
Deslocamento/migração de sonda
Obstrução/oclusão da sonda

Administração
Contaminação microbiana
Má conexão enteral ou má colocação da sonda, provocando infecção, pneumonia por aspiração, peritonite, infusão pulmonar ou venosa
Regurgitação
Fornecimento inadequado por uma ou mais razões

Gastrintestinais
Constipação intestinal
Esvaziamento gástrico atrasado/volume residual gástrico elevado
Diarreia
Diarreia osmótica, especialmente se houver sorbitol nas preparações líquidas de medicamentos
Secretória
Distensão/edema/cólica
Escolha/taxa de administração da fórmula
Intolerância aos componentes dos nutrientes
Má digestão/má absorção
Náuseas/vômito

Metabólicas
Interações fármaco-nutrientes
Intolerância à glicose/hiperglicemia/hipoglicemia
Desidratação/super-hidratação
Hiperpotassemia/hipopotassemia
Hiperfosfatemia/hipofosfatemia
Deficiências de macronutrientes (especialmente tiamina)
Síndrome de realimentação

Referência bibliográfica

Mahan, K.L.; Raymond, J.L. (2018) Krause: Alimentos, nutrição e dietoterapia. 14ª ed. Rio de Janeiro: Elsevier, p. 819-820.

8ª QUESTÃO: A

Comentário: O desenvolvimento e o uso de diretrizes práticas, protocolos institucionais e procedimentos de prescrição padronizados são úteis para assegurar o monitoramento ideal e seguro da NE. Ver quadro a seguir.

Monitorando o paciente que recebe nutrição enteral

Distensão e desconforto abdominal
Confirmar a colocação adequada da sonda e manter a cabeceira do leito > 30°
  (diariamente)
Mudar o recipiente de alimentação e os tubos (diariamente)
Ingestão e saída hídrica (diária)
Volume residual gástrico, se for adequado
Sinais e sintomas de edema ou desidratação (diariamente)
Frequência de defecação, volume e consistência das fezes (diariamente)
Massa corporal (pelo menos 3 vezes/semana)
Adequação da ingestão nutricional (diariamente)
Estado clínico/exame físico (diariamente)
Eletrólitos séricos, nitrogênio ureico sanguíneo, creatinina (diariamente até ficar
  estável, depois 2 a 3 vezes/semana)
Glicose sérica, cálcio, magnésio, fósforo (diariamente até ficar estável, depois
  semanalmente)

Referência bibliográfica

Mahan, K.L.; Raymond, J.L. (2018) Krause: Alimentos, nutrição e dietoterapia. 14ª ed. Rio de Janeiro: Elsevier, p. 822.

9ª QUESTÃO: V, F, V, F, V, V

Comentário: O acesso central refere-se à colocação da ponta do cateter em uma veia grande e de alto fluxo sanguíneo, como a veia cava superior; essa é a nutrição parenteral central (NPC). A nutrição parenteral periférica (NPP) refere-se à colocação da ponta do cateter em uma veia pequena, tipicamente na mão ou no antebraço.

As emulsões de lipídios fornecem energia e os ácidos graxos essenciais na NP para evitar deficiência de ácidos graxos essenciais. A administração não deve ultrapassar 2 g de emulsão por quilo de massa corporal/dia, embora as recomendações de 1 a 1,5 g/kg sejam mais comuns. As concentrações de triglicerídeos devem ser monitoradas. Quando ultrapassados os 400 mg/dℓ, a infusão lipídica deve ser interrompida. Uma das indicações para nutrição parenteral é a incompetência gastrintestinal, apresentada de formas tais como: síndrome do intestino curto, doença inflamatória intestinal (DII) grave, pancreatite, fístulas de alto débito, sangramento GI grave, entre outros.

Referência bibliográfica

Mahan, K.L.; Raymond, J.L. (2018) Krause: Alimentos, nutrição e dietoterapia. 14ª ed. Rio de Janeiro: Elsevier, p. 824-831.

10ª QUESTÃO: C

Comentário: Devem ser fornecidas quantidades conservadoras de carboidratos e quantidades adequadas de eletrólitos intracelulares. A formulação NP inicial normalmente deve conter de 25 a 50% da meta de concentração de dextrose e ser aumentada lentamente para evitar as consequências da hipofosfatemia, da hipopotassemia e da hipomagnesemia. As compatibilidades da NP devem ser avaliadas quando forem fornecidos teores muito baixos de dextrose com teores mais altos de aminoácidos e eletrólitos. A síndrome também ocorre nos pacientes que recebem alimentação enteral, mas com menos frequência, em virtude dos efeitos do processo digestivo.

Referência bibliográfica
Mahan, K.L.; Raymond, J.L. (2018) Krause: Alimentos, nutrição e dietoterapia. 14ª ed. Rio de Janeiro: Elsevier, p. 844-845.

CASO CLÍNICO

Terapia enteral

Parecer nutricional

A dobra cutânea tricipital e a redução da bola gordurosa de Bichat e da massa corporal refletem depleção do compartimento adiposo, e a circunferência muscular do braço abaixo de P5 demonstra depleção do compartimento proteico somático. O paciente apresenta magreza grau 1, segundo o IMC (OMS, 1998). Além disso, paciente está ventilando via traqueostomia, apresenta piora do quadro infeccioso e os exames laboratoriais demonstram leucocitose e linfocitopenia. A conduta nutricional é dieta hiperenergética, hipoglicídica, hiperlipídica, hiperproteica e hipossódica, administrada pela via enteral por sonda nasogástrica empregando fórmula enteral industrializada com nutrientes imunomoduladores.

Nutrição para a Saúde Reprodutiva e o Aleitamento

1ª QUESTÃO: E

Comentário

Tolueno: A exposição ocorre ao respirar ar contaminado no local de trabalho, na descarga do automóvel, alguns produtos de consumo, tintas, diluentes de pintura, esmalte de unha, vernizes e adesivos. Efeitos na saúde reprodutiva ou do desenvolvimento: diminuição da massa corporal fetal e malformações congênitas.

Pesticidas: Os pesticidas são aplicados em grandes quantidades na agricultura, na comunidade e nas configurações de uso doméstico. Em 2001, mais de 1,2 milhões de libras de ingredientes ativos foram utilizados nos EUA. Os pesticidas podem ser ingeridos, inalados e absorvidos pela pele. As vias de exposição a pesticidas incluem alimentos, água, ar, poeira e solo. Efeitos na saúde reprodutiva ou do desenvolvimento: desenvolvimento cognitivo prejudicado, neurodesenvolvimento prejudicado, crescimento fetal prejudicado, suscetibilidade aumentada a câncer testicular e câncer infantil.

Chumbo: A exposição ocupacional ocorre na fabricação de baterias e reciclagem, fundição, reparação de automóveis, soldagem, solda, limpeza e uso de armas de fogo e ornamento de vidro colorido e produção de joias. A exposição não ocupacional

196   Krause | Alimentos, Nutrição e Dietoterapia – Perguntas e Respostas

ocorre nas casas mais antigas, onde foram utilizadas tintas com base de chumbo, canos de água, cerâmicas importadas e cerâmica de barro, ervas medicinais, cosméticos tradicionais, tinturas de cabelo, solo contaminado, brinquedos e bijuterias. Efeitos na saúde reprodutiva ou do desenvolvimento: alterações na metilação genética, prejuízo intelectual, aumento da probabilidade de apresentar alergias. *Solventes*: Exemplos incluem benzeno, tolueno, xileno, estireno, 1-bromopropano, 2-bromopropano, percloroetileno e tricloroetileno. Os solventes são um componente da fumaça de cigarro. A exposição é principalmente por meio da respiração de ar contaminado. Efeitos na saúde reprodutiva ou do desenvolvimento: perda fetal e aborto.

Bisfenol A: O bisfenol A é um intermediário químico para o plástico de policarbonato e resinas. Pode ser encontrado em alimentos, produtos de consumo e embalagens. A exposição ocorre por meio da inalação, ingestão e absorção dérmica. Efeitos na saúde reprodutiva ou do desenvolvimento: aborto recorrente, agressão e hiperatividade em crianças do sexo feminino.

Referência bibliográfica
Mahan, K.L.; Raymond, J.L. (2018) Krause: Alimentos, nutrição e dietoterapia. 14ª ed. Rio de Janeiro: Elsevier, p. 922-924.

2ª QUESTÃO: C

Comentário: A obesidade pré-concepcional aumenta o risco para homens e mulheres. Nos homens, o IMC elevado está associado a menor sucesso com a fertilização *in vitro* (FIV). A obesidade materna pré-gestação está correlacionada com menores taxas de concepção, taxas mais elevadas de anomalias congênitas e taxas de nascidos vivos inferiores. A obesidade afeta a ovulação, o desenvolvimento do oócito, o desenvolvimento do embrião, o desenvolvimento endometrial, a implantação e a perda da gestação. Ver o quadro a seguir.

Alterações metabólicas durante a gestação para mulheres com massa corporal normal e obesas

Componente	Massa corporal adequada	Obesa
Deposição de gordura com ganho de massa corporal gestacional	O ganho de gordura gestacional é acumulado principalmente centralmente, tanto a gordura subcutânea quanto a visceral. O acúmulo visceral pode aumentar conforme a gestação progride	As localizações são similares; a quantidade pode ser menor
Metabolismo lipídico	Aumento de 50 a 80% na oxidação basal de gordura e em resposta à glicose, dislipidemia acentuada	A dislipidemia é exagerada
Metabolismo de aminoácidos	A síntese de proteínas aumenta no segundo (15%) e no terceiro (25%) trimestres	Desconhecido, mas evidências limitadas sugerem que uma resposta anabólica pode ser prejudicada
Metabolismo da glicose, resistência à insulina	Concentrações elevadas da glicose de jejum, tolerância à glicose e sensibilidade à insulina no início da gestação, então a sensibilidade à insulina diminui de 50 a 70% por volta do terceiro trimestre	A glicose de jejum inicial aumenta menos ou nem aumenta; há mais resistência à insulina, o que aumenta as concentrações séricas de todos os macronutrientes

Referência bibliográfica
Mahan, K.L.; Raymond, J.L. (2018) Krause: Alimentos, nutrição e dietoterapia. 14ª ed. Rio de Janeiro: Elsevier, p. 937.

3ª QUESTÃO: C

Comentário: Aproximadamente 10% de todas as gestações são consideradas "de alto risco", o que significa haver uma complicação materna preexistente ou uma situação que antecede a gestação ou que se apresenta na gestação atual, e que coloca a mãe ou o feto sob risco de um mau resultado. Muitas dessas situações podem incluir preocupações nutricionais, também. Outras complicações são: anemias – microcítica ou macrocítica; problemas cardiovasculares – defeitos estruturais cardíacos maternos, doença cardiovascular preexistente; problemas endócrinos – síndrome do ovário policístico, doenças da tireoide, diabetes gestacional, diabetes do tipo 1 ou 2; alterações funcionais – surdez, cegueira, paralisia, paraplegia, tetraplegia; problemas gastrintestinais – alergias alimentares, doença celíaca, doença de Crohn, colite ulcerativa, cirurgia pós-bariátrica, cálculos biliares; hiperêmese gestacional; hipertensão – preexistente, induzida pela gestação, pré-eclâmpsia; infecções – HIV e AIDS, malária, doença dental, parasitas intestinais; doenças genéticas maternas ou retardo mental; problemas médicos – lúpus, miastenia *gravis*, fibrose cística, pancreatite, fenilcetonúria, câncer, doença falciforme; fetos múltiplos; obesidade – IMC $\geq$ 30 kg/m²; quadro psiquiátrico – distúrbios alimentares, depressão, transtornos.

Referência bibliográfica
Mahan, K.L.; Raymond, J.L. (2018) Krause: Alimentos, nutrição e dietoterapia. 14ª ed. Rio de Janeiro. Elsevier: p. 939-940.

4ª QUESTÃO: D

Comentário: As causas da restrição de crescimento intrauterina são muitas e incluem fatores fetais, maternos e placentários.

Fatores maternos
Condições médicas: hipertensão arterial crônica, pré-eclâmpsia (no início da gestação), diabetes, lúpus sistêmicos, doença renal crônica, doença inflamatória do intestino, doença pulmonar grave, câncer, hiperêmese gestacional.

Infecções: sífilis, toxoplasmose, citomegalovírus, rubéola, hepatite B, herpes-vírus simples 1 ou 2, HIV-1, *Helicobacter pylori*, malária.

Desnutrição: baixa massa corporal pré-gestação, tamanho materno pequeno, pouco ganho de massa corporal, (especialmente na última metade da gestação), obesidade (especialmente se combinada com a perda de massa corporal), deficiências de nutrientes – incluindo proteínas, vitaminas A, B, C, ácido fólico, zinco, cálcio e ferro –, histórico recente de gestação, alta paridade, gestação múltipla, histórico de RCIU, distúrbios alimentares ativos.

Condições sociais: idade muito jovem, pobreza, falta de alimentos por causa da guerra, fome, desastres naturais (terremoto, tsunami), abuso físico ou mental, abuso de substâncias (cigarros, álcool, heroína, cocaína), exposição a teratógenos, exposição a medicamentos terapêuticos (antimetabólitos, varfarina, fenitoína).

Fatores fetais
Genéticos: raça, etnia, sexo, doenças genéticas.

Paridade: primeiro bebê, muitas vezes, pesa menos do que os irmãos subsequentes.

Anomalias cromossômicas: deleções cromossômicas, trissomia 13, 18, 21.

Malformações congênitas: anencefalia, atresia gastrintestinal, síndrome de Potter, agenesia pancreática.

Fatores placentários

Insuficiência placentária: redução do fluxo sanguíneo, transferência de nutrientes prejudicada.

Problemas anatômicos: múltiplos infartos, inserções do cordão aberrantes, trombose vascular umbilical e hemangiomas, descolamento prematuro da placenta, placenta pequena.

Referência bibliográfica

Mahan, K.L.; Raymond, J.L. (2018) Krause: Alimentos, nutrição e dietoterapia. 14ª ed. Rio de Janeiro: Elsevier, p. 943-944.

5ª QUESTÃO: B

Comentário: A RDA para equivalentes de ácido fólico alimentares aumenta para suportar a eritropoese materna, a síntese de DNA e o crescimento fetal e placentário. As baixas concentrações de folato estão associadas a abortos, baixa massa corporal ao nascer e parto prematuro. A deficiência de ácido fólico materno precoce está associada a um aumento da incidência de malformações congênitas, incluindo defeitos do tubo neural (inclusive espinha bífida e anencefalia) e, possivelmente, fendas orofaciais e defeitos cardíacos congênitos.

A piridoxina funciona como um cofator para muitas enzimas descarboxilases e transaminases, especialmente aquelas que estão envolvidas no metabolismo de aminoácidos. Embora esta vitamina catalise certo número de reações que envolvem a produção de neurotransmissores, não se sabe se esta função está envolvida no alívio da náuseas e vômitos. Como carne, peixe e aves são boas fontes alimentares, a deficiência não é comum, e as vitaminas pré-natais de rotina contêm quantidades suficientes.

A colina é necessária para a integridade estrutural das membranas celulares, a sinalização celular e a transmissão de impulsos nervosos, e é uma importante fonte de grupos metil. A colina e o ácido fólico são metabolicamente inter-relacionados; ambos suportam o desenvolvimento do cérebro fetal e menor risco de defeitos do tubo neural e fissuras orofaciais. A colina também parece ser importante no funcionamento da placenta, e pode afetar as respostas materna e fetal ao estresse. De acordo com a IOM, as necessidades de vitamina D não aumentam durante a gestação; a ingestão de 600 UI/dia (15 mcg/dia) é suficiente quando se considera a saúde dos ossos. A deficiência grave de vitamina D está associada ao raquitismo congênito e a fraturas em recém-nascidos; também pode se manifestar como convulsões. Além de seu papel na formação óssea, a baixa ingestão de cálcio está associada a um risco aumentado de RCIU e pré-eclâmpsia. O cálcio está envolvido, também, em muitos outros processos, incluindo a coagulação do sangue, a proteólise intracelular e a síntese de óxido nítrico, e tem um papel na regulação das contrações uterinas. As dietas das gestantes são, muitas vezes, deficientes em cobre, e as necessidades aumentam ligeiramente durante a gestação. A deficiência de cobre altera o desenvolvimento do embrião; a deficiência de cobre induzida tem sido mostrada como teratogênica.

Há uma diminuição da atividade das enzimas dependentes de cobre, aumento do estresse oxidativo, metabolismo do ferro alterado, ligação cruzada anormal de proteínas, diminuição da angiogênese e sinalização celular alterada.

Referência bibliográfica
Mahan, K.L.; Raymond, J.L. (2018) Krause: Alimentos, nutrição e dietoterapia. 14ª ed. Rio de Janeiro: Elsevier, p. 953-981.

Nutrição na Lactância

1ª QUESTÃO: A
Comentário: As necessidades de vitamina K do recém-nascido precisam de atenção especial. A deficiência pode resultar em hemorragia ou doença hemorrágica do recém-nascido. É indicada rápida suplementação de vitamina D, de 400 UI/dia após o nascimento, para todos os lactentes em aleitamento materno e lactentes que consomem menos de 1.000 mℓ de fórmula fortificada com vitamina D a cada dia. O monitoramento do estado de ferro é importante por causa dos efeitos cognitivos de longo prazo da deficiência de ferro na infância. Há associação consistente entre a anemia por deficiência de ferro na lactância e cognição precária de longa duração, déficits de desenvolvimento e desempenho comportamental. Assim, é importante que o aconselhamento dietético atinja grupos de alto risco para evitar esses efeitos significativos em longo prazo.

Referência bibliográfica
Mahan, K.L.; Raymond, J.L. (2018) Krause: Alimentos, nutrição e dietoterapia. 14ª ed. Rio de Janeiro: Elsevier, p. 1122, 1124-1125.

2ª QUESTÃO: C
Comentário: Imunoglobulina A secretória (IgAs), a imunoglobulina predominante no leite materno, desempenha um papel na proteção contra infecção do intestino imaturo do lactente. O aleitamento materno deve ser mantido até que o lactente tenha pelo menos 3 meses de idade para obter esse benefício.

Referência bibliográfica
Mahan, K.L.; Raymond, J.L. (2018) Krause: Alimentos, nutrição e dietoterapia. 14ª ed. Rio de Janeiro: Elsevier, p. 1130-1131.

3ª QUESTÃO: B
Comentário: O leite humano tem 60% de proteínas do soro (principalmente as lactoalbuminas) e 40% de caseína; em contraste, o leite de vaca tem 20% de proteínas do soro e 80% de caseína. A lactose proporciona 42% da energia no leite materno e somente 30% da energia no leite de vaca. A quantidade de ferro é pequena tanto no leite materno quanto no leite de vaca (0,3 mg/ℓ), apesar de a biodisponibilidade do leite materno ser maior. O leite materno é mais rico em vitamina E que o leite de vaca.

Referência bibliográfica
Mahan, K.L.; Raymond, J.L. (2018) Krause: Alimentos, nutrição e dietoterapia. 14ª ed. Rio de Janeiro: Elsevier, p. 1129-1130.

4ª QUESTÃO: D

Comentário: Ver quadro a seguir.

Idades sugeridas para a introdução de alimentos semissólidos e caseiros

Alimento	Idade (meses)		
	4 a 6	6 a 8	9 a 12
Cereais fortificados com ferro para lactentes	Adicionar		
Vegetais		Adicionar espremidos	Eliminar gradualmente os alimentos espremidos e introduzir alimentos caseiros
Frutas		Adicionar espremidas	Eliminar gradualmente os alimentos espremidos; introduzir alimentos picados, bem cozidos ou enlatados
Carnes		Adicionar carnes moídas ou finamente picadas	Diminuir o uso de carnes moídas; aumentar as variedades das carnes oferecidas em casa
Alimentos para comer com os dedos, tais como biscoitos de araruta, torradas assadas no forno.		Adicionar alimentos que possam ser segurados com preensão palmar	Aumentar o uso de pequenos alimentos para comer com os dedos conforme a preensão em pinça se desenvolve
Alimentos em forma de purê bem cozidos ou alimentos caseiros picados preparados sem adição de sal ou açúcar			Adicionar e introduzir o uso da colher

Referência bibliográfica

Mahan, K.L.; Raymond, J.L. (2018) Krause: Alimentos, nutrição e dietoterapia. 14ª ed. Rio de Janeiro: Elsevier, p. 1147.

5ª QUESTÃO: E

Comentário: Os probióticos são microrganismos que, quando administrados como um suplemento oral ou como parte do alimento, podem conferir benefícios à saúde do hospedeiro, alterando o microbioma intestinal. Os prebióticos são ingredientes alimentares não digeríveis que promovem o crescimento de bactérias do intestino. Evidências sugerem que suplementar os lactentes nascidos a termo com o probiótico

Lactobacillus reuteri (*L. reuteri*) pode diminuir o risco de cólica, o refluxo gastresofágico e a constipação intestinal.

Referência bibliográfica
Mahan, K.L.; Raymond, J.L. (2018) Krause: Alimentos, nutrição e dietoterapia. 14ª ed. Rio de Janeiro: Elsevier, p. 1131-1132.

Nutrição na Infância

1ª QUESTÃO: D
Comentário: A necessidade de proteínas diminui de aproximadamente 1,1 g/kg na primeira infância para 0,95 g/kg no final da infância. A ingestão de proteínas pode variar de 5 a 30% da energia total, dependendo da idade. As crianças que estão em maior risco de ingestão inadequada de proteínas são aquelas em dietas veganas rigorosas, aquelas com múltiplas alergias alimentares ou as que têm seleções de alimentos limitadas em função de dietas da moda, problemas de comportamento ou acesso inadequado a alimentos.

Referência bibliográfica
Mahan, K.L.; Raymond, J.L. (2018) Krause: Alimentos, nutrição e dietoterapia. 14ª ed. Rio de Janeiro: Elsevier, p. 1171.

2ª QUESTÃO: E
Comentário: Numerosas influências, algumas óbvias e outras sutis, determinam a ingestão de alimentos e os hábitos das crianças. Os hábitos, os gostos e as aversões são estabelecidos nos primeiros anos e levados até a idade adulta. As principais influências sobre a ingestão de alimentos nos anos de desenvolvimento incluem o ambiente familiar, as tendências sociais, os meios de comunicação, a pressão dos colegas e doenças ou enfermidades.

Referência bibliográfica
Mahan, K.L.; Raymond, J.L. (2018) Krause: Alimentos, nutrição e dietoterapia. 14ª ed. Rio de Janeiro: Elsevier, p. 1179-1188.

3ª QUESTÃO: D
Comentário: A inatividade desempenha um papel fundamental no desenvolvimento da obesidade, seja ela resultante do tempo diante da tela, das oportunidades limitadas de atividade física ou das preocupações de segurança que impedem que as crianças desfrutem de brincadeiras ao ar livre. As intervenções para a obesidade em crianças tiveram efeito limitado sobre o problema da obesidade infantil, especialmente para populações de negros, hispânicos e nativos norte-americanos. Os programas que incluem componentes comportamentais abrangentes – como o envolvimento da família, as modificações dietéticas, a informação nutricional, a atividade física e as estratégias comportamentais – tendem a ser mais bem-sucedidos. Incorporar a intervenção comportamental no tratamento da obesidade melhora os resultados e é mais eficaz com uma abordagem de equipe. A prevenção da obesidade infantil é uma importante prioridade de saúde pública nos EUA. O Institute of Medicine (IOM)

publicou recomendações que têm como alvo as famílias, os profissionais de saúde, a indústria, as escolas e as comunidades (2012). As recomendações incluem as escolas (melhoria da qualidade nutricional dos alimentos vendidos e servidos, aumento da atividade física, educação sobre bem-estar), a indústria (informação nutricional melhorada para os consumidores, mensagens claras nos meios de comunicação), os profissionais de saúde (rastreamento de IMC, aconselhamento para crianças e famílias) as comunidades, e o governo (melhor acesso a alimentos saudáveis, oportunidades de atividade física melhoradas).

Referência bibliográfica

Mahan, K.L.; Raymond, J.L. (2018) Krause: Alimentos, nutrição e dietoterapia. 14ª ed. Rio de Janeiro: Elsevier, p. 1202-1205.

4ª QUESTÃO: B

Comentário: Com a renutrição, as expectativas para o ganho de massa corporal variam. Não se pode esperar que uma criança cronicamente desnutrida ganhe mais do que 2 a 3 g/kg/dia, ao passo que uma criança que esteja primariamente enfraquecida pode ganhar até 20 g/kg/dia.

Referência bibliográfica

Mahan, K.L.; Raymond, J.L. (2018) Krause: Alimentos, nutrição e dietoterapia. 14ª ed. Rio de Janeiro: Elsevier, p. 1167.

5ª QUESTÃO: A

Comentário: Os lactentes com deficiência de ferro, com ou sem anemia, tendem a apresentar pontuação mais baixa em testes padronizados de desenvolvimento mental e prestar menos atenção a informações relevantes necessárias para a resolução de problemas. O desempenho cognitivo mais fraco e o desenvolvimento psicomotor retardado foram relatados em lactentes e crianças em idade pré-escolar com deficiência de ferro. A deficiência pode ter consequências em longo prazo, como demonstrado pelo pior desempenho em testes de desenvolvimento no final da infância e início da adolescência. A ingestão de ferro deve ser considerada durante as avaliações de dietas individuais e nas decisões de políticas destinadas a atender as necessidades nutricionais das crianças de baixa renda e de alto risco.

Referência bibliográfica

Mahan, K.L.; Raymond, J.L. (2018) Krause: Alimentos, nutrição e dietoterapia. 14ª ed. Rio de Janeiro: Elsevier, p. 1207.

Nutrição na Adolescência

1ª QUESTÃO: B

Comentário: O rápido crescimento pode diminuir temporariamente as concentrações de ferro em circulação, resultando em anemia fisiológica de crescimento. Outros fatores de risco para anemia por deficiência de ferro estão listados no quadro a seguir.

Fatores de risco para a deficiência de ferro

Ingestão/Absorção/Armazenamento inadequados de ferro

Estilos de alimentação vegetarianos, especialmente dietas veganas
Dieta macrobiótica
Baixas ingestões de carne, peixe, aves ou alimentos fortificados com ferro
Baixa ingestão de alimentos ricos em ácido ascórbico
Dietas frequentes ou dietas restritivas
Perda de massa corporal crônica ou significativa
Pular refeições
Abuso de substâncias
Histórico de anemia por deficiência de ferro
Imigração recente de países em desenvolvimento
Necessidade de cuidados médicos especiais

Requerimentos de ferro aumentados e perdas

Períodos menstruais longos ou intensos
Crescimento rápido
Gestação (recente ou atual)
Doença intestinal inflamatória
Uso crônico de ácido acetilsalicílico, medicamentos anti-inflamatórios não esteroidais (p. ex., ibuprofeno) ou corticosteroides
Participação em esportes de resistência (p. ex., corridas de longa distância, natação, ciclismo)
Treinamento físico intensivo
Doações frequentes de sangue
Infecção parasitária

Referência bibliográfica

Mahan, K.L.; Raymond, J.L. (2018) Krause: Alimentos, nutrição e dietoterapia. 14ª ed. Rio de Janeiro: Elsevier, p. 1247.

2ª QUESTÃO: A

Comentário: Vários fatores podem contribuir para os recentes aumento e prevalência da deficiência de vitamina D. O uso aumentado de loções solares tópicas tem sido defendido para evitar o envelhecimento prematuro da pele e alguns cânceres de pele, mas seu uso também diminui a síntese de vitamina D. Algumas evidências sugerem que os indivíduos com um IMC mais alto sequestram mais rapidamente a vitamina D cutânea no tecido adiposo, tornando-a menos biodisponível. Além disso, os jovens com excesso de massa corporal podem ser menos propensos a exercer atividade física regular ao ar livre e, portanto, ter menos exposição à luz solar. Outros fatores de risco para deficiência de vitamina D incluem síndromes de má absorção (como fibrose cística), uso prolongado de medicamentos que aumentem seu catabolismo (p. ex., corticosteroides), intolerância à lactose ou alergia ao leite, pele escura pigmentada e residência em latitudes geográficas do hemisfério Norte, onde os jovens podem passar pouco tempo ao ar livre durante os meses mais frios.

Referência bibliográfica

Mahan, K.L.; Raymond, J.L. (2018) Krause: Alimentos, nutrição e dietoterapia. 14ª ed. Rio de Janeiro: Elsevier, p. 1249-1250.

204 Krause | Alimentos, Nutrição e Dietoterapia – Perguntas e Respostas

3ª QUESTÃO: C

Comentário: O aparecimento de acne, na maioria das vezes, tem seu pico durante a adolescência e afeta de 80 a 90% dos adolescentes. Um estudo recente com 250 adultos jovens (com idades entre 18 e 25 anos), em Nova York, encontrou evidências de que os fatores dietéticos podem influenciar ou agravar o desenvolvimento de acne, comparando os padrões alimentares habituais de autorrelato dos participantes que relataram nenhuma acne ou acne leve com aqueles com acne moderada a grave. Os jovens adultos com acne moderada a grave apresentaram dietas com maior índice glicêmico, incluindo mais açúcares adicionados, açúcares totais, porções de leite, gordura saturada e ácidos graxos *trans* e menos porções de peixe. A maioria dos participantes (58%) relatou, adicionalmente, a percepção de que a dieta agrava ou influencia a sua acne.

Referência bibliográfica
Mahan, K.L.; Raymond, J.L. (2018) Krause: Alimentos, nutrição e dietoterapia. 14ª ed. Rio de Janeiro: Elsevier, p. 1271-1272.

4ª QUESTÃO: E

Comentário: São recomendadas quatro fases de tratamento, com progressos por meio de estágios baseados na idade do adolescente, no desenvolvimento biológico, no grau de motivação, massa corporal e sucesso com estágios anteriores de tratamento.

Diretrizes para o estágio 1

- Remover a televisão e outras formas de mídia do quarto. Consumir cinco porções de frutas e vegetais por dia, mas limitar a ingestão de suco. Limitar as ocasiões de comer fora de casa, com exceção das refeições escolares. Participar de refeições em família na maioria dos dias da semana. Consumir pelo menos três refeições por dia em vez de lanches frequentemente. Comer conscientemente, apenas quando estiver com fome e até se sentir saciado. Reduzir o consumo de alimentos e bebidas mais densos em energia e eliminar o consumo de bebidas açucaradas. Selecionar o tamanho das porções apropriadas quando comer em casa e fora de casa.

Diretrizes para o estágio 2

- Monitorar a ingestão de alimentos e bebidas por meio de registros diários de alimentação e exercício ou de livros de registro. Estabelecer metas para mudanças de comportamento alimentar e de atividade física e monitorar o progresso em direção às metas. Limitar o tempo gasto com as mídias eletrônicas a não mais de 60 min por dia. Seguir um plano de refeições estruturado com horário de refeição e lanche. Planejar e monitorar a atividade física para garantir que 60 min de atividade moderada a vigorosa sejam realizados a cada dia. Reforçar as mudanças de estilo de vida bem-sucedidas por meio de recompensas apropriadas à idade e não alimentares, como ingressos para um evento ou museu local, joias, roupas ou música.

Diretrizes para o estágio 3

- O programa de tratamento proporciona pelo menos 50 h, e idealmente mais de 70 h, de intervenção dentro de 2 a 6 meses. Um componente familiar e um componente somente para adolescentes são oferecidos. Um plano de refeições altamente estruturado é desenvolvido e monitorado. Um plano de atividade física altamente estruturado é desenvolvido e monitorado. Um programa formal de modificação de comportamento é instituído por um conselheiro, com envolvimento dos pais, conforme apropriado.

Diretrizes para o estágio 4

- Regimes alimentares intensivos, como substituição de refeição, jejum modificado com poupadores de proteínas, medicação oral. Cirurgia bariátrica pode ser utilizada.

Referência bibliográfica

Mahan, K.L.; Raymond, J.L. (2018) Krause: Alimentos, nutrição e dietoterapia. 14ª ed. Rio de Janeiro: Elsevier, p. 1276-1278.

5ª QUESTÃO: C

Comentário: As recomendações alimentares para adolescentes com concentrações elevadas de colesterol lipoproteína de baixa densidade, são:

- Limitar a ingestão de lipídios totais a não mais de 25 a 30% de energia total
- Limitar a ingestão de gordura saturada a não mais de 7% da energia total
- O consumo de colesterol na dieta não deve exceder 200 mg/dia
- Os ésteres de esterol e/ou ésteres de estanol vegetais podem substituir a ingestão habitual de gordura até 2 g/dia para crianças com hipercolesterolemia familiar
- Até 12 g de fibra de psílio podem ser adicionados à dieta diariamente, como cereal enriquecido com psílio
- Pelo menos 1 h de exercício moderado a vigoroso deve ser realizada diariamente
- O tempo sedentário e/ou usando aparelhos eletrônicos deve ser limitado a menos de 2 h por dia.

Referência bibliográfica

Mahan, K.L.; Raymond, J.L. (2018) Krause: Alimentos, nutrição e dietoterapia. 14ª ed. Rio de Janeiro: Elsevier, p. 1282.

Nutrição na Idade Adulta

1ª QUESTÃO: D

Comentário: O significado científico de _desintoxicação_, também chamada de _biotransformação_, é a eliminação de qualquer substância que seja tóxica ou estranha ao organismo. A desintoxicação pode se tornar deficiente por uma variedade de razões, incluindo uma dieta pobre, depleção de nutrientes induzida por medicamentos, permeabilidade intestinal e variações genéticas que podem predispor a pessoa à má capacidade de desintoxicação. Os alimentos e fitoquímicos que aumentam a desintoxicação incluem:

- Pelo menos uma xícara de vegetais crucíferos (repolho, brócolis, couve-flor, folhas de couve, couve-de-bruxelas) diariamente, por causa de seu efeito de promoção de enzimas de fase II
- Alguns dentes de alho, que também promovem enzimas de fase II
- Epigalocatequina galato (EGCG) do chá-verde normal ou descafeinado
- Sucos de vegetais frescos, incluindo cenoura, salsão, coentro, beterraba, salsa e gengibre
- Chás de ervas que contenham uma mistura de raiz de bardana, raiz de dente-de-leão, raiz de gengibre, raiz de alcaçuz, raiz de salsaparrilha, sementes de cardamomo, canela e outras ervas

- Alimentos de alta qualidade contendo enxofre – ovos ou proteína de soja, alho, cebola
- Limoneno de cascas de frutas cítricas, cominho e óleo de endro
- Bioflavonoides em uvas, frutas vermelhas e frutas cítricas que promovem enzimas de fase I
- Folhas de dentes-de-leão para ajudar na desintoxicação do fígado, melhorar o fluxo de bile e aumentar o fluxo de urina
- Salsão para aumentar o fluxo de urina e ajudar na desintoxicação
- Coentro, que pode ajudar a remover metais pesados
- Alecrim, que tem carnosol, um potente reforço das enzimas de desintoxicação
- Curcuminoides (açafrão e *curry*), por sua ação antioxidante e anti-inflamatória
- Clorofila em vegetais folhosos verde-escuros e na grama de trigo.

Referência bibliográfica
Mahan, K.L.; Raymond, J.L. (2018) Krause: Alimentos, nutrição e dietoterapia. 14ª ed. Rio de Janeiro: Elsevier, p. 1341-1344.

2ª QUESTÃO: D

Comentário: Os possíveis benefícios à saúde causados por produtos à base de soja ou de componentes da soja incluem o potencial de reduzir o risco de doenças cardíacas e alguns tipos de câncer e a redução dos sintomas vasomotores (fogachos, ondas de calor) em mulheres na menopausa. Nota-se que a soja, sendo uma planta, não tem colesterol e é uma fonte de isoflavonas, um fitoestrogênio, ou estrogênio vegetal.

Referência bibliográfica
Mahan, K.L.; Raymond, J.L. (2018) Krause: Alimentos, nutrição e dietoterapia. 14ª ed. Rio de Janeiro: Elsevier, p. 1348-1349.

3ª QUESTÃO: C

Comentário: O Programa 4R, lançado pelo Institute for Functional Medicine para o manejo de doenças crônicas, visa a desintoxicação e a melhora na função gastrintestinal.

- Remover centra-se na eliminação de bactérias patogênicas, vírus, fungos, parasitas e outras substâncias tóxicas derivadas do ambiente do sistema GI.
- Repor se refere à reposição de enzimas e outros fatores digestivos carentes ou em quantidade limitada no ambiente GI do indivíduo.
- Reinocular se refere à reintrodução de bactérias desejáveis, ou "probióticos", ao intestino para restabelecer o equilíbrio da microbiota e limitar a proliferação de bactérias patogênicas e da cândida.
- Regenerar se refere a prestar apoio à cura e à regeneração da mucosa gastrintestinal.

Referência bibliográfica
Mahan, K.L.; Raymond, J.L. (2018) Krause: Alimentos, nutrição e dietoterapia. 14ª ed. Rio de Janeiro: Elsevier, p. 1345-1346.

4ª QUESTÃO: A

Comentário: A capacidade de atender às necessidades nutricionais exige segurança alimentar (ou seja, o acesso a uma fonte segura, aceitável e adequada de alimentos). Parte do problema da segurança alimentar está relacionada com a quantidade, e parte está relacionada com a qualidade. O clima econômico atual tem colocado ênfase adicional sobre a segurança ou o acesso alimentar e potenciais desigualdades populacionais. A questão da quantidade, bem como da qualidade e da aceitabilidade, faz parte da discussão da segurança alimentar.

Referência bibliográfica
Mahan, K.L.; Raymond, J.L. (2018) Krause: Alimentos, nutrição e dietoterapia. 14ª ed. Rio de Janeiro: Elsevier, p. 1318.

5ª QUESTÃO: B
Comentário: Os adultos são os principais alvos das informações sobre prevenção de doenças crônicas e controle de massa corporal. No entanto, as mensagens podem parecer contraditórias ou menos sensacionais do que os conselhos, prometendo soluções rápidas. Determinar a provável fonte de informação dos adultos pode ajudar o profissional a ser líder em entregar uma mensagem válida.

Referência bibliográfica
Mahan, K.L.; Raymond, J.L. (2018) Krause: Alimentos, nutrição e dietoterapia. 14ª ed. Rio de Janeiro: Elsevier, p. 1315.

Nutrição no Envelhecimento

1ª QUESTÃO: F, V, V, F, V, F, F, V, F
Comentário: O envelhecimento é um processo biológico normal. No entanto, esse processo envolve algum declínio na função fisiológica. Os órgãos mudam com a idade; as taxas de mudança diferem entre indivíduos e sistemas de órgãos. É importante distinguir entre alterações normais de envelhecimento e alterações causadas por doenças crônicas, tais como a aterosclerose. A sarcopenia, por sua vez, é caracterizada pela perda de massa muscular, força e função pode estar relacionada com o envelhecimento e, desse modo, pode afetar significativamente a qualidade de vida de um adulto idoso reduzindo sua mobilidade, aumentando o risco para quedas e alterando as taxas metabólicas. O estilo de vida sedentário pode ser definido como um nível de inatividade abaixo do limite dos efeitos benéficos à saúde da atividade física regular ou, simplesmente, a queima inferior a 200 calorias em atividade física por dia. Embora se possa atribuir alguma disgeusia (paladar alterado), perda de paladar ou hiposmia (redução do sentido do olfato) ao envelhecimento, muitas alterações ocorrem devido aos medicamentos. A degeneração macular relacionada com a idade (DMRI ou AMD) é uma doença da retina que afeta a visão central e pode levar à cegueira de pessoas idosas. O tipo mais comum de perda da audição é a presbiacusia. A perda de dentes, o uso de dentaduras e a xerostomia (boca seca) podem levar a dificuldades na mastigação e na deglutição. A disfagia, uma disfunção na deglutição, está associada, geralmente, a doenças neurológicas e demência. Esse distúrbio aumenta o risco de pneumonia por aspiração, uma infecção causada pela entrada de líquidos ou alimentos nos pulmões. Acloridria é a produção insuficiente de ácido clorídrico pelo estômago, e, aproximadamente, 30% das pessoas com idade superior a 50 anos a apresentam. O ácido gástrico suficiente e o fator intrínseco são necessários para a absorção de vitamina B_{12}. Assim, embora quantidades substanciais sejam armazenadas no fígado, pode ocorrer a deficiência de vitamina B_{12}.

Referência bibliográfica

Mahan, K.L.; Raymond, J.L. (2018) Krause: Alimentos, nutrição e dietoterapia. 14ª ed. Rio de Janeiro: Elsevier, p. 1381-1388.

2ª QUESTÃO: C

Comentário: As úlceras de pressão, anteriormente denominadas escaras ou úlceras de decúbito, se desenvolvem a partir da pressão contínua que impede o fluxo sanguíneo capilar para a pele e tecidos subjacentes. Vários fatores contribuem para a formação de úlceras de pressão, porém, o comprometimento da mobilidade, a circulação deficiente, a obesidade e a incontinência urinária são as principais causas. As recomendações para o tratamento das úlceras de pressão são: otimizar a ingestão de proteínas com um objetivo de 1,2 a 1,5 g/kg/dia – o fornecimento de proteínas além de 1,5 g/kg/dia pode causar desidratação sem aumentar a síntese de proteínas, além disso, não há nenhum benefício provável a partir da administração de aminoácidos específicos; cumprir as necessidades energéticas em 30 a 35 kcal/kg/dia; avaliar o efeito de medicamentos na cicatrização das feridas e complementar, se for indicado; substituir micronutrientes se estiverem reduzidos e a suplementação de rotina não for garantida. Não foram demonstrados benefícios de doses terapêuticas excessivas de vitamina C e zinco.

Referência bibliográfica

Mahan, K.L.; Raymond, J.L. (2018) Krause: Alimentos, nutrição e dietoterapia. 14ª ed. Rio de Janeiro: Elsevier, p. 1391-1392.

3ª QUESTÃO: D

Comentário: A constipação intestinal pode ser uma preocupação séria para muitos indivíduos. Deve-se reforçar o uso de carboidratos complexos: legumes, vegetais, grãos integrais, frutas para fornecer fibras, vitaminas essenciais, minerais; e aumentar a ingestão de fibras alimentares para melhorar o efeito laxativo, especialmente em adultos idosos. Doença cardíaca é um diagnóstico comum. A restrição excessivamente grave de gorduras alimentares altera o sabor, a textura e o prazer na ingestão de alimentos; pode afetar negativamente a dieta global e a qualidade de vida. Deve-se incentivar a ingestão de gorduras saudáveis em vez de restringir gorduras. O risco de deficiência de vitamina D aumenta, considerando que a síntese é menos eficiente; ocorre um declínio nas reações cutâneas bem como aos efeitos da exposição à luz solar; os rins apresentam menor capacidade para converter a vitamina D_3 para ativar a forma hormonal. Calcula-se que cerca de 30 a 40% dos indivíduos com fraturas de quadril apresentam deficiência de vitamina D. A suplementação pode ser necessária e é acessível. Um suplemento é indicado praticamente a todos os adultos idosos institucionalizados. Ingestão reduzida de zinco está associada à função imunológica prejudicada, anorexia, perda do sentido do paladar, cicatrização tardia de feridas e desenvolvimento de úlceras de pressão. Deve-se incentivar a ingestão de fontes alimentares: carnes magras, ostras, produtos lácteos, feijões, amendoim, frutos secos e sementes. A condição de hidratação pode ser facilmente problemática. A desidratação causa redução na ingestão de líquidos, redução da função renal, aumento das perdas causadas pelo aumento da eliminação urinária decorrente de medicamentos (laxantes, diuréticos). São sintomas: desequilíbrio de eletrólitos, alterações por efeito de medicamentos, constipação intestinal, alteração da pressão sanguínea, tontura, confusão, secura do nariz e boca. Deve-se incentivar a ingestão de líquidos de, pelo menos, 1.500 mℓ/dia ou 1 mℓ por energia consumida. O risco aumenta devido à sensação prejudicada de sede, medo de incontinência e dependência de outras pessoas para obter bebidas. A desidratação muitas vezes não é reconhecida; ela pode estar presente como quedas, confusão, alteração no nível de consciência, fraqueza ou alteração na condição funcional ou fadiga.

Referência bibliográfica

Mahan, K.L.; Raymond, J.L. (2018) Krause: Alimentos, nutrição e dietoterapia. 14ª ed. Rio de Janeiro: Elsevier, p. 1408-1410.

4ª QUESTÃO: C

Comentário: As alterações psicológicas muitas vezes se manifestam como depressão, e sua extensão pode variar amplamente de pessoa para pessoa. Entre pessoas idosas, a depressão é causada com frequência por outras condições, como doença cardíaca, acidente vascular encefálico, diabetes, câncer, dor ou estresse. Depressão não tratada pode apresentar sérios efeitos colaterais para os adultos idosos. Essa doença diminui os prazeres da vida, incluindo a alimentação. A depressão pode exacerbar outras condições clínicas, e pode comprometer a função imunológica. Ela está associada à redução do apetite, à perda de massa corporal e à fadiga. O cuidado nutricional desempenha um importante papel no direcionamento dessa condição. O fornecimento de nutrientes e alimentos altamente energéticos, bebidas aditivadas, alimentos com texturas modificadas e alimentos favoritos nos períodos em que as pessoas estão mais propensas a ingerir maiores quantidades pode ser muito eficaz.

Referência bibliográfica

Mahan, K.L.; Raymond, J.L. (2018) Krause: Alimentos, nutrição e dietoterapia. 14ª ed. Rio de Janeiro: Elsevier, p. 1396.

5ª QUESTÃO: D

Comentário: Nos indivíduos com função renal prejudicada ou diabetes de longa data, 0,8 a 1,0 g/kg pode ser mais adequado.

Referência bibliográfica

Mahan, K.L.; Raymond, J.L. (2018) Krause: Alimentos, nutrição e dietoterapia. 14ª ed. Rio de Janeiro: Elsevier, p. 1410.

Nutrição no Controle da Massa Corporal

1ª QUESTÃO: B

Comentário:

- Visfatina: uma proteína adipocitocina secretada pelo tecido adiposo visceral que tem um efeito semelhante à insulina; as concentrações plasmáticas aumentam com o incremento da adiposidade e a resistência à insulina.
- FGF-21: expresso no fígado e secretado de forma mais rápida, principalmente durante e após a alimentação com uma dieta cetogênica. Pode reduzir a massa corporal sem afetar a ingestão alimentar. Aumenta a sensibilidade à insulina, reduz a gliconeogênese e aumenta a captação de glicose nos adipócitos.
- GLP-2: produzido nas células-L do intestino delgado e nos neurônios do SNC. É um fator de crescimento intestinal. Inibe o esvaziamento gástrico e a secreção de

ácido, enquanto estimula o fluxo sanguíneo intestinal. Reduz a secreção de ácido gástrico e o esvaziamento gástrico, e aumenta o crescimento da mucosa.

- Resistina: uma adipocitocina expressa principalmente nos adipócitos; antagoniza a ação da insulina
- GLP-1 e GIP: liberados pela mucosa intestinal na presença de refeições ricas em glicose e lipídios; estimulam a síntese e a liberação de insulina; o GLP-1 reduz a secreção de glucagon, retarda o período de esvaziamento gástrico e pode promover saciedade; exemplos de hormônios incretinas
- Adiponectina: uma adipocitocina secretada pelo tecido adiposo que modula a regulação da glicose e o catabolismo de ácidos graxos. As concentrações desse hormônio estão correlacionadas inversamente com o IMC. Esse hormônio desempenha um papel nos distúrbios metabólicos, como o diabetes melito tipo 2, obesidade e aterosclerose. As concentrações caem após a cirurgia de desvio gástrico por até 6 meses
- Enterostatina: uma porção de lipase pancreática envolvida especificamente com saciedade após o consumo de gordura
- CCK: liberada pelo intestino quando os lipídios e proteínas alcançam o intestino delgado, os receptores para CCK foram encontrados no sistema gastrintestinal e no cérebro. A CCK provoca contração da vesícula biliar e estimula o pâncreas a liberar enzimas. Ao nível do cérebro, a CCK inibe a ingestão alimentar
- Incretinas: peptídeos gastrintestinais aumentam a quantidade de insulina liberada a partir das células beta do pâncreas após a alimentação, mesmo antes da elevação das concentrações plasmáticas de glicose. As incretinas desaceleram a taxa de absorção pela redução do esvaziamento gástrico e podem reduzir diretamente a ingestão alimentar; elas inibem também a liberação de glucagon a partir das células alfa do pâncreas
- Orexina (hipocretina): a orexina é um neurotransmissor produzido pelo hipotálamo que apresenta uma fraca semelhança à secretina produzida no intestino e é um estimulante do apetite e regulador central de glicose e homeostase energética.

Referência bibliográfica

Mahan, K.L.; Raymond, J.L. (2018) Krause: Alimentos, nutrição e dietoterapia. 14ª ed. Rio de Janeiro: Elsevier, p. 1446-1447.

2ª QUESTÃO: A

Comentário: Os obesogênicos são compostos químicos estranhos ao organismo que agem prejudicando o metabolismo normal dos lipídios, resultando, finalmente, em mais gordura e obesidade. Os obesogênicos são chamados de "desreguladores endócrinos", já que alteram a homeostase lipídica e o armazenamento de gordura, os pontos de ajuste (*set points*) metabólicos, perturbam o equilíbrio de energia ou modificam a regulação da saciedade e apetite, promovendo o acúmulo de gordura e obesidade. Os exemplos de obesogênicos suspeitos no ambiente e no suprimento de alimentos são o bisfenol A (BPA) e os ftalatos, que são encontrados em muitos plásticos usados em embalagens de alimentos, e que migram para os alimentos neles processados ou armazenados.

Referência bibliográfica

Mahan, K.L.; Raymond, J.L. (2018) Krause: Alimentos, nutrição e dietoterapia. 14ª ed. Rio de Janeiro: Elsevier, p. 1458.

3ª QUESTÃO: B

Comentário: Uma dieta de restrição energética balanceada é o método de redução de massa corporal mais amplamente prescrito. A dieta deve ser nutricionalmente adequada, exceto para energia, que é reduzida a um ponto em que os estoques de gordura devam ser mobilizados para atender às necessidades energéticas diárias. Um déficit energético de 500 a 1.000 kcal diariamente, em geral, cumpre esse objetivo. A dieta de baixa energia deve ser individualizada para carboidratos (50 a 55% de energia total), usando fontes como vegetais, frutas, feijões e grãos integrais. Uma quantidade substancial de proteína, aproximadamente 15 a 25% de kcal, é necessária para evitar a conversão de proteína alimentar em energia. O teor de gordura não deve exceder 30% de energia total. Fibra extra é recomendada para reduzir a densidade energética, promover a saciedade pelo tempo de esvaziamento gástrico tardio e reduzir a um grau pequeno a eficiência da absorção intestinal.

Referência bibliográfica
Mahan, K.L.; Raymond, J.L. (2018) Krause: Alimentos, nutrição e dietoterapia. 14ª ed. Rio de Janeiro: Elsevier, p. 1473-1474.

4ª QUESTÃO: D

Comentário: Uma dieta de restrição energética balanceada é o método de redução de massa corporal mais amplamente prescrito. Um déficit energético de 500 a 1.000 kcal diariamente, em geral, cumpre esse objetivo. As dietas com fórmulas são preparadas comercialmente, prontas para uso, e substituem refeições com porções controladas. O objetivo com o uso desses alimentos é fornecer estrutura e substituir outros alimentos altamente calóricos. Por porção, a maioria dos substitutos de refeições inclui 10 a 20 g de proteínas, quantidades variadas de carboidratos, 0 a 10 g de lipídios, até 5 g de fibras, e 25 a 30% das doses diárias recomendadas para vitaminas e minerais. As dietas com restrição energética extrema fornecem menos de 800 kcal por dia, e as dietas de privação de alimentos ou jejum fornecem menos de 200 kcal por dia. Raramente o jejum é prescrito como um tratamento; no entanto, ele é usado frequentemente como parte de uma prática religiosa ou protesto, ou em um esforço pessoal para perder massa corporal. As dietas que fornecem de 200 a 800 kcal são classificadas como *dietas de muito baixas calorias* (DMBC). Poucas evidências sugerem que um consumo inferior a 800 calorias diárias apresente alguma vantagem. A maioria das DMBC é hipoenergética, mas relativamente rica em proteínas (0,8 a 1,5 g/kg da massa corporal ideal por dia). Essas dietas são projetadas para incluir um conjunto completo de vitaminas, minerais, eletrólitos e ácidos graxos essenciais, mas não energia, e geralmente são utilizadas durante um período de 12 a 16 semanas. A cada ano, novas abordagens para a perda de massa corporal chegam ao consumidor pela imprensa popular e pela mídia. Alguns dos programas são sensatos e adequados, enquanto outros enfatizam resultados rápidos com esforços mínimos. Algumas das dietas propostas levariam a deficiências nutricionais durante um período prolongado; no entanto, os potenciais riscos à saúde raramente se tornam realidade, pois as dietas geralmente são abandonadas após algumas semanas.

Referência bibliográfica
Mahan, K.L.; Raymond, J.L. (2018) Krause: Alimentos, nutrição e dietoterapia. 14ª ed. Rio de Janeiro: Elsevier, p. 1473-1480.

212   Krause | Alimentos, Nutrição e Dietoterapia – Perguntas e Respostas

5ª QUESTÃO: E

Comentário: Mobilização de gordura, que tem duas vezes mais quilocalorias (kcal) que as proteínas, é mais eficiente e poupa massa corporal magra vital (MCM). A perda de massa corporal constante durante um período mais longo favorece a redução dos estoques de gordura, limita a perda de tecidos proteicos vitais e evita o declínio acentuado na taxa metabólica de repouso (TMR) que acompanha a redução rápida de massa corporal. O déficit energético que resultaria em perda de aproximadamente 230 g a 454 g por semana em indivíduos com IMC de 27 a 35 kg/m², e de 554 g a 907 g para aqueles com IMC superior a 35 kg/m² deve ser mantido por aproximadamente 6 meses para uma redução de 10% da massa corporal.

Referência bibliográfica
Mahan, K.L.; Raymond, J.L. (2018) Krause: Alimentos, nutrição e dietoterapia. 14ª ed. Rio de Janeiro: Elsevier, p. 1470-1471.

6ª QUESTÃO: C

Comentário: As dietas que reduzem a ingestão energética resultam em perda de massa corporal; todas as dietas populares resultam em perda de massa corporal em curto prazo, se devidamente seguidas. Dietas com alto teor de lipídios e pouco carboidrato são pobres em vitaminas E e A, tiamina, B_6, e ácido fólico; e nos minerais cálcio, magnésio, ferro e potássio. Também são pobres em fibras alimentares. Dietas com teor muito baixo de lipídios apresentam teores baixos de vitaminas E e B_{12} e do mineral zinco. Com escolhas alimentares apropriadas, uma dieta de redução com conteúdo moderado de lipídios, equilibrada em nutrientes, é nutricionalmente adequada. As dietas com restrição de carboidratos causam cetose e podem aumentar significativamente as concentrações sanguíneas de ácido úrico. As concentrações de lipídios no sangue diminuem quando se reduz a massa corporal. A restrição de energia melhora o controle glicêmico. Conforme a massa corporal diminui, a insulina no sangue e as concentrações plasmáticas de leptina se reduzem. Conforme a massa corporal diminui, a pressão arterial se reduz. Todas as dietas de baixa caloria resultam em perda de gordura corporal. Em curto prazo, as dietas cetogênicas com alto teor de lipídios e poucos carboidratos causam perda maior de água do que de gordura corporal.

Referência bibliográfica
Mahan, K.L.; Raymond, J.L. (2018) Krause: Alimentos, nutrição e dietoterapia. 14ª ed. Rio de Janeiro: Elsevier, p. 1482-1483.

7ª QUESTÃO: D

Comentário:

- Sena (*Senna Aquifolium* ou cássia): Ação: catártico, causa diarreia. Dados insuficientes de evidências confiáveis para classificação; provavelmente inseguro.
- CLA (ácido linoleico conjugado): Ação: reduz a gordura corporal e constrói a musculatura; possivelmente eficaz; possivelmente seguro.
- Ephedra (*ma huang*): Ação: reduz o apetite; possivelmente eficaz; provavelmente inseguro e proibida pela FDA.
- Extrato de chá-verde: Ação: aumenta o metabolismo energético e de lipídios, e reduz o apetite. Dados insuficientes de evidências confiáveis para classificação; possivelmente seguro.

Respostas, Comentários e Referências Bibliográficas **213**

- *Garcinia cambogia*: Ação: bloqueia as enzimas provenientes do corpo com a conversão de glicose em gordura. Aumenta também a serotonina no cérebro, limitando o apetite e fornecendo energia adicional. Evidências contraditórias. Relatos de danos hepáticos associados.

Referência bibliográfica
Mahan, K.L.; Raymond, J.L. (2018) Krause: Alimentos, nutrição e dietoterapia. 14ª ed. Rio de Janeiro: Elsevier, p. 1483-1484.

8ª QUESTÃO: B
Comentário: Ver quadro a seguir.

Progressão da dieta após o desvio gástrico

Fases da dieta	Quantidade total	Progressão típica após a cirurgia	Itens de amostras de alimentos
Dieta líquida	Nada por via oral 1 a 2 dias após a cirurgia para a cicatrização do estômago, a seguir não mais que um total de 1/2 xícara	2 a 3 dias após a cirurgia	Água pura e flavorizada, caldos, sucos sem açúcar, gelatina dietética, bebidas dietéticas descafeinadas e desgaseificadas, sopas cremosas coadas
Dieta de semissólidos e pastosos	Aumentar gradualmente de 1/2 xícara para não mais que 1 xícara no total	4º a 5º dias a 4 semanas conforme os semissólidos forem tolerados	Carnes macias em forma de purê ou processadas, de peixe, frango ou peru; frutas pastosas e legumes moles; cereais quentes cozidos no leite; iogurte
Alimentos moles	As refeições devem ser de 3/4 de xícara a não mais que 1 xícara no total 3 vezes ao dia	Até 8 semanas	Alimentos que possam ser amassados com um garfo, como carne em pedaços pequenos ou moída, frutas enlatadas ou frescas moles e vegetais cozidos
Refeições e lanches comuns pequenos	Não mais que 1 xícara no total; a quantidade de carne não deve exceder 57 g, 1,50 a 2,00 ℓ de água não nas refeições, e multivitamínico diariamente, se necessário	A partir de 6 semanas	Alimentos mais firmes, não pastosos. Evitar pipoca, nozes, carnes com cartilagem, frutas secas, vegetais e frutas que sejam fibrosas ou ásperas, refrigerantes, pão, sementes e granola

Referência bibliográfica
Mahan, K.L.; Raymond, J.L. (2018) Krause: Alimentos, nutrição e dietoterapia. 14ª ed. Rio de Janeiro: Elsevier, p. 1494.

9ª QUESTÃO: C
Comentário: A gastrectomia vertical (ou tubular) laparoscópica (GVL) foi usada inicialmente para pacientes com IMC de 60 kg/m², ou superior, como um procedimento precursor do desvio gástrico em Y de Roux (RYGB), porém, agora esse processo é usado como um procedimento autônomo, e, atualmente, é a cirurgia bariátrica mais popular nos EUA. Uma bolsa é criada pelo corte do antro do estômago afastado do

piloro, formando outra bolsa ao redor de uma vela do lado da curvatura menor do estômago. O desvio gástrico envolve a redução do tamanho do estômago por um procedimento de grampeamento, e, a seguir, conecta-se uma pequena abertura na parte superior do estômago ao intestino delgado, por meio de uma alça intestinal. A cirurgia original realizada na década dos anos 1960 evoluiu para o RYGB. Considerando que se omite o uso da parte superior do estômago, o paciente com desvio gástrico pode ter a síndrome de esvaziamento rápido, quando o alimento passa rapidamente para o duodeno. No procedimento *lap-band*, também conhecido como banda gástrica, pode-se ajustar a banda que cria a bolsa gástrica reduzida, de modo que a abertura para o resto do estômago pode ser reduzida ou ampliada. A banda, preenchida com solução salina, tem um tubo na sua saída para a superfície da barriga logo abaixo da pele; isso permite a injeção de fluido adicional ou a redução do líquido para a *lap-band*, ou banda gástrica. A derivação biliopancreática envolve a redução do estômago e a ligação ao segmento final do intestino delgado, o íleo, ultrapassando o duodeno e o jejuno, locais onde ocorre uma parte importante do processo de digestão e de absorção.

Referência bibliográfica

Mahan, K.L.; Raymond, J.L. (2018) Krause: Alimentos, nutrição e dietoterapia. 14ª ed. Rio de Janeiro: Elsevier, p. 1494-1496.

10ª QUESTÃO: B

Comentário: Qualquer caso de perda de massa corporal involuntária ou IMC baixo, deve ser considerado como de primeira prioridade. Uma doença emaciante ou de má absorção requer tratamento. O apoio nutricional e as mudanças alimentares são eficazes, juntamente com o tratamento do distúrbio subjacente. Fatores: ansiedade, estresse, depressão, câncer, doença celíaca, alterações no grau de atividade ou nos métodos de preparação da dieta, diabetes de surgimento recente, disfagia ou dificuldade para mastigar, hipertireoidismo, doença inflamatória do intestino, isquemia intestinal, medicamentos, náuseas, vômitos e fibrose cística e pancreatite.

Referência bibliográfica

Mahan, K.L.; Raymond, J.L. (2018) Krause: Alimentos, nutrição e dietoterapia. 14ª ed. Rio de Janeiro: Elsevier, p. 1507-1508.

11ª QUESTÃO: D

Comentário: A FDA aprovou agentes orexígenos que incluem corticosteroides, ciproheptadina, loxiglumida (antagonista da colecistocinina), acetato de megestrol, mirtazapina, dronabinol, oxiglutarato, agentes anabólicos (testosterona ou Anadrol®), oxandrina e hormônio do crescimento.

Referência bibliográfica

Mahan, K.L.; Raymond, J.L. (2018) Krause: Alimentos, nutrição e dietoterapia. 14ª ed. Rio de Janeiro: Elsevier, p. 1508.

12ª QUESTÃO: D

Comentário:

- Goma-guar: Ação: bloqueia a absorção de lipídios alimentares e aumenta a sensação de saciedade. Possivelmente ineficaz; provavelmente segura.
- Quitosana: Ação: bloqueia a absorção da gordura alimentar. Dados insuficientes de evidências confiáveis para classificação; possivelmente segura.

Respostas, Comentários e Referências Bibliográficas **215**

- Cetonas de framboesa: Ação: aumenta a lipólise. Não há estudos em humanos; provavelmente inseguro, especialmente para indivíduos hipertensos.
- Extrato de chá-verde: Ação: aumenta o metabolismo energético e de lipídios, e reduz o apetite. Dados insuficientes de evidências confiáveis para classificação; possivelmente seguro.

Referência bibliográfica
Mahan, K.L.; Raymond, J.L. (2018) Krause: Alimentos, nutrição e dietoterapia. 14ª ed. Rio de Janeiro: Elsevier, p. 1484.

13ª QUESTÃO: A

Comentário: As pesquisas identificaram uma relação forte e complexa entre a população da microbiota intestinal e a absorção alimentar. Os micróbios firmicutes e bacteriodetes encontrados normalmente na microbiota intestinal são considerados possuidores de uma relação simbiótica, atuando como microbiotas engordativos ou emagrecedores, dependendo da condição nutricional dos indivíduos, da ingestão alimentar e da capacidade de absorção dos alimentos. As bactérias firmicutes tendem a apresentar maior eficiência na degradação de nutrientes e na absorção de energia do que os bacteroidetes e, desse modo, contribuem para a absorção de energia e para o desenvolvimento e manutenção da obesidade nos indivíduos. Por outro lado, o número mais elevado de bacteroidetes pode ajudar no emagrecimento ou na manutenção de indivíduos magros. Portanto, a perda de massa corporal poderia exigir um número mais elevado de bacteriodetes e um número menor de firmicutes.

Referência bibliográfica
Mahan, K.L.; Raymond, J.L. (2018) Krause: Alimentos, nutrição e dietoterapia. 14ª ed. Rio de Janeiro: Elsevier, p. 1459.

14ª QUESTÃO: C

Comentário: Serotonina, neuropeptídeo Y e endorfinas: reduções na serotonina e aumentos no neuropeptídeo Y têm sido associados a aumento no apetite por carboidratos. O neuropeptídeo Y aumenta durante a privação alimentar; esse processo pode ser um fator que conduz a um aumento no apetite após a dieta. As preferências e desejos por doces, alimentos com alto teor de gordura observados entre pacientes obesos e bulímicos envolvem o sistema endorfínico. CCK: liberada pelo intestino quando os lipídios e proteínas alcançam o intestino delgado, os receptores para CCK foram encontrados no sistema gastrintestinal e no cérebro. A CCK provoca contração da vesícula biliar e estimula o pâncreas a liberar enzimas. No nível do cérebro, a CCK inibe a ingestão alimentar.

Referência bibliográfica
Mahan, K.L.; Raymond, J.L. (2018) Krause: Alimentos, nutrição e dietoterapia. 14ª ed. Rio de Janeiro: Elsevier, p. 1446.

15ª QUESTÃO: B

Comentário:

- Incretinas: os peptídeos gastrintestinais aumentam a quantidade de insulina liberada a partir das células beta do pâncreas após a alimentação, mesmo antes da elevação das concentrações plasmáticas de glicose. As incretinas desaceleram a taxa de absorção pela redução do esvaziamento gástrico e podem reduzir diretamente a ingestão alimentar. As incretinas inibem, também, a liberação de glucagon a partir das células alfa do pâncreas.

216 Krause | Alimentos, Nutrição e Dietoterapia – Perguntas e Respostas

- Adinoponectina: uma adipocitocina secretada pelo tecido adiposo que modula a regulação da glicose e o catabolismo de ácidos graxos. As concentrações desse hormônio estão correlacionadas inversamente com o IMC. Esse hormônio desempenha um papel nos distúrbios metabólicos, como o diabetes melito tipo 2, obesidade e aterosclerose. As concentrações caem após a cirurgia de desvio gástrico por até 6 meses.
- Grelina: produzida principalmente pelo estômago; age no hipotálamo para estimular a fome e a alimentação. As concentrações de grelina são mais elevadas nos indivíduos magros e mais baixas nos obesos. O aumento das concentrações de grelina é observado nos indivíduos que estão em dieta, e concentrações suprimidas são observadas após a cirurgia de desvio gástrico, possivelmente neutralizadas pela adiponectina.
- Resistina: uma adipocitocina expressa principalmente nos adipócitos; antagoniza a ação da insulina.
- Adrenomedulina: um novo peptídeo regulatório secretado pelos adipócitos, em decorrência de processos inflamatórios.

Referência bibliográfica
Mahan, K.L.; Raymond, J.L. (2018) Krause: Alimentos, nutrição e dietoterapia. 14ª ed. Rio de Janeiro: Elsevier, p. 1446-1447.

16ª QUESTÃO: C

Comentário: Os resultados da cirurgia gástrica são mais favoráveis do que os da cirurgia de desvio intestinal praticada durante a década de 1970. Em média, a redução do excesso de massa corporal após a cirurgia de restrição gástrica se correlaciona aproximadamente a 30 a 40% da massa corporal inicial. Além da maior perda de massa corporal absoluta observada, o desvio gástrico tende a ter resultados sustentáveis com resolução significativa da hipertensão, diabetes melito tipo 2, osteoartrite, dor nas costas, dislipidemia, cardiomiopatia, esteato-hepatite não alcoólica e apneia do sono.

Referência bibliográfica
Mahan, K.L.; Raymond, J.L. (2018) Krause: Alimentos, nutrição e dietoterapia. 14ª ed. Rio de Janeiro: Elsevier, p. 1492.

17ª QUESTÃO: B

Comentário:

- PYY3-36: secretado pelas células endócrinas que revestem o intestino delgado e cólon em resposta ao alimento; um mediador no controle do apetite. O PYY parece funcionar de modo oposto à grelina; induz a saciedade.
- GLP-1 e GIP: liberados pela mucosa intestinal na presença de refeições ricas em glicose e lipídios; estimulam a síntese e liberação de insulina; o GLP-1 reduz a secreção de glucagon, retarda o período de esvaziamento gástrico e pode promover saciedade; exemplos de hormônios incretinas.
- Glucagon: o aumento da secreção de glucagon é causado por hipoglicemia, aumento das concentrações de norepinefrina e epinefrina, aumento de aminoácidos plasmáticos e de colecistocinina. A redução da secreção de glucagon ocorre quando a insulina ou a somatostatina são liberadas.

Referência bibliográfica
Mahan, K.L.; Raymond, J.L. (2018) Krause: Alimentos, nutrição e dietoterapia. 14ª ed. Rio de Janeiro: Elsevier, p. 1446-1447.

> **CASO CLÍNICO**

Cirurgia bariátrica

Parecer nutricional

A dobra cutânea tricipital apresenta-se maior que P95, refletindo compartimento adiposo aumentado, o perímetro da cintura maior que 88 cm, o que se associa a maior risco para doenças metabólicas. A razão cintura/quadril 0,91 demonstra maior acúmulo de gordura na região abdominal, caracterizando obesidade central ou androide, também associada a maior risco para doenças metabólicas. Avaliando os dados laboratoriais, observamos aumento nas concentrações de triglicerídios, colesterol total e LDL-colesterol e diminuição do HDL-colesterol, caracterizando um perfil lipídico aterogênico e um quadro de dislipidemia. Paciente apresenta, ainda, um quadro de intolerância à glicose. O IMC é de 45,7 kg/m^2, sendo o diagnóstico nutricional obesidade grau 3 (OMS, 1998). A conduta nutricional a ser adotada será dieta hipoenergética, normoglicídica – sem concentrações de carboidratos simples, dando preferência aos complexos, normoproteica e normolipídica, de consistência normal – exigindo maior mastigação e, assim, maior estímulo à saciedade. Dar preferência aos alimentos de baixo índice glicêmico, uma vez que a paciente apresenta intolerância à glicose. Dieta com fracionamento e volume aumentados, a fim de aumentar a saciedade. Quanto aos micronutrientes, atender as recomendações nutricionais, com ênfase aos antioxidantes a fim de evitar o estresse oxidativo, que, somado ao aumento das lipoproteínas, pode provocar danos no endotélio vascular.

> **CASO CLÍNICO**

Cirurgia bariátrica

Parecer nutricional

Paciente apresenta obesidade grau 3 e não foi permitido aferir as suas medidas, pois relatou que não se sentiria à vontade. De acordo com avaliação bioquímica, paciente encontra-se com o perfil lipídico alterado. A conduta nutricional a ser adotada em pré-operatório é de dieta branda, hipossódica, restrita em sacarose e hipolipídica. No pós-operatório, será ofertado, assim que a equipe de cirurgia liberar, dieta líquida de prova, 30 mℓ de 10/10 min e gradualmente evoluindo de acordo com aceitação da paciente.

Nutrição nos Transtornos Alimentares

1ª QUESTÃO: C
Comentário:

- Anorexia nervosa (AN): restrição da ingestão energética em relação às necessidades, levando a uma massa corporal significativamente baixa no contexto da idade, gênero, trajetória do desenvolvimento e saúde física. *Massa corporal significativamente baixa* é definida como uma massa corporal inferior à massa corporal mínima normal ou, no caso de crianças e adolescentes, menor do que o minimamente esperado. Medo intenso de ganhar massa corporal ou de engordar, ou

218 Krause | Alimentos, Nutrição e Dietoterapia – Perguntas e Respostas

comportamento persistente que interfere no ganho de massa corporal, mesmo estando com massa corporal significativamente baixa. Perturbação no modo como a própria massa corporal ou forma corporal são vivenciadas, influência indevida da massa corporal ou da forma corporal na autoavaliação ou ausência persistente de reconhecimento da gravidade da baixa massa corporal atual

- Bulimia nervosa (BN): episódios recorrentes de compulsão alimentar, pelo menos 1 vez/semana, durante 3 meses. Comportamentos compensatórios inapropriados recorrentes, a fim de impedir o ganho de massa corporal, como vômito autoinduzidos, uso indevido de laxantes, diuréticos ou outros medicamentos, jejum ou exercício em excesso. Os episódios de compulsão alimentar e os comportamentos compensatórios inapropriados ocorrem, em média, ao menos 1 vez/semana durante 3 meses. A autoavaliação é indevidamente influenciada pela forma e pela massa corporal. A perturbação não ocorre exclusivamente durante episódios de anorexia nervosa
- Transtorno de compulsão alimentar (TCA): episódios recorrentes de compulsão alimentar. Os episódios de compulsão alimentar estão associados a três (ou mais) dos seguintes parâmetros: comer mais rapidamente do que o normal, comer até se sentir desconfortavelmente cheio, comer uma grande quantidade de alimentos na ausência de sensação física de fome, comer sozinho por vergonha do quanto está comendo, sentir-se desgostoso de si mesmo e deprimido ou muito culpado em seguida. Sofrimento marcante em virtude da compulsão alimentar. Os episódios de compulsão alimentar ocorrem, em média, ao menos 1 vez/semana durante 3 meses. A compulsão alimentar não está associada ao uso recorrente de comportamento compensatório inapropriado como na bulimia nervosa e não ocorre exclusivamente durante o curso de bulimia nervosa ou anorexia nervosa
- Outro transtorno alimentar especificado: esta categoria se aplica a apresentações em que os sintomas característicos de um transtorno alimentar que causam sofrimento clinicamente significativo ou prejuízo no funcionamento social, ocupacional ou em outras áreas importantes da vida do indivíduo predominam, mas não satisfazem a todos os critérios para qualquer transtorno da classe diagnóstica de transtornos alimentares. Aplica-se a AN, BN e TCA atípicos, sendo caracterizados por restrição alimentar com massa corporal adequada; os episódios ocorrem em menor frequência ou têm duração limitada, respectivamente. Também inclui transtorno de purgação recorrente na ausência de compulsão alimentar e síndrome do comer noturno. A categoria transtorno alimentar não especificado é usada nas situações em que o médico opta por não especificar a razão pela qual os critérios para um transtorno alimentar específico não são satisfeitos e inclui manifestações para as quais não há informações suficientes para que seja feito um diagnóstico mais específico
- Transtorno alimentar restritivo/evitativo: uma perturbação alimentar (p. ex., aparente falta de interesse na alimentação ou em alimentos, esquiva baseada nas características sensoriais do alimento, preocupação acerca de consequências aversivas alimentares) manifestada por fracasso persistente em satisfazer as necessidades nutricionais e/ou energéticas apropriadas associadas a um (ou mais) dos seguintes aspectos: perda de massa corporal significativa (ou insucesso em obter o ganho de massa corporal esperado ou atraso de crescimento em crianças), deficiência nutricional significativa, dependência de alimentação enteral ou suplementos nutricionais orais e interferência marcante no funcionamento psicossocial. A perturbação

não é mais bem explicada por indisponibilidade de alimento ou por uma prática culturalmente aceita. A perturbação alimentar não ocorre exclusivamente durante o curso de anorexia nervosa ou bulimia nervosa, e não há evidência de perturbação na maneira como a massa corporal ou a forma corporal é vivenciada. A perturbação alimentar não é atribuível a uma condição médica concomitante ou mais bem explicada por outro transtorno mental. Quando a perturbação alimentar ocorre no contexto de outra condição ou transtorno, sua gravidade excede a habitualmente associada à condição ou ao transtorno e justifica atenção clínica adicional

- Pica: ingestão persistente de substâncias não nutritivas, não alimentares, durante um período mínimo de 1 mês. A ingestão de substâncias não nutritivas, não alimentares, é inapropriada ao estágio de desenvolvimento do indivíduo. O comportamento alimentar não faz parte de uma prática culturalmente ou socialmente aceita. Se o comportamento alimentar ocorrer no contexto de outro transtorno mental (p. ex., deficiência intelectual [transtorno do desenvolvimento intelectual], transtorno do espectro do autismo, esquizofrenia) ou condição médica (incluindo gestação), é suficientemente grave a ponto de necessitar de atenção clínica adicional
- Transtorno de ruminação: regurgitação repetida de comida ao longo de um período de pelo menos 1 mês. Os alimentos regurgitados podem ser remastigados, reingeridos ou cuspidos. A regurgitação repetida não é atribuível a uma condição gastrintestinal associada ou outra condição clínica (p. ex., refluxo gastresofágico, estenose pilórica). O transtorno alimentar não ocorre exclusivamente durante o curso da anorexia nervosa, bulimia nervosa, transtorno de compulsão alimentar ou transtorno alimentar restritivo/evitativo da ingestão de alimentos. Se os sintomas ocorrem no contexto de outro transtorno mental (p. ex., deficiência intelectual [transtorno do desenvolvimento intelectual] ou outro distúrbio neurológico), eles são suficientemente graves para exigir assistência clínica adicional
- Ortorexia: a ortorexia se refere à fixação por ter alimentos perfeitos e limpos. O transtorno é categorizado pela compulsão por dieta e adesão a regras alimentares muito rígidas, muitas vezes, levando a uma grande ruptura na própria capacidade de tomar parte na vida cotidiana.

Referência bibliográfica
Mahan, K.L.; Raymond, J.L. (2018) Krause: Alimentos, nutrição e dietoterapia. 14ª ed. Rio de Janeiro: Elsevier, p. 1521-1528.

2ª QUESTÃO: A

Comentário: Os pacientes com AN do tipo restritivo normalmente ingerem menos de 1.000 kcal/dia. Os pacientes com AN do tipo compulsivo-purgativo têm padrões de dieta mais variáveis, e deve-se avaliar o consumo energético em todo o espectro da restrição e compulsão alimentar. A literatura mais antiga muitas vezes descrevia os pacientes com AN como tendo "fobia" a carboidratos. A prescrição inicial normalmente varia de 30 a 40 kcal/kg/dia (aproximadamente 1.000 a 1.600 kcal/dia).

Referência bibliográfica
Mahan, K.L.; Raymond, J.L. (2018) Krause: Alimentos, nutrição e dietoterapia. 14ª ed. Rio de Janeiro: Elsevier, p. 1548-1549, 1565.

3ª QUESTÃO: B

Comentário: Os riscos de complicações fatais associados à síndrome da realimentação (SRA) podem se manifestar durante as primeiras semanas de reabilitação nutricional.

220 Krause | Alimentos, Nutrição e Dietoterapia – Perguntas e Respostas

As manifestações incluem desequilíbrio hídrico e eletrolítico, complicações cardíacas, neurológicas e hematológicas e morte súbita. O risco de desenvolvimento da SRA pode depender mais do grau de desnutrição do que da ingestão energética e da velocidade de ganho de massa corporal.

Referência bibliográfica
Mahan, K.L.; Raymond, J.L. (2018) Krause: Alimentos, nutrição e dietoterapia. 14ª ed. Rio de Janeiro: Elsevier, p. 1568.

4ª QUESTÃO: B

Comentário: Recomenda-se uma ingestão proteica que responda por 15 a 20% do total de energia consumida. Para garantir a adequação, a prescrição mínima de proteínas deve ser igual à QDR para a idade e o gênero em gramas por quilo (g/kg) da massa corporal ideal. Uma ingestão de carboidratos variando de 50 a 55% da energia geralmente é bem tolerada. Uma dieta com menos carboidratos (p. ex., 40% da energia) pode ser indicada para o paciente hiperglicêmico. A constipação intestinal é um problema comum no início do tratamento; fontes alimentares de fibra insolúvel podem ser benéficas. Pacientes hospitalizados ou em tratamento em regime de hospital/dia: 30% kcal de lipídios. Pacientes ambulatoriais: aumentar progressivamente a quantidade de lipídios na dieta até que seja alcançada uma dieta com 30% kcal de lipídios. Incluir fontes de ácidos graxos essenciais.

Referência bibliográfica
Mahan, K.L.; Raymond, J.L. (2018) Krause: Alimentos, nutrição e dietoterapia. 14ª ed. Rio de Janeiro: Elsevier, p. 1565-1567, 1570.

5ª QUESTÃO: D

Comentário: As pessoas em risco devem ser cuidadosamente monitoradas com medições diárias das concentrações séricas de fósforo, potássio e magnésio nos primeiros 5 a 7 dias de realimentação e diariamente, durante várias semanas subsequentes. A suplementação com fósforo, magnésio e potássio pode ser administrada por via oral ou intravenosa.

Referência bibliográfica
Mahan, K.L.; Raymond, J.L. (2018) Krause: Alimentos, nutrição e dietoterapia. 14ª ed. Rio de Janeiro: Elsevier, p. 1568-1569.

6ª QUESTÃO: C

Comentário: A BN é descrita como um estado de caos na dieta, caracterizado por períodos de alimentação descontrolada e mal estruturada seguidos por períodos de restrição na ingestão alimentar. O papel do nutricionista é ajudar a desenvolver um plano razoável de alimentação controlada e avaliar a tolerância do paciente ao esquema. A ingestão equilibrada de macronutrientes é essencial para fornecer um padrão de refeição regular. Isso deve incluir uma quantidade suficiente de carboidratos para evitar a fissura e uma quantidade adequada de proteínas e lipídios para promover a saciedade. Em geral, uma dieta equilibrada que forneça 50 a 55% de energia de carboidratos, 15 a 20% de proteínas e cerca de 30% de lipídios é razoável.

Referência bibliográfica
Mahan, K.L.; Raymond, J.L. (2018) Krause: Alimentos, nutrição e dietoterapia. 14ª ed. Rio de Janeiro: Elsevier, p. 1573, 1575-1576.

7ª QUESTÃO: B

Comentário: Monitoramento do peso: tratamento ambulatorial – 1 vez a cada 1 a 2 semanas no início do tratamento, em menor frequência na parte intermediária a tardia do tratamento, vestido, pré-prandial, no mesmo horário do dia, na mesma balança. Verificar a densidade urinária em caso de suspeita de ingestão de um grande volume de líquidos.

Referência bibliográfica

Mahan, K.L.; Raymond, J.L. (2018) Krause: Alimentos, nutrição e dietoterapia. 14ª ed. Rio de Janeiro: Elsevier, p. 1579.

8ª QUESTÃO: B

Comentário: Os sinais e sintomas clínicos da BN são mais difíceis de detectar porque os pacientes geralmente têm massa corporal adequada e mantêm segredo em relação ao comportamento. Quando ocorre a prática de vômitos, pode haver evidências clínicas, como cicatrizes no dorso da mão usada para estimular o reflexo de vômito, conhecido como sinal de Russell; aumento da glândula parótida; e erosão do esmalte dentário, com aumento das cáries dentárias que resultam da presença frequente de ácido gástrico na boca. As queixas gastrintestinais são comuns em indivíduos com BN que usam o vômito como método de purgação. Podem incluir a dor de garganta, a disfagia, o refluxo gastrintestinal, a esofagite, a hematêmese leve (vômito de sangue) e a hemorragia subconjuntival.

Referência bibliográfica

Mahan, K.L.; Raymond, J.L. (2018) Krause: Alimentos, nutrição e dietoterapia. 14ª ed. Rio de Janeiro: Elsevier, p. 1539-1541.

9ª QUESTÃO: C

Comentário: Os vômitos e o uso indevido de laxantes e diuréticos estão associados a desequilíbrios hídricos e acidobásico. A alcalose metabólica hipopotassêmica/hiperclorêmica ocorre em pacientes que vomitam e fazem uso abusivo de diuréticos; a acidose metabólica hipopotassêmica/hiperclorêmica ocorre em pacientes que fazem uso abusivo de laxantes.

Referência bibliográfica

Mahan, K.L.; Raymond, J.L. (2018) Krause: Alimentos, nutrição e dietoterapia. 14ª ed. Rio de Janeiro: Elsevier, p. 1541.

10ª QUESTÃO: D

Comentário: Achados físicos comuns nessa fase incluem o lanugo (*i.e.*, o crescimento de pelos finos e macios na face e nos membros), pele e cabelos secos, intolerância ao frio, cianose das extremidades, edema e amenorreia primária ou secundária. O grau de sintomatologia varia de uma pessoa para outra e com a duração da doença; por exemplo, algumas mulheres com anorexia nunca experimentam amenorreia; outras apresentam intolerância ao frio, mesmo antes que a perda de massa corporal seja significativa. As complicações gastrintestinais secundárias à fome são o retardo do esvaziamento gástrico, a diminuição da motilidade do intestino delgado e a constipação intestinal. As queixas de inchaço abdominal e uma sensação prolongada de saciedade abdominal complicam o processo de realimentação.

222 Krause | Alimentos, Nutrição e Dietoterapia – Perguntas e Respostas

Referência bibliográfica
Mahan, K.L.; Raymond, J.L. (2018) Krause: Alimentos, nutrição e dietoterapia. 14ª ed. Rio de Janeiro: Elsevier, p. 15134-1536.

CASO CLÍNICO

Transtorno alimentar

Parecer nutricional
Paciente na avaliação antropométrica apresentou DCT abaixo de P5, o valor da massa corporal próximo a P5 e, ao exame físico, foram observados abdome escavado e consumo da bola gordurosa de Bichat, demonstrando uma depleção no compartimento corporal adiposo. A partir da DCT e do PB, foi calculada a circunferência muscular do braço, cujo valor está abaixo de P5, e, ao exame físico, observou-se consumo da musculatura temporal, da suprainfraclavicular e dos interósseos, refletindo depleção importante no compartimento corporal proteico somático. A baixa concentração de proteínas totais e de albumina revela redução da proteína visceral. Ao exame físico, apresentou pele hipocorada, sugestiva de um quadro de anemia, o que foi confirmado com as concentrações de hemoglobina abaixo do valor de referência. De acordo com a OMS (1998), a paciente apresenta magreza grau 2. A conduta adotada deve ser dieta de consistência pastosa, hiperenergética (aumentando a energia total gradativamente), normoglicídica, normoproteica e normolipídica.

CASO CLÍNICO

Transtorno alimentar

Parecer nutricional
Paciente apresenta IMC relativo à magreza grau 3 e depleção de todos os compartimentos: proteico somático, adiposo. O nível de assistência nutricional é terciário e foi solicitado parecer da equipe de psicologia. A conduta nutricional a ser adotada é dieta por via oral, de consistência branda, hipercalórica, hiperproteica, associada à dieta enteral para complementar aporte de calorias e nutrientes. A fórmula é polimérica administrada sem descanso noturno, porém, próximo às grandes refeições, a bomba infusora é paralisada, a fim de que a paciente sinta maior estímulo nas refeições por via oral. O aporte calórico foi realizado de forma gradativa para que não houvesse síndrome de realimentação.

Nutrição Voltada ao Exercício e ao Desempenho Esportivo

1ª QUESTÃO: E
Comentário: O indivíduo que realiza um programa de condicionamento físico geral (ou seja, 30 a 40 min/dia, 3 vezes/semana) geralmente é capaz de satisfazer as suas

Respostas, Comentários e Referências Bibliográficas

necessidades nutricionais diárias se seguir uma dieta normal que forneça de 25 a 35 kcal/kg/dia, ou cerca de 1.800 a 2.400 calorias por dia. No entanto, sugere-se que, para a prática de 90 min de atividade física por dia, os requerimentos energéticos sejam de 45 a 50 kcal/kg/dia e ainda maiores em determinadas modalidades.

Referência bibliográfica

Mahan, K.L.; Raymond, J.L. (2018) Krause: Alimentos, nutrição e dietoterapia. 14ª ed. Rio de Janeiro: Elsevier, p. 1610.

2ª QUESTÃO: D

Comentário: A duração do treinamento determina o substrato utilizado durante este exercício. Por exemplo, quanto maior a duração do exercício, maior será a contribuição da gordura como combustível. A gordura pode fornecer até 60 a 70% da energia necessária para os eventos de ultrarresistência com duração entre 6 e 10 h.

À medida que a duração do exercício aumenta, a dependência do metabolismo aeróbico torna-se maior, e maior quantidade de ATP pode ser produzida a partir dos ácidos graxos. No entanto, a gordura não pode ser metabolizada, a menos que um fluxo contínuo de alguns carboidratos também esteja disponível por meio das vias energéticas. Portanto, o glicogênio muscular e a glicose sérica são os fatores que limitam o desempenho pelo ser humano de exercícios em qualquer tipo de intensidade ou duração.

Referência bibliográfica

Mahan, K.L.; Raymond, J.L. (2018) Krause: Alimentos, nutrição e dietoterapia. 14ª ed. Rio de Janeiro: Elsevier, p. 1608-1609.

3ª QUESTÃO: E

Comentário: Uma vez calculado o GER, pode-se estimar o gasto energético total (GET) utilizando o gasto energético da atividade física. Como o aparelho de mensuração do consumo de O_2 é caro, requer treinamento considerável para utilização, e seu uso não é prático fora de ambientes de pesquisa. Pode-se empregar métodos indiretos como os monitores de frequência cardíaca, pedômetros ou acelerômetros. Outros métodos indiretos são o uso de um fator de atividade diária como uma base à qual se acrescenta a energia gasta em exercícios, que é calculada multiplicando-se a energia gasta por minuto de exercício pela quantidade de tempo gasto nessa atividade, conhecidos como *equivalentes metabólicos da tarefa* (METs). O monitoramento da frequência cardíaca para estimar o gasto energético é baseado no pressuposto de que existe uma relação linear entre a frequência cardíaca e o consumo de oxigênio (V_{O_2}). Os pedômetros medem a distância percorrida – o que é uma limitação do método, porque não analisa outros tipos de atividades físicas, como a musculação, o ciclismo ou a ioga. Os acelerômetros têm a vantagem de mensurar se todas as atividades são fáceis de serem realizadas e podem dar um *feedback* durante períodos prolongados. Outros dispositivos pessoais de condicionamento físico foram desenvolvidos nos últimos anos, embora nenhum método seja tão preciso quanto a mensuração direta utilizando um aparelho de mensuração do consumo de O_2.

Referência bibliográfica

Mahan, K.L.; Raymond, J.L. (2018) Krause: Alimentos, nutrição e dietoterapia. 14ª ed. Rio de Janeiro: Elsevier, p. 1611-1612.

224 Krause | Alimentos, Nutrição e Dietoterapia – Perguntas e Respostas

4ª QUESTÃO: C

Comentário: Para conseguir um ganho de peso saudável de massa magra, pode-se acrescentar 500 a 1.000 calorias adicionais por dia, além de treinamento de força, que vai duplamente aumentar a força muscular. A taxa de ganho de massa corporal depende da composição genética do atleta, do grau de balanço energético positivo, da quantidade de sessões de repouso e recuperação por semana e do tipo de exercício.

Referência bibliográfica

Mahan, K.L.; Raymond, J.L. (2018) Krause: Alimentos, nutrição e dietoterapia. 14ª ed. Rio de Janeiro: Elsevier, p. 1617.

5ª QUESTÃO: C

Comentário: As dietas crônicas praticadas por atletas do sexo feminino podem levar à tríade da atleta (TDA), que consiste em três problemas de saúde inter-relacionados: baixa disponibilidade de energia com ou sem transtorno alimentar, osteoporose e amenorreia. Também conhecido como déficit energético em atletas (DEA), esse baixo consumo energético pode levar a um aumento nas fraturas ósseas e a consequências de longo prazo à saúde óssea e reprodutiva em adolescentes do sexo feminino em desenvolvimento. A evidência sugere: a disponibilidade de energia é que regula a função reprodutiva nas mulheres, não o exercício ou composição corporal; e assegurar a ingestão energética adequada é essencial para a saúde geral da mulher atleta. A baixa ingestão energética combinada à supressão ovariana ou amenorreia tem sido associada ao mau desempenho atlético.

Referência bibliográfica

Mahan, K.L.; Raymond, J.L. (2018) Krause: Alimentos, nutrição e dietoterapia. 14ª ed. Rio de Janeiro: p. 1618-1619.

6ª QUESTÃO: B

Comentário: Os carboidratos são um dos dois principais combustíveis utilizados para a atividade desportiva. A principal fonte de glicose para o músculo em exercício é o seu próprio estoque de glicogênio. Os indivíduos envolvidos em um programa geral de condicionamento físico normalmente são capazes de satisfazer as suas necessidades de macronutrientes consumindo uma dieta normal com 45 a 55% da energia provenientes de carboidratos (3 a 5 g/kg/dia), 10 a 15% de proteínas (0,8 a 1 g/kg/dia) e 25 a 35% de lipídios (0,5 a 1,5 g/kg/dia). As recomendações devem prever a ingestão diária de carboidratos em gramas em relação à massa corporal e possibilitar uma flexibilidade para o atleta alcançar essas metas dentro do contexto das necessidades energéticas e outras metas dietéticas. A ingestão de 5 a 7 g/kg/dia de carboidratos pode atender às necessidades de treinamento geral, e 7 a 10 g/kg/dia provavelmente serão suficientes para o atleta de resistência.

Referência bibliográfica

Mahan, K.L.; Raymond, J.L. (2018) Krause: Alimentos, nutrição e dietoterapia. 14ª ed. Rio de Janeiro: p. 1622, 1626, 1628.

7ª QUESTÃO: C

Comentário: A refeição pré-treinamento ou pré-prova tem dois propósitos: evitar que o atleta sinta fome antes e durante o exercício e manter concentrações séricas ideais de glicose para os músculos em atividade. A refeição pré-exercício pode melhorar o desempenho em comparação ao exercício em jejum. O atleta que treina no início da manhã antes de comer ou beber está em risco de reduzir suas reservas hepáticas de glicogênio, o que pode prejudicar o desempenho, especialmente se o regime de exercício envolver o treinamento de resistência. As refeições com carboidrato antes do exercício podem aumentar os estoques de glicogênio no fígado. Deve-se limitar a ingestão de lipídios, porque atrasam o tempo de esvaziamento gástrico e levam mais tempo para serem digeridos.

Referência bibliográfica
Mahan, K.L.; Raymond, J.L. (2018) Krause: Alimentos, nutrição e dietoterapia. 14ª ed. Rio de Janeiro: Elsevier, p. 1629.

8ª QUESTÃO: E

Comentário: O atleta precisa se hidratar regularmente, e não como uma reação à sede. A hidratação deve ser suficiente para manter a massa corporal pré-exercício. Para monitorar a perda hídrica: pesar-se antes e depois do exercício, especialmente em caso de temperatura ambiente elevada e na fase de condicionamento da temporada. Não restringir a ingestão de líquidos antes, durante ou após o evento. Não confiar na sede como um indicador da perda de líquido. Beber líquidos no início da atividade e em intervalos regulares durante todo o exercício. Não consumir álcool antes, durante ou depois do exercício, pois ele pode atuar como um diurético e impedir a reposição adequada de líquidos. Desencorajar o consumo de bebidas cafeinadas algumas horas antes e depois da atividade física em razão do seu efeito diurético.

Referência bibliográfica
Mahan, K.L.; Raymond, J.L. (2018) Krause: Alimentos, nutrição e dietoterapia. 14ª ed. Rio de Janeiro: Elsevier, p. 1645, 1647.

9ª QUESTÃO: B

Comentário: O aumento no metabolismo energético leva a uma maior necessidade de vitaminas B, incluindo a tiamina, a riboflavina, a niacina, a piridoxina, o ácido fólico, a biotina, o ácido pantotênico e a colina. Estas compõem as coenzimas envolvidas na regulação do metabolismo energético por meio da modulação da síntese e degradação de carboidratos, proteínas, lipídios e compostos bioativos.

Referência bibliográfica
Mahan, K.L.; Raymond, J.L. (2018) Krause: Alimentos, nutrição e dietoterapia. 14ª ed. Rio de Janeiro: Elsevier, p. 1657.

10ª QUESTÃO: A

Comentário: A ingestão de grandes quantidades de suplementos de proteína ou de aminoácidos pode ser contrária ao bom desempenho e saúde, e pode levar a desidratação, hipercalciúria, ganho de massa corporal e estresse sobre os rins e fígado. Tomar aminoácidos isolados ou em combinação, como a arginina e a lisina, pode interferir na absorção de outros aminoácidos essenciais. Uma preocupação adicional é que os suplementos repositores de aminoácidos colocados em alimentos podem causar deficiências de outros nutrientes encontrados em alimentos ricos em proteínas, como ferro, zinco, niacina e tiamina.

Referência bibliográfica
Mahan, K.L.; Raymond, J.L. (2018) Krause: Alimentos, nutrição e dietoterapia. 14ª ed. Rio de Janeiro: Elsevier, p. 1681.

Nutrição e Saúde dos Ossos

1ª QUESTÃO: B

Comentário: É fundamental que haja uma nutrição adequada para o desenvolvimento e a manutenção do esqueleto. Embora as doenças ósseas, como a osteoporose e a osteomalacia (uma condição em que ocorre comprometimento da mineralização devido à deficiência de vitamina D e cálcio), tenham causas complexas, o desenvolvimento dessas doenças pode ser minimizado pelo fornecimento de nutrientes adequados durante todo o ciclo de vida. Entre essas doenças, a osteoporose é a mais comum e destrutiva quanto à produtividade e qualidade de vida. Como ocorre em muitas doenças crônicas, os sinais e sintomas da osteoporose tornam-se mais evidentes na velhice.

Referência bibliográfica
Mahan, K.L.; Raymond, J.L. (2018) Krause: Alimentos, nutrição e dietoterapia. 14ª ed. Rio de Janeiro: Elsevier, p. 1710.

2ª QUESTÃO: A

Comentário: A homeostasia do cálcio refere-se ao processo de manutenção de uma concentração sérica constante de cálcio. O cálcio sérico é regulado por mecanismos complexos, que equilibram a ingestão e a excreção de cálcio com as necessidades corporais. A concentração sérica de cálcio é regulada por dois hormônios reguladores do cálcio: o paratormônio (PTH) e a 1,25-di-hidroxivitamina D3 (calcitriol). Se as concentrações séricas de cálcio caírem, o PTH aumenta a reabsorção a partir do rim e do osso, enquanto o calcitriol aumenta a absorção intestinal e inicia a atividade osteoclástica para a degradação do osso. Ocorre aumento do cálcio sérico ou hipercalcemia principalmente em consequência de hiperparatireoidismo. O cálcio sérico inclui o cálcio livre (anteriormente denominado cálcio ionizado) e o cálcio ligado à albumina.

Referência bibliográfica
Mahan, K.L.; Raymond, J.L. (2018) Krause: Alimentos, nutrição e dietoterapia. 14ª ed. Rio de Janeiro: Elsevier, p. 1715.

3ª QUESTÃO: C

Comentário: A idade constitui um importante determinante da densidade mineral óssea (DMO). Com aproximadamente 40 anos, a DMO começa a diminuir de modo gradual em ambos os sexos; porém, a perda óssea aumenta acentuadamente em mulheres depois da menopausa, em virtude da perda dos efeitos dos estrogênios sobre o osso. Os homens continuam perdendo osso, porém em uma taxa muito mais baixa que as mulheres da mesma idade até os 70 anos, quando as taxas de perda se tornam aproximadamente iguais em ambos os sexos. A perda de massa óssea resulta de alterações nos mecanismos hormonais que controlam a remodelagem óssea. A perda da menstruação em qualquer idade constitui um importante determinante do risco de osteoporose em mulheres. A aceleração da perda óssea coincide com a menopausa, seja natural ou cirúrgica, quando os ovários interrompem a produção de estrogênio. A terapia de reposição estrogênica demonstrou conservar a DMO e reduzir o risco de fraturas nos primeiros anos após a menopausa, pelo menos em estudos em curto prazo.

Referência bibliográfica
Mahan, K.L.; Raymond, J.L. (2018) Krause: Alimentos, nutrição e dietoterapia. 14ª ed. Rio de Janeiro: Elsevier, p. 1720, 1728-1729.

4ª QUESTÃO: D
Comentário: Condições médicas que aumentam o risco de osteoporose: diarreia crônica ou má absorção intestinal (incluindo doença celíaca), doença pulmonar obstrutiva crônica, doença renal crônica, diabetes melito, hemiplegia, hiperparatireoidismo, hipertireoidismo e gastrectomia subtotal.

Referência bibliográfica
Mahan, K.L.; Raymond, J.L. (2018) Krause: Alimentos, nutrição e dietoterapia. 14ª ed. Rio de Janeiro: Elsevier, p. 1723.

5ª QUESTÃO: B
Comentário:

- O tabagismo e o consumo excessivo de álcool constituem fatores de risco para o desenvolvimento da osteoporose, provavelmente devido aos efeitos tóxicos sobre os osteoblastos. O consumo moderado de álcool não tem efeito prejudicial sobre o osso, e alguns estudos mostram um efeito positivo modesto em mulheres na pós-menopausa. O consumo de três ou mais doses por dia está associado a um risco aumentado de quedas e pode representar outras ameaças à saúde óssea.
- A baixa massa corporal constitui um importante determinante da densidade óssea e do risco de fraturas; a massa de tecido adiposo representa um importante elemento contribuinte. Quanto maior a massa corporal, maior a DMO. A gordura e o osso estão ligados por vias que envolvem a adiponectina; a insulina, amilina e peptina; e a leptina e estrogênios dos adipócitos, os quais, em última análise, proporcionam um esqueleto apropriado para a massa de tecido adiposo que ele transporta.
- Quanto menor o IMC, menor a DMO. As meninas jovens que estão na pré-menarca podem sofrer fraturas com traumatismo mínimo, devido ao baixo valor do conteúdo mineral ósseo e da DMO relacionada com o rápido crescimento em estatura, que não é acompanhado de aumento proporcional da massa corporal. Os jovens do sexo masculino acima da massa corporal, com baixa massa óssea, também podem sofrer fraturas. A perda de massa corporal com dieta, cirurgia bariátrica ou sarcopenia também está associada a uma perda óssea. Por conseguinte, o sobrepeso é protetor contra a osteoporose, enquanto a massa corporal abaixo do normal representa um fator de risco para fraturas.
- Acredita-se que a atividade física, particularmente atividades envolvendo a parte superior do corpo, contribua para um aumento da massa ou densidade óssea. A falta de exercício e um modo de vida sedentário também podem contribuir para a perda óssea, embora a influência mais importante provavelmente seja o acúmulo inadequado de massa óssea. A imobilidade em graus variáveis é bem reconhecida como causa de perda óssea. Os pacientes confinados ao leito ou os indivíduos incapazes de se mover livremente são comumente afetados.

Referência bibliográfica
Mahan, K.L.; Raymond, J.L. (2018) Krause: Alimentos, nutrição e dietoterapia. 14ª ed. Rio de Janeiro: Elsevier, p. 1726-1728.

228 Krause | Alimentos, Nutrição e Dietoterapia – Perguntas e Respostas

6ª QUESTÃO: E

Comentário: O cálcio, o fosfato e a vitamina D são essenciais para a estrutura e as funções normais dos ossos, os quais encontram também nas proteínas, na energia e em outros micronutrientes ajudas para desenvolvimento e manutenção. Por um lado, a quantidade de energia não tem um efeito direto sobre o osso; por outro, uma ingestão inadequada de energia, levando a uma baixa massa corporal ou a um excesso de energia, resultando em sobrepeso, gera consequências no osso. Estar abaixo da massa corporal é considerado um fator de risco para a osteoporose, enquanto o sobrepeso pode ser protetor. Uma ingestão muito baixa de proteínas pode afetar negativamente a renovação e o desenvolvimento do osso. Em situações de balanço nitrogenado negativo, como em casos de fratura ou cirurgia, pode-se aconselhar uma maior ingestão de proteínas. O carbonato de cálcio constitui a forma mais comum de suplemento de cálcio. Deve ser tomado com alimentos, visto que o ambiente ácido intensifica a sua absorção.

Referência bibliográfica
Mahan, K.L.; Raymond, J.L. (2018) Krause: Alimentos, nutrição e dietoterapia. 14ª ed. Rio de Janeiro: Elsevier, p. 1734-1737.

7ª QUESTÃO: B

Comentário: Embora a principal função da vitamina D seja manter as concentrações séricas de cálcio e de fósforo dentro de uma faixa constante, ela é importante na estimulação do transporte intestinal de cálcio; ela estimula, também, a atividade dos osteoclastos no osso. Em ambas as áreas, o efeito final desejado consiste em aumentar a disponibilidade do cálcio. A vitamina D também pode desempenhar um papel no tônus muscular e na prevenção de quedas. O estado da vitamina D de um indivíduo depende, em grande parte, da exposição à luz solar e, secundariamente, da ingestão dietética da vitamina. A síntese de vitamina D pela pele exposta à luz solar varia de modo considerável, em decorrência de numerosos fatores, incluindo tom de pele, uso de filtros solares, latitude do local e idade. A pele dos indivíduos idosos é menos eficiente na produção de vitamina D após exposição à luz ultravioleta (UV), visto que é mais fina e contém menos células capazes de sintetizar a vitamina D. Os poucos alimentos que contêm vitamina D são as gemas dos ovos, os peixes mais gordurosos, como salmão, cavala, bagre, atum e sardinha, o óleo de fígado de bacalhau e alguns cogumelos. A vitamina D proveniente de qualquer fonte precisa ser hidroxilada no rim antes de transformar no calcitriol fisiologicamente ativo (1,25-hidroxivitamina D3).

Referência bibliográfica
Mahan, K.L.; Raymond, J.L. (2018) Krause: Alimentos, nutrição e dietoterapia. 14ª ed. Rio de Janeiro: Elsevier, p. 1739-1740.

8ª QUESTÃO: A

Comentário: As fibras incluem uma variedade de diferentes compostos, de modo que a ingestão de "fibras" como categoria pode produzir diferentes efeitos sobre o osso. Os frutanos tipo inulina constituem um grupo de compostos de fibras – encontrados no trigo, cebola, banana, alho e alho-poró – que podem aumentar a absorção de cálcio e de magnésio, enquanto os alimentos ricos em fibras que contêm fitatos e oxalatos podem reduzir a absorção de cálcio. O conteúdo de cálcio desses alimentos, como espinafre ou leguminosas, também é menor que nos laticínios.

Respostas, Comentários e Referências Bibliográficas **229**

Referência bibliográfica
Mahan, K.L.; Raymond, J.L. (2018) Krause: Alimentos, nutrição e dietoterapia. 14ª ed. Rio de Janeiro: Elsevier, p. 1743.

9ª QUESTÃO: C

Comentário: Nos homens, a ingestão elevada de bebida alcoólica (mais de duas doses por dia) está associada a uma DMO significativamente mais baixa. A relação entre o consumo moderado de cafeína e a osteoporose não foi claramente estabelecida. O consumo excessivo de cafeína pode exercer um efeito deletério sobre a DMO. A ingestão de refrigerantes à base de cola também está associada a uma DMO mais baixa. O aumento da longevidade da população enfatiza a necessidade de prevenção da osteoporose. As diretrizes universais aplicam-se a todos: o consumo de quantidades adequadas de cálcio e de vitamina D, juntamente com exercícios de fortalecimento dos músculos e levantamento de peso durante toda a vida; evitar o tabagismo; consumo moderado de álcool ou abstinência de álcool; e medidas para evitar quedas constituem parte da abordagem holística de um estilo de vida que promove a saúde ideal dos ossos.

Referência bibliográfica
Mahan, K.L.; Raymond, J.L. (2018) Krause: Alimentos, nutrição e dietoterapia. 14ª ed. Rio de Janeiro: Elsevier, p. 1742-1743, 1745-1746.

10ª QUESTÃO: E

Comentário: Os efeitos colaterais incluem problemas gastrintestinais e raros casos de necrose da mandíbula.

Referência bibliográfica
Mahan, K.L.; Raymond, J.L. (2018) Krause: Alimentos, nutrição e dietoterapia. 14ª ed. Rio de Janeiro: Elsevier, p. 1746-1747.

Nutrição para a Saúde Oral e Dental

1ª QUESTÃO: A

Comentário: Os dentes são formados pela mineralização de uma matriz proteica. Na dentina, a proteína está presente como colágeno, que depende da vitamina C para a síntese normal. A vitamina D é essencial para o processo pelo qual o cálcio e o fósforo são depositados nos cristais de hidroxiapatita, uma forma de ocorrência natural de cálcio e fósforo que é o componente mineral do esmalte e da dentina. O flúor, adicionado à hidroxiapatita, fornece aos dentes propriedades únicas de resistência à cárie em períodos de desenvolvimento pré-natal e pós-natal.

Referência bibliográfica
Mahan, K.L.; Raymond, J.L. (2018) Krause: Alimentos, nutrição e dietoterapia. 14ª ed. Rio de Janeiro: Elsevier, p. 1761.

2ª QUESTÃO: D

Comentário: A cárie dentária é uma das doenças infecciosas mais comuns. A cárie dentária é uma doença infecciosa oral em que os metabólitos de ácido orgânico

230 Krause | Alimentos, Nutrição e Dietoterapia – Perguntas e Respostas

levam à desmineralização gradual do esmalte do dente, seguida por rápida destruição proteolítica da estrutura do dente. A cárie pode ocorrer em qualquer superfície dental, e sua causa envolve muitos fatores. Quatro deles devem estar presentes simultaneamente: (1) um hospedeiro ou superfície dental suscetível; (2) microrganismos tais como *Streptococcus* ou *Lactobacillus* na placa dentária ou na cavidade oral; (3) carboidratos fermentáveis na dieta, que servem de substrato para as bactérias; e (4) tempo (duração) na boca para as bactérias metabolizarem os carboidratos fermentáveis, produzirem ácidos e causarem uma queda no pH salivar para menos de 5,5. Uma vez que o pH esteja ácido, o que pode ocorrer dentro de alguns minutos, as bactérias orais podem iniciar o processo de desmineralização. O desenvolvimento de cárie dentária requer a presença de um dente que seja vulnerável ao ataque. A composição do esmalte e da dentina, a localização dos dentes, a qualidade e a quantidade de saliva e a presença e a extensão de sulcos e fissuras na coroa do dente são alguns dos fatores que governam a suscetibilidade. A saliva alcalina tem um efeito protetor e a saliva ácida aumenta a suscetibilidade à cárie. As variações genéticas do tipo e da quantidade de bactérias presentes na cavidade oral podem colocar alguém em risco, aumentado de cárie e doença periodontal, mas a quantidade e a qualidade de higiene oral contribuem diretamente para o risco de doença infecciosa oral. Os carboidratos fermentáveis, aqueles suscetíveis às ações da amilase salivar, são o substrato ideal para o metabolismo bacteriano. Os ácidos produzidos pelo seu metabolismo causam uma queda no pH salivar para menos de 5,5, criando o ambiente para a cárie. As bactérias estão sempre presentes e começam a reduzir o pH quando elas têm exposição a carboidratos fermentáveis.

Referência bibliográfica
Mahan, K.L.; Raymond, J.L. (2018) Krause: Alimentos, nutrição e dietoterapia. 14ª ed. Rio de Janeiro: Elsevier, p. 1763-1766.

3ª QUESTÃO: B

Comentário: Cariogenicidade refere-se às propriedades propiciadoras de cárie de uma dieta ou alimento. A cariogenicidade de um alimento varia, dependendo da forma em que ela ocorre, da sua composição de nutrientes, de quando é consumido em relação a outros alimentos e líquidos, da duração da sua exposição ao dente e da frequência com que ele é consumido. Os alimentos cariogênicos são aqueles que contêm carboidratos fermentáveis, que, quando em contato com os microrganismos na boca, podem causar uma queda no pH salivar para 5,5 ou menos e estimular o processo de cárie. Os alimentos cariostáticos não contribuem para a cárie, não são metabolizados por microrganismos e não causam uma queda no pH salivar para 5,5 ou menos dentro de 30 min. A doença periodontal é uma inflamação da gengiva com infecção causada por bactérias orais e subsequente destruição do aparato de inserção dos dentes.

Referência bibliográfica
Mahan, K.L.; Raymond, J.L. (2018) Krause: Alimentos, nutrição e dietoterapia. 14ª ed. Rio de Janeiro: Elsevier, p. 1763-1768, 1788.

4ª QUESTÃO: C

Comentário: Os carboidratos fermentáveis são encontrados em três dos cinco grupos de alimentos *MyPlate*: (1) grãos, (2) frutas e (3) laticínios. Embora alguns vegetais possam conter carboidratos fermentáveis, pouco foi relatado sobre a cariogenicidade, ou sobre as propriedades promotoras de cárie, dos vegetais.

Respostas, Comentários e Referências Bibliográficas **231**

Referência bibliográfica
Mahan, K.L.; Raymond, J.L. (2018) Krause: Alimentos, nutrição e dietoterapia. 14ª ed. Rio de Janeiro: Elsevier, p. 1767.

5ª QUESTÃO: E

Comentário: À semelhança de outros açúcares (glicose, frutose, maltose e lactose), a sacarose estimula a atividade bacteriana. A relação causal entre sacarose e cárie dental foi estabelecida. Todas as formas dietéticas de açúcar – incluindo o mel, o melaço, o açúcar mascavo, o agave e os sólidos de xarope de milho – têm potencial cariogênico e podem ser utilizadas por bactérias para produzir ácido orgânico. Os produtos lácteos adoçados com frutose, sacarose ou outros açúcares também podem ser cariogênicos por causa dos açúcares adicionados; no entanto, os produtos lácteos são ricos em cálcio, e sua natureza alcalina pode ter uma influência positiva, reduzindo o potencial cariogênico dos alimentos. Fatores que afetam a cariogenicidade dos alimentos: frequência de consumo, forma do alimento (líquida ou sólida, que se dissolve lentamente), sequência de consumo de certos alimentos e bebidas, combinação de alimentos, composição de nutrientes de alimentos e bebidas e duração da exposição dos dentes. A goma de mascar sem açúcar pode ajudar a reduzir o potencial de cárie por causa de sua capacidade de aumentar o fluxo salivar e porque usa adoçantes, não carboidratos. Os alimentos anticariogênicos são aqueles que, quando consumidos antes de um alimento acidogênico, impedem a placa de reconhecer o alimento acidogênico.

Referência bibliográfica
Mahan, K.L.; Raymond, J.L. (2018) Krause: Alimentos, nutrição e dietoterapia. 14ª ed. Rio de Janeiro: Elsevier, p. 1767-1768.

6ª QUESTÃO: A

Comentário: O fluxo salivar elimina o alimento em torno dos dentes como um meio para reduzir o risco de cárie. O sistema bicarbonato/ácido carbônico, cálcio e fósforo na saliva também fornecem a ação de tamponamento para neutralizar o metabolismo ácido bacteriano. Uma vez que a ação de tamponamento tenha restaurado o pH acima do ponto crítico, pode ocorrer a remineralização. Se o flúor estiver presente na saliva, os minerais são depositados sob a forma de fluorapatita, que é resistente à erosão. A produção salivar diminui como resultado de doenças que afetam a função da glândula salivar; como um efeito colateral de jejum; como resultado da radioterapia de cabeça e pescoço que envolve a glândula parótida; normalmente, durante o sono e o envelhecimento; com o uso de medicamentos associados à redução do fluxo salivar; ou com xerostomia, a sensação de boca seca causada pela produção de saliva inadequada. Estima-se que 400 a 500 medicamentos atualmente disponíveis por prescrição ou sem prescrição podem causar boca seca.

Referência bibliográfica
Mahan, K.L.; Raymond, J.L. (2018) Krause: Alimentos, nutrição e dietoterapia. 14ª ed. Rio de Janeiro: Elsevier, p. 1774.

7ª QUESTÃO: C

Comentário: O flúor é um elemento importante nos ossos e nos dentes. Usado sistêmica e localmente, ele é uma medida de saúde pública segura e eficaz para reduzir a incidência e a prevalência de cárie dentária. O efeito do flúor sobre a prevenção da cárie continua com a fluoretação da água, cremes dentais fluoretados, enxaguatórios bucais e cremes dentais, bem como bebidas feitas com água fluoretada.

Referência bibliográfica
Mahan, K.L.; Raymond, J.L. (2018) Krause: Alimentos, nutrição e dietoterapia. 14ª ed. Rio de Janeiro: Elsevier, p. 1775.

8ª QUESTÃO: B

Comentário: Os programas de prevenção da cárie concentram-se em uma dieta equilibrada, na modificação das fontes e das quantidades de carboidratos fermentáveis e na integração de práticas de higiene oral em estilos de vida individuais. As refeições e os lanches devem ser seguidos por escovação, enxágue vigoroso da boca com água ou consumir goma de mascar sem açúcar por 15 a 20 min, de preferência goma que contenha xilitol. Os hábitos positivos devem ser encorajados, incluindo lanches com alimentos anticariogênicos ou cariostáticos, goma de mascar sem açúcar depois de comer ou beber itens cariogênicos e não consumir doces como refeições, e sim no lanche. Apesar do potencial cariogênico de uma dieta baseada nas orientações dietéticas, uma dieta equilibrada, baixa em risco cariogênico, pode ser planejada.

Referência bibliográfica
Mahan, K.L.; Raymond, J.L. (2018) Krause: Alimentos, nutrição e dietoterapia. 14ª ed. Rio de Janeiro: Elsevier, p. 1782.

9ª QUESTÃO: D

Comentário: As deficiências de vitamina C, ácido fólico e zinco aumentam a permeabilidade da barreira gengival no sulco gengival, aumentando a suscetibilidade à doença periodontal. A deterioração grave da gengiva é observada em indivíduos com escorbuto ou deficiência de vitamina C. Apesar de outros nutrientes, incluindo as vitaminas A, E, betacaroteno e proteínas, terem um papel na manutenção da integridade gengival e do sistema imunológico, não há dados científicos para suportar utilizações suplementares de qualquer um desses nutrientes para o tratamento de doença periodontal.

Referência bibliográfica
Mahan, K.L.; Raymond, J.L. (2018) Krause: Alimentos, nutrição e dietoterapia. 14ª ed. Rio de Janeiro: Elsevier, p. 1788.

10ª QUESTÃO: A

Comentário: As doenças agudas sistêmicas, como câncer e infecções, bem como as doenças crônicas, como diabetes melito, doenças autoimunes e doença renal crônica, por exemplo –, são caracterizadas por manifestações orais que podem alterar a dieta e o estado nutricional. As terapias contra o câncer, incluindo irradiação da região da cabeça e pescoço, quimioterapia e cirurgias na cavidade oral, têm um efeito significativo sobre a integridade da cavidade oral e sobre a capacidade de se alimentar de um indivíduo, o que pode, consequentemente, afetar o estado de nutrição. Muitos dos medicamentos inibidores da protease utilizados para tratar o HIV e a síndrome da imunodeficiência adquirida (AIDS) estão associados a alteração do paladar e boca seca. A saliva reduzida pode contribuir para risco de cárie aumentado e pode alterar a capacidade de formar um bolo alimentar e engolir, especialmente os alimentos secos, que podem desintegrar-se com a mastigação. O diabetes está associado a diversas manifestações orais, muitas das quais ocorrem apenas em períodos de controle precário da glicemia. Estas incluem a síndrome de ardência bucal, doença perio-dontal, candidíase, cárie dentária e xerostomia. As infecções fúngicas da orofaringe podem causar dor e ardência na boca, além de disfagia. As úlceras que acompa-nham as infecções virais, tais como herpes simples e citomegalovírus, causam dor e podem levar à ingestão oral reduzida. As infecções virais e fúngicas, a estomatite, a xerostomia, a doença periodontal e o sarcoma de Kaposi são manifestações orais de HIV que podem causar limitações na ingestão de nutrientes e resultar em perda de peso e estado nutricional comprometido. Os cânceres de cabeça, pescoço e orais podem alterar a capacidade de se alimentar e o estado nutricional, por causa das cirurgias e terapias utilizadas para tratá-los. A cirurgia, dependendo da localização e extensão, pode alterar a capacidade de alimentação ou deglutição, assim como a capacidade de produzir saliva. A radioterapia da área de cabeça e pescoço e os agentes quimioterápicos podem afetar a quantidade e a qualidade da saliva e a in-tegridade da mucosa oral.

Referência bibliográfica

Mahan, K.L.; Raymond, J.L. (2018) Krause: Alimentos, nutrição e dietoterapia. 14ª ed. Rio de Ja-neiro: Elsevier, p. 1790-1792.

Terapia de Nutrição Médica para Reações Adversas aos Alimentos | Alergia e Intolerâncias

1ª QUESTÃO: A

Comentário:

- Alergia alimentar: uma reação imunomediada adversa a um alimento, geralmen-te uma sensibilização a uma proteína alimentar, glicoproteína ou hapteno que, quando consumido, causa a liberação de mediadores inflamatórios ou químicos os quais agem nos tecidos corporais e resultam em sintomas.
- Intolerância alimentar: uma reação adversa a um alimento ou aditivo alimentar a qual não envolve o sistema imune e resulta da incapacidade do corpo de digerir, absorver ou metabolizar um alimento ou componente deste.

Referência bibliográfica

Mahan, K.L.; Raymond, J.L. (2018) Krause: Alimentos, nutrição e dietoterapia. 14ª ed. Rio de Ja-neiro: Elsevier, p. 1808.

2ª QUESTÃO: B

Comentário: Mastócitos e basófilos são granulócitos contendo grânulos intracelula-res ou os pequenos vasos que são reservatórios de armazenamento para substâncias químicas de defesa ou mediadores inflamatórios os quais protegem o corpo de pa-tógenos invasores, mas também causam os sintomas alérgicos. Os anticorpos IgE es-pecíficos para o alergênio ligam-se à superfície de um mastócito pela união com os receptores específicos na superfície celular. Quando os alergênios indutores entram em um contato subsequente, ligam-se aos anticorpos IgE correspondentes (homólo-gos) na superfície dos mastócitos. O alergênio liga-se a duas moléculas IgE adjacen-tes, formando uma "ponte" entre elas. Essa ponte ativa, o mastócito, por uma série de

234 Krause | Alimentos, Nutrição e Dietoterapia – Perguntas e Respostas

processos que necessitam de energia, resultando na formação de canais de cálcio na célula. Isso estimula a degranulação de grânulos intracelulares, liberando os mediadores inflamatórios, tais como: histamina (em maior quantidade), prostaglandinas, leucotrienos e citocinas.

Referência bibliográfica

Mahan, K.L.; Raymond, J.L. (2018) Krause: Alimentos, nutrição e dietoterapia. 14ª ed. Rio de Janeiro: Elsevier, p. 1820-1821.

3ª QUESTÃO: D

Comentário: A fisiopatologia básica da resposta alérgica pode ser descrita em três fases: a interrupção da tolerância oral; a sensibilização ao alergênico; e reatividade aos alergênios, levando aos sintomas de alergia. A tolerância oral, como já discutido, é a norma na maioria dos indivíduos. É o rompimento ou perda de tolerância oral que promove a sensibilização ao alergênio. Quando um alimento ou molécula não é mais visto como seguro, a segunda fase, denominada sensibilização, acontece, na qual as células da resposta imune respondem a essa primeira exposição ao alergênio. A terceira fase é a reatividade aos alergênios de tal modo que sempre que o material estranho ou alergênio entra no corpo o sistema imune responde a uma reação imunomediada, geralmente com a liberação de mediadores inflamatórios ou químicos defensivos, resultando em sintomas alérgicos.

Referência bibliográfica

Mahan, K.L.; Raymond, J.L. (2018) Krause: Alimentos, nutrição e dietoterapia. 14ª ed. Rio de Janeiro: Elsevier, p. 1822.

4ª QUESTÃO: E

Comentário: As reações alérgicas aos alimentos mediadas pela IgE são rápidas no início, ocorrendo entre minutos e poucas horas de exposição. Os métodos de exposição incluem inalação, contato com a pele e ingestão. Inúmeros sintomas são atribuídos a esse tipo de alergia alimentar e, frequentemente, envolvem os sistemas GI, dermatológico ou respiratório, e podem variar de urticária leve à anafilaxia, acometendo múltiplos órgãos com risco de vida. A primeira fase é a de hipersensibilidade imediata, de minutos a 1 h. A fase tardia pode ocorrer várias horas após a resposta inicial, geralmente 4 a 6 h após a primeira fase.

Referência bibliográfica

Mahan, K.L.; Raymond, J.L. (2018) Krause: Alimentos, nutrição e dietoterapia. 14ª ed. Rio de Janeiro: Elsevier, p. 1823.

5ª QUESTÃO: E

Comentário: A dieta de eliminação seguida por provocações alimentares é a ferramenta mais útil no diagnóstico e tratamento de RAAs, quando utilizada em conjunto com a história completa e a avaliação nutricional. Com a dieta de eliminação, os alimentos suspeitos são eliminados da dieta por um período específico, geralmente 4 a 12 semanas, seguido por uma fase de reintrodução e de provocação alimentar.

Referência bibliográfica

Mahan, K.L.; Raymond, J.L. (2018) Krause: Alimentos, nutrição e dietoterapia. 14ª ed. Rio de Janeiro: Elsevier, p. 1857.

6ª QUESTÃO: B

Comentário: Acredita-se que a continuidade do aleitamento materno ao longo do tempo, após a introdução dos alimentos sólidos, ajude a impedir o desenvolvimento de alergias alimentares. O aleitamento materno exclusivo por 6 meses é altamente recomendado. Os alimentos sólidos complementares que não sejam o leite materno não devem ser introduzidos até 4 a 6 meses de idade.

Referência bibliográfica

Mahan, K.L.; Raymond, J.L. (2018) Krause: Alimentos, nutrição e dietoterapia. 14ª ed. Rio de Janeiro: Elsevier, p. 1898-1899.

7ª QUESTÃO: D

Comentário: Para crianças em alto risco de desenvolverem doença atópica (crianças com parente de primeiro grau com alergia), recomenda-se a amamentação exclusiva pelo menos por um período de 4 meses. Acredita-se que a continuidade do aleitamento materno ao longo do tempo, após a introdução dos alimentos sólidos, ajude a impedir o desenvolvimento de alergias alimentares.

Referência bibliográfica

Mahan, K.L.; Raymond, J.L. (2018) Krause: Alimentos, nutrição e dietoterapia. 14ª ed. Rio de Janeiro: Elsevier, p. 1898.

8ª QUESTÃO: D

Comentário: Dietas ricas em antioxidantes, tais como carotenoides e outros fitonutrientes, vitamina C, vitamina E, zinco e selênio podem evitar o desenvolvimento de alergias alimentares. Existem associações positivas entre a condição antioxidante materna na gestação e as respostas imunes no sangue do cordão umbilical. A ingestão materna mais elevada de vegetais verdes e amarelos, frutas cítricas e betacaroteno durante a gestação foi significativamente associada a um risco reduzido de eczema, mas não chiado, em crianças. O consumo materno de vitamina E foi inversamente relacionado com o risco de chiado infantil, mas não eczema. Portanto, melhorar as fontes alimentares de antioxidantes derivadas do consumo de frutas e vegetais durante a gestação pode ser um esforço eficaz para a redução do risco de alergia.

Referência bibliográfica

Mahan, K.L.; Raymond, J.L. (2018) Krause: Alimentos, nutrição e dietoterapia. 14ª ed. Rio de Janeiro: Elsevier, p. 1900.

9ª QUESTÃO: D

Comentário: Clinicamente, é importante distinguir a intolerância alimentar da alergia alimentar imunomediada, pois a última pode causar reações anafiláticas de risco à vida, diferentemente da primeira. Os sintomas causados por intolerâncias alimentares são com frequência semelhantes à alergia alimentar e incluem sintomas GI, manifestações cutâneas, respiratórias e neurológicas, tais como cefaleias.

Referência bibliográfica

Mahan, K.L.; Raymond, J.L. (2018) Krause: Alimentos, nutrição e dietoterapia. 14ª ed. Rio de Janeiro: Elsevier, p. 1834.

10ª QUESTÃO: B

Comentário: A anafilaxia induzida por alimento é uma resposta imune aguda, frequentemente grave e algumas vezes fatal, que quase sempre ocorre em um período

236 Krause | Alimentos, Nutrição e Dietoterapia – Perguntas e Respostas

limitado após exposição a um antígeno. Os sintomas podem incluir desconforto respiratório, dor abdominal, náuseas, vômito, cianose, arritmia, hipotensão, angioedema, urticária, diarreia, choque, parada cardíaca e morte. Os amendoins representam o alergênio alimentar mais comum nas reações anafiláticas fatais.

Referência bibliográfica
Mahan, K.L.; Raymond, J.L. (2018) Krause: Alimentos, nutrição e dietoterapia. 14ª ed. Rio de Janeiro: Elsevier, p. 1824.

Dietoterapia para as Doenças do Sistema Gastrintestinal Superior

1ª QUESTÃO: A

Comentário: Modificações do comportamento: evitar alimentar-se 3 a 4 h antes de se deitar, evitar deitar-se após as refeições, evitar roupas apertadas e evitar fumar. Gerenciamento nutricional: evitar refeições grandes, lipídios e álcool, com a finalidade de reduzir a exposição do esôfago ao conteúdo gástrico. Reduzir a acidez das secreções gástricas, evitando café e bebidas alcoólicas fermentadas. Evitar a dor e irritação, evitando qualquer alimento que o paciente considere exacerbar seus sintomas.

Referência bibliográfica
Mahan, K.L.; Raymond, J.L. (2018) Krause: Alimentos, nutrição e dietoterapia. 14ª ed. Rio de Janeiro: Elsevier, p. 1922.

2ª QUESTÃO: C

Comentário: Recomendações básicas para a síndrome do esvaziamento gástrico rápido:

1. Consumir refeições diárias pequenas e frequentes
2. Limitar os líquidos a 118 mℓ (1/2 copo) em uma refeição, apenas o suficiente para ajudar o alimento a "descer"
3. Beber os líquidos restantes, pelo menos, de 30 a 40 min antes ou depois das refeições
4. Comer lentamente e mastigar bem os alimentos
5. Evitar temperaturas extremas dos alimentos
6. Usar temperos e condimentos conforme tolerado (deve-se evitar pimenta e molhos picantes)
7. Permanecer reclinado por, pelo menos, 30 min após as refeições
8. Limitar o consumo de alimentos e líquidos que contenham açúcar – exemplos: sucos de frutas, Gatorade, Powerade, Kook Air, chá doce, sacarose, mel, geleia, xarope de milho, biscoitos, torta, *donuts*
9. Os carboidratos complexos podem ser consumidos sem restrições (p. ex., pães, massas, arroz, batata, vegetais)
10. Incluir em cada refeição um alimento que contenha proteínas
11. Limitar o consumo de lipídios (menos de 30% do número total de energia). Evitar alimentos fritos, molhos, molhos gordurosos, maionese, carnes gordurosas (salsichas, cachorros-quentes, costelas), batatas fritas, biscoitos amanteigados, panquecas

12. É possível que o leite e os laticínios não sejam tolerados devido à lactose. Esses produtos devem ser introduzidos lentamente na dieta se forem tolerados no período pré-operatório. Sugere-se o leite sem lactose ou o leite de soja.

Referência bibliográfica
Mahan, K.L.; Raymond, J.L. (2018) Krause: Alimentos, nutrição e dietoterapia. 14ª ed. Rio de Janeiro: Elsevier, p. 1965-1966.

3ª QUESTÃO: D

Comentário: É útil lançar mão de um diário alimentar e de sintomas durante a avaliação clínica de um paciente com DF e avaliação dos sintomas associados aos padrões alimentares. As mudanças alimentares, como o consumo de refeições menores com teor reduzido de lipídios, podem ser promissoras no tratamento da DF. Ajudar o paciente a identificar alimentos problemáticos também pode ser uma medida útil.

Referência bibliográfica
Mahan, K.L.; Raymond, J.L. (2018) Krause: Alimentos, nutrição e dietoterapia. 14ª ed. Rio de Janeiro: Elsevier, p. 1940.

4ª QUESTÃO: B

Comentário: Os antibióticos e os inibidores da bomba de prótons (IBP) são os tratamentos clínicos primários. Os efeitos colaterais da supressão ácida crônica proveniente de doença ou do uso crônico de IBP devem ser levados em consideração. Esses efeitos incluem a redução da secreção de HCL no estômago, o que pode reduzir a absorção de nutrientes (p. ex., vitamina B_{12}, cálcio e ferro não heme) que necessitam da proteólise intragástrica para tornarem-se biodisponíveis.

Referência bibliográfica
Mahan, K.L.; Raymond, J.L. (2018) Krause: Alimentos, nutrição e dietoterapia. 14ª ed. Rio de Janeiro: Elsevier, p. 1943-1944.

5ª QUESTÃO: E

Comentário: Disfagia: dificuldade para iniciar a deglutição (disfagia orofaríngea) ou sensação de que o alimento fica retido no trajeto entre a garganta e o estômago após a deglutição. Azia (pirose): sensação de dor e queimação de duração relativamente curta que se irradia por trás do esterno. Odinofagia: deglutição dolorosa (disfagia esofágica). As úlceras pépticas podem também apresentar "sintomas de emergência"; nesse caso, deve-se buscar assistência médica imediata. Esses sintomas incluem dor aguda, repentina, persistente e grave no estômago; fezes sanguinolentas ou negras (melena); vômito sanguinolento (hematêmese) ou vômito com aparência de borra de café.

Referência bibliográfica
Mahan, K.L.; Raymond, J.L. (2018) Krause: Alimentos, nutrição e dietoterapia. 14ª ed. Rio de Janeiro: Elsevier, p. 1924-1947.

6ª QUESTÃO: B

Comentário: A sinergia das combinações de alimentos pode inibir o crescimento do *H. pylori*. O alimento é uma interessante alternativa para as terapias à base de antibióticos, inibidores da bomba de prótons e sais de bismuto. Estudos sugerem que o chá-verde, os brotos de brócolis, o óleo de cassis e o *kimchi* (repolho fermentado)

238 Krause | Alimentos, Nutrição e Dietoterapia – Perguntas e Respostas

ajudem na erradicação do *H. pylori*. Algumas espécies de probióticos (*Lactobacillus*, *Bifidobacterium*) também foram estudadas quanto ao seu papel na prevenção, no tratamento e na erradicação do *H. pylori*.

Referência bibliográfica

Mahan, K.L.; Raymond, J.L. (2018) Krause: Alimentos, nutrição e dietoterapia. 14ª ed. Rio de Janeiro: Elsevier, p. 1955.

7ª QUESTÃO: B

Comentário: É primordial que se conheça a cirurgia realizada e a consequente anatomia do paciente para prestar a assistência nutricional adequada. As complicações nutricionais após as cirurgias gástricas são variadas. Podem ocorrer complicações, como obstrução, esvaziamento gástrico rápido, desconforto abdominal, diarreia e perda de massa corporal, dependendo da natureza e da extensão da doença e das intervenções cirúrgicas. Os pacientes podem ter dificuldade para recuperar a massa corporal normal pré-operatória devido a uma ingestão alimentar inadequada em decorrência de saciedade precoce, sintomas de síndrome do esvaziamento gástrico rápido ou má absorção de nutrientes.

Referência bibliográfica

Mahan, K.L.; Raymond, J.L. (2018) Krause: Alimentos, nutrição e dietoterapia. 14ª ed. Rio de Janeiro: Elsevier, p. 1960.

8ª QUESTÃO: C

Comentário: Por terem uma digestão mais lenta, as proteínas e lipídios são mais bem tolerados do que os carboidratos, especialmente os simples. Os carboidratos simples, como a lactose, a sacarose, a frutose e a glicose, são rapidamente hidrolisados e devem ser limitados, mas os carboidratos complexos (amidos) podem ser incluídos na dieta. O uso de suplementos de fibras, especialmente de pectina ou gomas (p. ex., guar) pode ser benéfico no tratamento da síndrome do esvaziamento gástrico rápido, devido à capacidade das fibras de formar géis com carboidratos e líquidos e retardar o trânsito GI. Os líquidos deixam o estômago e entram rapidamente no jejuno; consequentemente, alguns pacientes têm dificuldade em tolerar líquidos com as refeições.

Referência bibliográfica

Mahan, K.L.; Raymond, J.L. (2018) Krause: Alimentos, nutrição e dietoterapia. 14ª ed. Rio de Janeiro: Elsevier, p. 1964.

9ª QUESTÃO: D

Comentário: O supercrescimento bacteriano no intestino delgado, o freio ileal (efeito de retardo do trânsito de alimentos indigestos pelo intestino, geralmente lipídios, para chegar ao íleo) ou a formação de um bezoar (concentração de material indigesto no estômago) são outros fatores que podem afetar o estado nutricional. A formação de bezoar pode estar relacionada com o consumo de alimentos indigestos, como celulose, hemicelulose, lignina e o tanino das frutas (fitobezoares), ou a medicamentos (farmacobezoares), como colestiramina, sucralfato, ácido acetilsalicílico com revestimento entérico, antiácidos que contêm alumínio e laxantes formadores de bolo alimentar.

Referência bibliográfica

Mahan, K.L.; Raymond, J.L. (2018) Krause: Alimentos, nutrição e dietoterapia. 14ª ed. Rio de Janeiro: Elsevier, p. 1968.

10ª QUESTÃO: C

Comentário: Procinético: aumento da contratilidade do estômago e redução do tempo de esvaziamento gástrico. Antigases: redução da tensão superficial das bolhas de gás. Antiácidos: tamponamento do ácido gástrico. Bloqueador H2: bloqueio da ação da histamina nas células parietais com redução da produção de ácido.

Referência bibliográfica
Mahan, K.L.; Raymond, J.L. (2018) Krause: Alimentos, nutrição e dietoterapia. 14ª ed. Rio de Janeiro: Elsevier, p. 1927.

11ª QUESTÃO: B

Comentário: Embora as úlceras gástricas possam ocorrer em qualquer parte do estômago, a maioria ocorre ao longo da curvatura menor. As úlceras gástricas normalmente estão associadas a condições como gastrite difusa, envolvimento inflamatório das células parietais e atrofia das células produtoras de ácido e pepsina, que ocorre na idade avançada. Em alguns casos, desenvolve-se um quadro de ulceração gástrica, apesar do ácido relativamente baixo. Hipomotilidade antral, estase gástrica e aumento do refluxo duodenal são condições frequentemente associadas às úlceras gástricas e, quando presentes, podem aumentar a gravidade da lesão gástrica. A incidência de hemorragia e mortalidade geral é mais elevada no caso de úlcera gástrica do que no de úlcera duodenal. A úlcera duodenal caracteriza-se pelo aumento da secreção de ácido no decorrer do dia, acompanhada pela secreção reduzida de bicarbonato. A maioria das úlceras duodenais ocorre nos primeiros centímetros do bulbo duodenal, em uma área imediatamente abaixo do piloro. A obstrução da saída gástrica é mais comum com as úlceras duodenais do que com as úlceras gástricas, enquanto a metaplasia gástrica (p. ex., substituição das células vilosas do duodeno por células mucosas do tipo gástrico) pode ocorrer com a úlcera duodenal relacionada com o *H. pylori*.

Referência bibliográfica
Mahan, K.L.; Raymond, J.L. (2018) Krause: Alimentos, nutrição e dietoterapia. 14ª ed. Rio de Janeiro: Elsevier, p. 1948-1951.

12ª QUESTÃO: C

Comentário: Complicações nutricionais relacionadas com a gastrectomia total: saciedade precoce, náuseas, vômitos, perda de massa corporal, ácidos biliares e enzimas pancreáticas inadequadas disponíveis devido a alterações anastomóticas, má absorção, desnutrição proteico-energética, anemia, síndrome do esvaziamento gástrico rápido, formação de bezoar, deficiência de vitamina B_{12}, doença metabólica óssea. Na gastrectomia subtotal (ou parcial): saciedade precoce, esvaziamento gástrico retardado e esvaziamento rápido de líquidos hipertônicos.

Referência bibliográfica
Mahan, K.L.; Raymond, J.L. (2018) Krause: Alimentos, nutrição e dietoterapia. 14ª ed. Rio de Janeiro: Elsevier, p. 1960-1961.

13ª QUESTÃO: E

Comentário: Por terem uma digestão mais lenta, as proteínas e os lipídios são mais bem tolerados do que os carboidratos, especialmente os simples. Os carboidratos simples, como a lactose, a sacarose, a frutose e a glicose, são rapidamente hidrolisados e devem ser limitados, mas os carboidratos complexos (amidos) podem ser incluídos na dieta. Os líquidos deixam o estômago e entram rapidamente no jejuno; consequentemente, alguns pacientes têm dificuldade em tolerar líquidos com as refeições. Pacientes com esvaziamento gástrico grave podem se beneficiar com a limitação da quantidade de líquidos ingeridos nas refeições e ingerir líquidos entre as refeições sem alimentos sólidos. Reclinar-se (cerca de 30°) após as refeições também pode minimizar a gravidade dos sintomas. O uso de suplementos de fibras, especialmente de pectina ou gomas (p. ex., guar), pode ser benéfico no tratamento da síndrome do esvaziamento gástrico rápido, devido à capacidade das fibras de formar géis com carboidratos e líquidos e retardar o trânsito GI. Pacientes submetidos à gastrectomia não toleram lactose, mas pequenas quantidades (p. ex., 6 g ou menos por refeição) por vez, podem ser toleradas em algum momento.

Referência bibliográfica

Mahan, K.L.; Raymond, J.L. (2018) Krause: Alimentos, nutrição e dietoterapia. 14ª ed. Rio de Janeiro: Elsevier, p. 1964.

14ª QUESTÃO: D

Comentário: A dieta ocidental, rica em carnes processadas, lipídios, amidos e açúcares simples, está mais associada a um maior risco de câncer gástrico do que uma dieta rica em frutas e vegetais. Outros fatores que podem aumentar o risco de câncer de estômago são: o consumo de álcool, o excesso de massa corporal, o tabagismo, a ingestão de alimentos altamente salgados ou conservados em salmoura, ou as quantidades inadequadas de micronutrientes. Determinadas práticas culinárias também são associadas a um maior risco de câncer gástrico, como o preparo de carnes assadas, grelhadas e fritas em gordura profunda em fornos de soleira aberta, secas ao sol, salgadas, curadas e conservadas em salmoura, o que aumenta a formação de compostos N-nitrosos carcinogênicos.

Referência bibliográfica

Mahan, K.L.; Raymond, J.L. (2018) Krause: Alimentos, nutrição e dietoterapia. 14ª ed. Rio de Janeiro: Elsevier, p. 1956.

15ª QUESTÃO: B

Comentário: Dos pacientes com DRGE grave, de 5 a 10% não respondem à terapia medicamentosa. Descrita pela primeira vez em 1956, como tratamento para esofagite de refluxo grave, a fundoplicatura de Nissen ainda é a cirurgia antirrefluxo mais realizada.

Referência bibliográfica

Mahan, K.L.; Raymond, J.L. (2018) Krause: Alimentos, nutrição e dietoterapia. 14ª ed. Rio de Janeiro: Elsevier, p. 1927-1928.

CASO CLÍNICO

Carcinoma Epidermoide de Esôfago

Parecer nutricional

Paciente internado com história de dor abdominal e disfagia há seis dias, com diagnóstico de carcinoma epidermoide de esôfago e disfagia moderada (nível 3), apresentando odinofagia, além de constipação intestinal. Relato de perda significativa de peso em um período de 1 mês, de 28,3% do peso corporal, apesar do índice de massa corporal (IMC) de 19,2 kg/m² (eutrofia). Ao exame físico e avaliação antropométrica, observa-se: depleção da reserva adiposa visualizada pela perda da bola gordurosa de Bichat, abdome escavado e dobra cutânea tricipital abaixo do percentil 5, bem como consumo do compartimento proteico somático avaliado pela depleção da musculatura temporal, fossas supra e infraclaviculares proeminentes, circunferência muscular do braço abaixo do percentil 5. Sem edemas, porém reduzida perfusão periférica. Pela avaliação laboratorial, apresenta depleção grave das proteínas viscerais, com a concentração de albumina reduzida; e ureia com concentração acima dos valores de referência, podendo indicar desidratação. Ao exame físico, observaram-se conjuntivas hipocoradas, sugerindo anemia, o que foi confirmado pela baixa concentração de hemoglobina. Paciente eutrófico, de acordo com o IMC (OMS, 1998). A conduta dietética a ser adotada será administrada por nutrição enteral com cateter a ser posicionado intragástrico por endoscopia digestiva alta. Segue em acompanhamento nutricional.

CASO CLÍNICO

Gastrite

Parecer nutricional

Paciente apresenta DCT entre P5 e P10 e uma perda de massa corporal grave, refletindo depleção do compartimento corporal adiposo; a circunferência muscular que reflete o compartimento proteico somático apresenta-se abaixo de P5, o que significa depleção desse compartimento. Segundo a OMS (1998), a paciente está eutrófica, de acordo com IMC. Ao exame físico, apresentou conjuntivas hipocoradas, sugestivo de anemia, o que foi confirmado nos exames laboratoriais, com concentração de hemoglobina diminuída, assim como hematócrito e o número de hemácias. A conduta nutricional a ser adotada é dieta por VO, normoenergética, normoproteica, normoglicídica e normolipídica (aumentar o consumo de Ômega-3), fracionamento aumentado com oito refeições ao dia e volume reduzido. Oferecer 20 a 35 g de fibras por dia, por meio de frutas e vegetais, em geral. Evitar condimentos como pimenta e bebidas que contenham cafeína. Segue em acompanhamento nutricional.

Dietoterapia para as Doenças do Sistema Gastrintestinal Inferior

1ª QUESTÃO: A

Comentário: A doença de Crohn e a RU compartilham algumas características clínicas, como diarreia, febre, perda de massa corporal, anemia, intolerâncias alimentares, desnutrição, atraso de crescimento e manifestações extraintestinais (artríticas, dermatológicas e hepáticas). Ver quadro a seguir.

Colite ulcerativa *versus* doença de Crohn

	Colite ulcerativa	Doença de Crohn
Apresentação	Diarreia com sangue	Doença perianal, dor abdominal (65%), massa no abdome
Doença macroscópica	Reto sempre envolvido	Reto pode não estar envolvido
	Move-se continuamente em direção proximal a partir do reto	Pode ocorrer em qualquer parte ao longo do sistema gastrintestinal
		Não contínua: "lesões saltam partes do intestino"
	Parede fina	Parede espessa
	Poucos estreitamentos	Estreitamentos comuns
	Ulceração difusa	Aspecto em pedras de calçamento
Histopatologia	Ausência de granulomas	Granulomas
	Pouca inflamação	Mais inflamação
	Úlceras mais profundas (por isso chamada ulcerativa)	Úlceras rasas
	Pseudopólipos	Fibrose
	Abscessos nas criptas	
Manifestações extraintestinais	Colangite esclerosante	Eritema nodoso
	Piodermite gangrenosa	Poliartrite migratória
		Cálculos biliares
Complicações	Megacólon tóxico	Má absorção
	Câncer	Câncer
	Estreitamentos e fístulas são muito raros	Estreitamentos ou fístulas
		Doença perianal

Referência bibliográfica

Mahan, K.L.; Raymond, J.L. (2018) Krause: Alimentos, nutrição e dietoterapia. 14ª ed. Rio de Janeiro: Elsevier, p. 2034.

2ª QUESTÃO: B

Comentário: Alimentos que podem aumentar a produção de gases:

1. Feijão
2. Verduras, como brócolis, couve-flor, repolho, couve-de-bruxelas, cebola, cogumelos, alcachofra e aspargo
3. Frutas como pera, maçã e pêssego
4. Grãos integrais, como o trigo integral e o farelo de trigo
5. Bebidas: bebidas de frutas, especialmente suco de maçã e de pera; e outras bebidas que contenham xarope de milho rico em frutose, um adoçante feito de milho
6. Leite e derivados, como queijo, sorvete e iogurte

7. Alimentos embalados, como pão, cereal e molhos de salada que contenham pequenas quantidades de lactose, um açúcar encontrado no leite e em alimentos feitos com leite
8. Doces e gomas sem açúcar que contenham alcoóis de açúcar, como sorbitol, manitol e xilitol.

Referência bibliográfica

Mahan, K.L.; Raymond, J.L. (2018) Krause: Alimentos, nutrição e dietoterapia. 14ª ed. Rio de Janeiro: Elsevier, p. 1982.

3ª QUESTÃO: D

Comentário: A dietoterapia primária para constipação intestinal em pessoas saudáveis é, de um modo geral, o consumo de quantidades adequadas de líquidos e de fibras solúveis e insolúveis na dieta.

Referência bibliográfica

Mahan, K.L.; Raymond, J.L. (2018) Krause: Alimentos, nutrição e dietoterapia. 14ª ed. Rio de Janeiro: Elsevier, p. 1988.

4ª QUESTÃO: A

Comentário: Uma elevação do uso de antibióticos tem levado a um aumento da diarreia associada a antibióticos (DAA) e ao supercrescimento de *Clostridium difficile*, com resultante infecção pelo *C. difficile* (ICD). Todas as intervenções de nutrição relacionadas com diarreia precisam ser visualizadas no contexto da condição patológica subjacente responsável por esta. A reposição hidreletrolítica necessária é o primeiro passo, usando soluções de reidratação oral (SRO), sopas e caldos, sucos de verduras e líquidos isotônicos.

Referência bibliográfica

Mahan, K.L.; Raymond, J.L. (2018) Krause: Alimentos, nutrição e dietoterapia. 14ª ed. Rio de Janeiro: Elsevier, p. 1994-2000.

5ª QUESTÃO: B

Comentário: A eliminação dos peptídeos de glúten da dieta é o único tratamento para a DC no presente. A dieta omite todo o trigo, centeio e cevada da dieta, porque estas são as principais fontes das frações de prolaminas.

Referência bibliográfica

Mahan, K.L.; Raymond, J.L. (2018) Krause: Alimentos, nutrição e dietoterapia. 14ª ed. Rio de Janeiro: Elsevier, p. 2015.

6ª QUESTÃO: D

Comentário: O objetivo primário é restaurar e manter o estado nutricional do indivíduo. Os pacientes e cuidadores precisam estar muito comprometidos ao usar fórmulas de nutrição enteral ou alimentação por sonda, já que, para que os efeitos sejam notados, são necessárias de 4 a 8 semanas. Para manter o balanço nitrogenado positivo, recomenda-se 1,3 a 1,5 g/kg/dia de proteínas. Suplementos vitamínicos, especialmente ácido fólico, B_6 e B_{12}, podem ser necessários, bem como minerais, como ferro e oligoelementos, para reposição dos depósitos ou para manutenção por causa da má digestão, má absorção, interações entre medicamentos e nutrientes ou ingestão inadequada.

244 Krause | Alimentos, Nutrição e Dietoterapia – Perguntas e Respostas

Referência bibliográfica
Mahan, K.L.; Raymond, J.L. (2018) Krause: Alimentos, nutrição e dietoterapia. 14ª ed. Rio de Janeiro: Elsevier, p. 2041-2042.

7ª QUESTÃO: C
Comentário: A dieta pobre em FODMAPs limita os alimentos que contêm lactose, frutose, fruto-oligossacarídeos (frutanos), galacto-oligossacarídeos (galactanos) e polióis ou alcoóis de açúcares (sorbitol, xilitol, manitol, isomaltase e maltitol).

Referência bibliográfica
Mahan, K.L.; Raymond, J.L. (2018) Krause: Alimentos, nutrição e dietoterapia. 14ª ed. Rio de Janeiro: Elsevier, p. 2052.

8ª QUESTÃO: D
Comentário: Ver quadro a seguir.

Alimentos ricos em FODMAPs

Frutas: maçã, pera, manga, melancia, *boysenberry* (fruta semelhante à amora), cereja, figo, tomate-japonês

Verduras: aspargo, alcachofra, ervilha

Adoçantes e condimentos: mel, xarope de milho rico em frutose, néctar de agave, frutose, concentrado de suco de fruta

Leite (vaca, cabra e ovelha), sorvete, queijos moles (p. ex., ricota, queijo *cottage*, queijo cremoso, mascarpone)

Frutas: nectarina, caqui, melancia, pêssego, tomate-japonês

Verduras: alcachofra (comum e de Jerusalém), alho, alho-poró, cebola (amarela, vermelha, branca, em pó), chalota, cebolinha (parte branca)

Cereais: trigo, cevada e produtos à base de centeio (em grandes quantidades)

Legumes: grão-de-bico, lentilha, feijão (p. ex., feijão comum, feijão preto, feijão branco, *great northern*, carioquinha, feijão rajado, feijão manteiga, feijão-de-lima, azuki, soja, feijão mungo e grãos de fava

Frutas oleaginosas: pistache, castanha-de-caju

Frutas: maçã, abricó, pera, nectarina, pêssego, ameixa, ameixa seca, melancia, amora preta

Verduras: couve-flor, cogumelos, ervilha forrageira

Adoçantes: sorbitol, manitol, maltitol, xilitol, polidextrose, isomalte

---

Referência bibliográfica
Mahan, K.L.; Raymond, J.L. (2018) Krause: Alimentos, nutrição e dietoterapia. 14ª ed. Rio de Janeiro: Elsevier, p. 2052-2053.

9ª QUESTÃO: C
Comentário: Embora não haja evidências convincentes de que uma dieta rica em fibras reverta a fisiopatologia da doença diverticular, há razoáveis evidências de que esse tipo de dieta melhore os sintomas diverticulares. Uma dieta rica em fibras combinada a uma hidratação adequada promove fezes pastosas e volumosas que são eliminadas mais rapidamente e precisam de menos esforço na defecação. As ingestões recomendadas de fibras dietéticas, preferivelmente de alimentos, são de 25 g/dia para mulheres adultas e 38 g/dia para homens.

Referência bibliográfica

Mahan, K.L.; Raymond, J.L. (2018) Krause: Alimentos, nutrição e dietoterapia. 14ª ed. Rio de Janeiro: Elsevier, p. 2056.

10ª QUESTÃO: A

Comentário: A maioria dos pacientes que têm ressecções intestinais significativas precisa de NP inicialmente para restaurar e manter o estado nutricional. A duração da NP e subsequente terapia nutricional serão baseadas na extensão da ressecção intestinal, na saúde do paciente e na condição do sistema GI restante. Em geral, os pacientes de mais idade com grandes ressecções do íleo, pacientes que perderam a válvula ileocecal e pacientes com doença residual no sistema GI restante não se saem bem. A alimentação enteral proporciona um estímulo trófico ao sistema GI; a NP é utilizada para restaurar e manter o estado nutricional. Quanto mais extremo e grave o problema, mais lenta a progressão para uma dieta normal. Minirrefeições frequentes (seis a dez por dia) e refeições pequenas provavelmente são mais toleradas do que grandes refeições. A transição para alimentações mais normais pode levar semanas ou meses, e alguns pacientes podem jamais tolerar concentrações ou volume normais de alimentos e precisar sempre de NP suplementar para manter o estado de hidratação e nutricional adequados.

Referência bibliográfica

Mahan, K.L.; Raymond, J.L. (2018) Krause: Alimentos, nutrição e dietoterapia. 14ª ed. Rio de Janeiro: Elsevier, p. 2062-2063.

11ª QUESTÃO: B

Comentário: A modificação da dieta deve ter como alvo amenizar os sintomas e corrigir as deficiências nutricionais. Parte do problema com o supercrescimento bacteriano no intestino delgado é que os carboidratos que chegam ao local onde os micróbios se abrigam servem como combustível para sua proliferação, com subsequente aumento da produção de gases e ácidos orgânicos. Pelo menos teoricamente, uma dieta que limite os carboidratos refinados que são rapidamente fermentados, como os amidos e açúcares refinados (p. ex., lactose, frutose, açúcares do álcool) e grãos integrais substitutos e verduras, pode limitar a proliferação de bactérias e aumentar a motilidade intestinal.

Referência bibliográfica

Mahan, K.L.; Raymond, J.L. (2018) Krause: Alimentos, nutrição e dietoterapia. 14ª ed. Rio de Janeiro: Elsevier, p. 2069.

12ª QUESTÃO: D

Comentário: Condições associadas ao desenvolvimento de fístulas: ressecção do intestino por câncer, ressecção do intestino por doença inflamatória intestinal, cirurgia para pancreatite, cirurgia em intestino irradiado, cirurgia de emergência, deiscência de ferida cirúrgica, doença inflamatória intestinal (doença de Crohn ou colite ulcerativa), enterite por radiação, isquemia intestinal e doença diverticular.

Referência bibliográfica

Mahan, K.L.; Raymond, J.L. (2018) Krause: Alimentos, nutrição e dietoterapia. 14ª ed. Rio de Janeiro: Elsevier, p. 2070.

246 Krause | Alimentos, Nutrição e Dietoterapia – Perguntas e Respostas

13ª QUESTÃO: C

Comentário: Muitos pacientes escolhem limitar alimentos que tenham o potencial de aumentar a flatulência ou causar aumento do odor das fezes eliminadas. Ver quadro a seguir.

Alimentos produtores de odor	Alimentos que podem controlar o odor
Aspargo	Soro de leite coalhado
Feijão	Suco de *cranberry*
Brócolis	Suco de laranja
Couve-de-bruxelas	Iogurte
Repolho	Salsa
Couve-flor	Espinafre
Alho	Suco de tomate
Cebola	
Peixe	
Ovos	
Algumas vitaminas	
Queijo forte	

Referência bibliográfica
Mahan, K.L.; Raymond, J.L. (2018) Krause: Alimentos, nutrição e dietoterapia. 14ª ed. Rio de Janeiro: Elsevier, p. 2078.

14ª QUESTÃO: D

Comentário: Ver quadro a seguir.

Alimentos que podem espessar as fezes	Alimentos que podem causar obstrução	Alimentos que podem causar diarreia
Massas	Casca de maçã	Bebidas alcoólicas
Pão branco	Laranja	Líquidos cafeinados
Batata	Abacaxi	Chocolate
Queijo	Uvas	Grãos integrais
Pretzels	Frutas secas	Cereais em farelo
Manteiga de amendoim cremosa	Repolho cru	Frutas frescas
Purê de maçã	Aipo cru	Suco de uva
Banana	Verduras chinesas	Suco de ameixa seca
Marshmallow	Milho	Verduras cruas
Tapioca	Cogumelos	Alimentos picantes
	Coco	Frituras
	Pipoca	Alimentos gordurosos
	Frutas oleaginosas	Alimentos ricos em açúcar refinado ou sorbitol

Referência bibliográfica
Mahan, K.L.; Raymond, J.L. (2018) Krause: Alimentos, nutrição e dietoterapia. 14ª ed. Rio de Janeiro: Elsevier, p. 2079.

15ª QUESTÃO: D

Comentário: Ver quadro a seguir.

Alimentos formadores de gases	
Brócolis	Ovos
Couve-de-bruxelas	Bebidas com gás
Repolho	Bebidas alcoólicas
Couve-flor	Laticínios
Alho	Legumes (feijões secos)
Cebola	Chiclete
Peixe	

Referência bibliográfica

Mahan, K.L.; Raymond, J.L. (2018) Krause: Alimentos, nutrição e dietoterapia. 14ª ed. Rio de Janeiro: Elsevier, p. 2078.

CASO CLÍNICO

Doença de Crohn

Parecer nutricional

Paciente apresenta moderada perda de peso em 2 meses e classificação de IMC em sobrepeso. Os compartimentos adiposo e proteico somático encontram-se preservados. A conduta nutricional a ser adotada é dieta por via oral, de consistência branda, normoproteica, hipolipídica e normoglicídica, fracionada em seis refeições ao dia.

CASO CLÍNICO

Diverticulite

Parecer nutricional

Paciente apresenta sobrepeso segundo IMC e compartimentos preservados. Hospital não disponibiliza, no momento, *kit* para realização de perfil lipídico. Apresenta anemia. A conduta nutricional a ser adotada é dieta zero solicitada pela equipe cirúrgica, pois a paciente encontra-se em preparo operatório. Após procedimento, será reavaliada pela nutrição para início de dieta em conjunto com equipe cirúrgica.

CASO CLÍNICO

Doença de Crohn

Parecer nutricional

A avaliação antropométrica demonstra uma perda de massa corporal grave e, também, a dobra cutânea tricipital e a circunferência muscular do braço estão abaixo de P5, o que indica depleção dos compartimentos corporais adiposo e proteico somático, respectivamente. Ao exame físico, a paciente apresenta-se hipocorada, o que associa-se à avaliação dos dados laboratoriais, que demonstra taxas reduzidas de hemoglobina, de hematócrito, de hemácias e de ferro sérico, além da concentração de

248 Krause | Alimentos, Nutrição e Dietoterapia – Perguntas e Respostas

transferrina aumentada, sugerindo quadro de anemia. Ainda, se observam reduzidas concentrações de potássio, provavelmente pelo quadro diarreico. A paciente também tem concentrações diminuídas de folato em eritrócitos devido à interação dessa vitamina com a sufassalazina. Apresenta concentrações reduzidas de 25OH-vitamina D, provavelmente pelo uso de corticosteroides, sendo necessária suplementação. Portanto, paciente apresenta magreza grau 3, de acordo com a OMS (1998). A conduta nutricional deve ser dieta administrada pela via parenteral, devido as fístulas de alto débito, hiperenergética para recuperação do estado nutricional, levemente hipolipídica, hiperproteica (1,3 a 1,5 g proteínas/kg/dia) e normoglicídica; e, ainda, um pequeno percentual da energia total deve ser oferecido pela via oral, para manter a integridade do sistema gastrintestinal. Segue em acompanhamento nutricional.

Dietoterapia para Doenças Hepatobiliares e Pancreáticas

1ª QUESTÃO: E

Comentário: As principais funções do fígado incluem: o metabolismo dos carboidratos, das proteínas e dos lipídios; o armazenamento e a ativação das vitaminas e minerais; a formação e a excreção da bile; a conversão da amônia em ureia; o metabolismo dos esteroides; a destoxificação de substâncias, como fármacos, álcool e compostos orgânicos; e ação como câmara de filtro e irrigação.

Referência bibliográfica
Mahan, K.L.; Raymond, J.L. (2018) Krause: Alimentos, nutrição e dietoterapia. 14ª ed. Rio de Janeiro: Elsevier, p. 2100-2101.

2ª QUESTÃO: A

Comentário: Há importantes vias metabólicas das proteínas no fígado. A transaminação (ou seja, a transferência de um grupo amino de um composto para outro) e a desaminação oxidativa (ou seja, a remoção de um grupo amino de um aminoácido ou outro composto) constituem duas dessas vias que convertem aminoácidos em substratos, que são utilizados na produção de energia e de glicose, bem como na síntese de aminoácidos não essenciais. Os ácidos graxos provenientes da dieta e do tecido adiposo são convertidos no fígado em acetilcoenzina A pelo processo de beta-oxidação para produzir energia. Ocorre, também, produção de cetonas. O fígado sintetiza e hidrolisa triglicerídeos, fosfolipídios, colesterol e lipoproteínas. O fígado está envolvido no armazenamento, na ativação e no transporte de muitas vitaminas e minerais. Ele armazena todas as vitaminas lipossolúveis, além da vitamina B_{12} e dos minerais zinco, ferro, cobre e manganês. As proteínas de síntese hepática transportam vitamina A, ferro, zinco e cobre na circulação sanguínea. O caroteno é convertido em vitamina A, o folato em ácido 5-metil tetra-hidrofolato, e a vitamina D em sua forma ativa (25-hidroxicolecalciferol) pelo fígado. Além de suas funções no metabolismo e no armazenamento de nutrientes, o fígado forma e excreta a bile. Os sais biliares são metabolizados e usados para a digestão e a absorção dos lipídios e das vitaminas lipossolúveis. A bilirrubina é um produto metabólico final da destruição dos eritrócitos; é conjugada e excretada na bile.

Referência bibliográfica
Mahan, K.L.; Raymond, J.L. (2018) Krause: Alimentos, nutrição e dietoterapia. 14ª ed. Rio de Janeiro: Elsevier, p. 2101-2102.

3ª QUESTÃO: C
Comentário:

- Aspartato aminotransferase (AST, anteriormente SGOT, transaminase glutâmico-oxalacética sérica [TGO]): localizada no citosol e nas mitocôndrias do hepatócito; também presente no músculo cardíaco e esquelético, no cérebro, pâncreas, rim; aumentada na presença de lesão dos hepatócitos.
- Alanina aminotransferase (ALT, anteriormente SGPT, transaminase glutâmicopirúvica sérica [TGP]): localizada no citosol do hepatócito; encontrada em vários outros tecidos do corpo, porém em concentrações mais altas no fígado; aumentada em caso de lesão dos hepatócitos.
- Desidrogenase láctica sérica (LDH): localizada no fígado, eritrócitos, músculo cardíaco, rim; aumentada na doença hepática, porém carece de sensibilidade e especificidade, visto que é encontrada na maior parte de outros tecidos do corpo.
- Gamaglutamil transpeptidase (GGT): enzima encontrada em altas concentrações nas células epiteliais que revestem os dúctulos biliares no fígado; também presente no rim, pâncreas, coração, cérebro; elevada na doença hepática, mas também após infarto do miocárdio, na doença neuromuscular, doença pancreática, doença pulmonar, diabetes melito e durante o consumo de álcool.
- Fosfatase alcalina sérica (FA): enzima de ampla distribuição no fígado, osso, placenta, intestino, rim, leucócitos; principalmente ligada às membranas canaliculares no fígado; a presença de concentrações elevadas sugere colestase, mas também pode estar aumentada em distúrbios ósseos, durante a gestação, crescimento normal e em algumas neoplasias malignas.

Referência bibliográfica
Mahan, K.L.; Raymond, J.L. (2018) Krause: Alimentos, nutrição e dietoterapia. 14ª ed. Rio de Janeiro: p. 2103.

4ª QUESTÃO: B
Comentário: O exame físico e procedimentos diagnósticos (p. ex., endoscopia) ou exames de imagem do abdome (p. ex., ultrassonografia, ressonância magnética ou tomografia computadorizada do abdome) podem ser utilizados para o diagnóstico ou avaliação de pacientes com doença hepática. A biopsia hepática é considerada o padrão-ouro para avaliar a gravidade da inflamação e fibrose hepáticas.

Referência bibliográfica
Mahan, K.L.; Raymond, J.L. (2018) Krause: Alimentos, nutrição e dietoterapia. 14ª ed. Rio de Janeiro: Elsevier, p. 2104-2105.

5ª QUESTÃO: D
Comentário: A hepatite viral é uma inflamação disseminada do fígado que é causada por diversos vírus da hepatite, incluindo A, B, C, D e E. As hepatites A e E constituem as formas infecciosas transmitidas, sobretudo por via fecal-oral. As hepatites B, C e D são as formas séricas, que são transmitidas por meio do sangue e dos fluidos corporais. Agentes menores, como o vírus Epstein-Barr, o citomegalovírus e o herpes simples, também podem causar hepatite aguda.

Referência bibliográfica
Mahan, K.L.; Raymond, J.L. (2018) Krause: Alimentos, nutrição e dietoterapia. 14ª ed. Rio de Janeiro: Elsevier, p. 2106.

6ª QUESTÃO: B

Comentário: As recomendações sobre o tratamento da DHGNA pela American Association for the Study of Liver Diseases (AASLD) incluem perda de massa corporal e insulinossensibilizantes, como as tiazolidinedionas, e vitamina E. Com base nas diretrizes da *AASLD Guidelines*, uma perda de massa corporal de 3 a 5% pode melhorar a esteatose, porém pode ser necessária uma perda de massa corporal de até 10% para melhorar a necrose e inflamação.

Referência bibliográfica
Mahan, K.L.; Raymond, J.L. (2018) Krause: Alimentos, nutrição e dietoterapia. 14ª ed. Rio de Janeiro: Elsevier, p. 2109.

7ª QUESTÃO: A

Comentário: De acordo com as diretrizes da *AASLD Guidelines*, a pioglitazona (um medicamento anti-hiperglicêmico oral utilizado no tratamento do diabetes melito) pode ser considerada para o tratamento da EHNA, embora a sua segurança e eficácia em longo prazo não sejam conhecidas. A vitamina E (800 UI/dia de alfa tocoferol) é considerada como tratamento de primeira linha para a EHNA em pacientes sem diabetes. Dados emergentes sugeriram que o consumo de café é protetor contra a DHGNA.

Referência bibliográfica
Mahan, K.L.; Raymond, J.L. (2018) Krause: Alimentos, nutrição e dietoterapia. 14ª ed. Rio de Janeiro: Elsevier, p. 2109-2110.

8ª QUESTÃO: C

Comentário: O acetaldeído é um subproduto tóxico do metabolismo do álcool, que provoca dano à estrutura e à função das membranas mitocondriais. O acetaldeído é produzido por múltiplas vias metabólicas, uma das quais envolve a álcool desidrogenase. Diversas variáveis predispõem alguns indivíduos à doença hepática alcoólica, incluindo polimorfismos genéticos das enzimas envolvidas no metabolismo do álcool, gênero (as mulheres mais do que os homens), exposição simultânea a outras substâncias, infecções por vírus hepatotrópicos, fatores imunológicos, obesidade e estado nutricional precário. A patogenia da doença hepática alcoólica evolui em três estágios: esteatose hepática, hepatite alcoólica e, por fim, cirrose. A esteatose hepática é reversível com a abstinência de álcool. Por outro lado, se o uso abusivo de álcool continuar, poderá haver desenvolvimento de cirrose. Os pacientes com doença hepática gordurosa alcoólica são habitualmente assintomáticos, mas podem apresentar sintomas, como fadiga, falta de apetite, desconforto no quadrante superior direito ou hepatomegalia. Em geral, a hepatite alcoólica caracteriza-se por hepatomegalia, elevação modesta das concentrações séricas de transaminase, concentrações séricas elevadas de bilirrubina, concentrações normais ou diminuídas de albumina sérica ou anemia. Com frequência, os pacientes com cirrose alcoólica desenvolvem ascite, que consiste no acúmulo de líquido, proteínas séricas e eletrólitos dentro da cavidade peritoneal, causado pela pressão elevada da hipertensão portal e produção diminuída de albumina (que mantém a pressão coloidosmótica do soro).

Referência bibliográfica

Mahan, K.L.; Raymond, J.L. (2018) Krause: Alimentos, nutrição e dietoterapia. 14ª ed. Rio de Janeiro: Elsevier, p. 2110-2113.

9ª QUESTÃO: C

Comentário: A CBP é um distúrbio autoimune. Nos casos típicos, a CBP manifesta-se na forma de elevação discreta das enzimas hepáticas, com sintomas físicos de prurido e fadiga. Na CBP, podem ocorrer várias complicações nutricionais devido à colestase, incluindo osteopenia, hipercolesterolemia e deficiência de vitaminas lipossolúveis.

Referência bibliográfica

Mahan, K.L.; Raymond, J.L. (2018) Krause: Alimentos, nutrição e dietoterapia. 14ª ed. Rio de Janeiro: Elsevier, p. 2116.

10ª QUESTÃO: B

Comentário: Entre os pacientes com CEP, 70 a 90% também apresentam doença inflamatória intestinal (sobretudo colite ulcerativa), e os homens têm maior tendência do que as mulheres a apresentar CEP. Os pacientes com CEP também correm risco aumentado de deficiências de vitaminas lipossolúveis em consequência da esteatorreia associada a essa doença.

Referência bibliográfica

Mahan, K.L.; Raymond, J.L. (2018) Krause: Alimentos, nutrição e dietoterapia. 14ª ed. Rio de Janeiro: Elsevier, p. 2116.

11ª QUESTÃO: E

Comentário: A retenção de líquido é comum e a ascite (acúmulo de líquido na cavidade abdominal) representa uma grave consequência da doença hepática. A hipertensão portal, a hipoalbuminemia, a obstrução linfática e a retenção renal de sódio e de líquido contribuem para a retenção de líquido. O tratamento dietético para ascite consiste em restrição de sódio. Em geral, o sódio é restrito para 2 g/dia.

Referência bibliográfica

Mahan, K.L.; Raymond, J.L. (2018) Krause: Alimentos, nutrição e dietoterapia. 14ª ed. Rio de Janeiro: Elsevier, p. 2123.

12ª QUESTÃO: D

Comentário: Com frequência, ocorre hiponatremia devido à capacidade diminuída de excretar a água em consequência da liberação persistente de hormônio antidiurético, perda de sódio pela paracentese, uso excessivo de diuréticos ou restrição excessivamente agressiva de sódio. Com frequência, a ingestão de líquidos é restrita para 1 a 1,5 ℓ/dia, dependendo da gravidade do edema e da ascite, embora as recomendações recentes indiquem restrição hídrica apenas se a concentração de sódio for inferior a 125 mg/dℓ. A absorção de gordura pode estar comprometida na doença hepática. As possíveis causas incluem secreção diminuída de sais biliares (como na CBP, na colangite esclerosante e nas estenoses biliares), administração de medicamentos, como colestiramina, e insuficiência pancreática exócrina. As fezes podem ser gordurosas, flutuantes ou de coloração clara ou de argila, indicando má absorção, que pode ser verificada por um estudo de gordura fecal de 72 h. Na presença de esteatorreia significativa, pode ser útil proceder à substituição de alguns dos triglicerídeos de cadeia longa ou gordura dietética por triglicerídeos de cadeia média (TCM). Como os

252 Krause | Alimentos, Nutrição e Dietoterapia – Perguntas e Respostas

TCM não necessitam de sais biliares e da formação de micelas para a sua absorção, eles são prontamente captados pela via portal. A *síndrome hepatorrenal* consiste em insuficiência renal associada a doença hepática grave, sem anormalidades renais intrínsecas. A síndrome hepatorrenal é diagnosticada quando a concentração de sódio urinário é inferior a 10 mEq/ℓ, e a oligúria persiste na ausência de depleção do volume intravascular. De qualquer modo, a insuficiência e a falência renais podem exigir uma alteração na ingestão de líquidos, sódio, potássio e fósforo. Com frequência, ocorre osteopenia em pacientes com CBP, colangite esclerosante e doença hepática alcoólica. Além disso, podem ocorrer diminuição da função osteoblástica e osteoporose em pacientes com hemocromatose, e a osteoporose é prevalente em pacientes submetidos a tratamento prolongado com corticosteroides. Os corticosteroides aumentam a reabsorção óssea, suprimem a função osteoblástica e afetam a secreção dos hormônios sexuais, a absorção intestinal de cálcio dietético, a excreção renal de cálcio e fósforo e o sistema da vitamina D.

Referência bibliográfica
Mahan, K.L.; Raymond, J.L. (2018) Krause: Alimentos, nutrição e dietoterapia. 14ª ed. Rio de Janeiro: Elsevier, p. 2124, 2129-2130.

13ª QUESTÃO: A

Comentário: Em geral, as necessidades de energia para pacientes com doença hepática terminal (DHT), sem ascite, são cerca de 120 a 140% do GEB. As necessidades aumentam para 150 a 175% do GEB na presença de ascite, infecção e má absorção, ou se houver necessidade de repleção nutricional. Isso equivale a cerca de 25 a 35 kcal/kg de massa corporal, embora as necessidades possam ser baixas, de 20 kcal/kg em pacientes obesos, e altas, de até 40 kcal/kg para pacientes abaixo da massa corporal. A determinação das necessidades de carboidratos representa um desafio na insuficiência hepática devido ao principal papel do fígado no metabolismo destes. A insuficiência hepática reduz a produção de glicose e a sua utilização periférica. Na cirrose, os ácidos graxos livres plasmáticos, o glicerol e os corpos cetônicos estão aumentados em jejum. O organismo prefere os lipídios como substrato energético. A lipólise está aumentada, com mobilização ativa dos depósitos de lipídios, porém a capacidade efetiva de armazenar os lipídios exógenos não está afetada. Os pacientes com cirrose apresentam também maior utilização das proteínas. Os estudos realizados sugerem que a necessidade média de proteínas para alcançar um balanço nitrogenado na cirrose estável é de 0,8 g de proteínas/kg/dia. Por conseguinte, na hepatite ou cirrose não complicada, com ou sem encefalopatia, as necessidades de proteínas variam de 1 a 1,5 g/kg de massa corporal ideal por dia. Há necessidade de suplementação com vitaminas e minerais em todos os pacientes com DHT devido ao estreito papel do fígado no transporte, armazenamento e metabolismo dos nutrientes, além dos efeitos colaterais dos fármacos. As deficiências de vitamina podem contribuir para a ocorrência de complicações. Por exemplo, as deficiências de ácido fólico e de vitamina B_{12} podem levar à anemia macrocítica. Foram encontradas deficiências de vitaminas lipossolúveis em todos os tipos de insuficiência hepática, sobretudo nas doenças colestáticas, nas quais ocorrem má absorção e esteatorreia.

Referência bibliográfica
Mahan, K.L.; Raymond, J.L. (2018) Krause: Alimentos, nutrição e dietoterapia. 14ª ed. Rio de Janeiro: Elsevier, p. 2138-2141.

14ª QUESTÃO: D

Comentário: A principal função da vesícula biliar consiste em concentrar, armazenar e excretar a bile, que é produzida pelo fígado. Os sais biliares são produzidos pelas células hepáticas a partir do colesterol e são essenciais para digestão e absorção de lipídios, vitaminas lipossolúveis e alguns minerais. A bilirrubina, o principal pigmento da bile, provém da liberação da hemoglobina em consequência da destruição dos eritrócitos. A bilirrubina é transportada até o fígado, onde é conjugada e excretada pela bile. Na ausência de bile no intestino, ocorre comprometimento na absorção dos lipídios, e, sem pigmentos biliares, as fezes adquirem uma coloração clara (acólicas). Os cálculos biliares são mais prevalentes em dietas ocidentalizadas pobres em fibras e com alto teor de lipídios. O consumo de grandes quantidades de proteínas e gordura animais, sobretudo gordura saturada, e a falta de fibras dietéticas promovem o desenvolvimento de cálculos biliares. Na crise aguda, suspende-se a alimentação oral. A NP pode estar indicada se o paciente estiver desnutrido e se houver previsão de que não se alimentará por via oral por um período prolongado. Quando os alimentos são retomados, recomenda-se uma dieta com baixo teor de lipídios para diminuir a estimulação da vesícula biliar. Pode-se administrar uma fórmula com baixo teor de lipídios hidrolisados ou uma dieta oral com baixo teor de lipídios, consistindo em 30 a 45 g de lipídios por dia. Os pacientes com condições crônicas podem necessitar de uma dieta com baixo teor de lipídios a longo prazo, contendo 25 a 30% da energia total sob a forma de lipídios. Uma limitação mais rigorosa não é desejável, visto que a presença de lipídios no intestino é importante para a estimulação e drenagem do sistema biliar.

Referência bibliográfica
Mahan, K.L.; Raymond, J.L. (2018) Krause: Alimentos, nutrição e dietoterapia. 14ª ed. Rio de Janeiro: Elsevier, p. 2149, 2153-2154, 2156-2159.

15ª QUESTÃO: C

Comentário: Pode ocorrer má absorção de vitaminas lipossolúveis em pacientes com esteatorreia significativa. Além disso, a deficiência de protease pancreática, que é necessária para clivar a vitamina B_{12} de sua proteína carreadora, pode levar potencialmente à deficiência de vitamina B_{12}. Na pancreatite crônica com extensa destruição do pâncreas, a capacidade de secreção de insulina do pâncreas diminui, e observa-se o desenvolvimento de intolerância à glicose. Em seguida, tratamento com insulina e tratamento nutricional são necessários. O manejo é delicado e deve enfocar o controle dos sintomas mais do que a normoglicemia. A dor associada à pancreatite aguda (PA) está parcialmente relacionada com os mecanismos secretores das enzimas pancreáticas e bile. Por conseguinte, a terapia nutricional é ajustada para fornecer uma estimulação mínima desses sistemas. A base da terapia nutricional é colocar o pâncreas "em repouso". Durante os episódios menos graves, pode-se fornecer uma dieta de líquidos claros, com pouca gordura, quando a dor abdominal estiver diminuindo e houver melhora dos marcadores inflamatórios, geralmente em poucos dias. Os pacientes com PC correm risco aumentado de desenvolver desnutrição proteico-energética devido à insuficiência pancreática e ingestão oral inadequada. Os pacientes com PC internados em uma unidade de cuidados terciários habitualmente apresentam desnutrição, aumento das necessidades energéticas, perda de massa corporal, déficits da massa muscular magra e tecido adiposo, depleção de proteína visceral, comprometimento da função imune e deficiências vitamínicas.

254 Krause | Alimentos, Nutrição e Dietoterapia – Perguntas e Respostas

Referência bibliográfica
Mahan, K.L.; Raymond, J.L. (2018) Krause: Alimentos, nutrição e dietoterapia. 14ª ed. Rio de Janeiro: Elsevier, p. 2165, 2170, 2172.

16ª QUESTÃO: A
Comentário:

- Bilirrubina sérica total: quando aumentada, pode indicar produção excessiva de bilirrubina ou comprometimento na captação, conjugação ou excreção hepáticas. Ceruloplasmina: principal proteína de ligação do cobre sintetizada pelo fígado; diminuída na doença de Wilson
- Alanina aminotransferase (ALT, anteriormente SGPT, transaminase glutâmico pirúvica sérica [TGP]): localizada no citosol do hepatócito; encontrada em vários outros tecidos do corpo, porém em concentrações mais altas no fígado; aumentada em caso de lesão dos hepatócitos
- Fosfatase alcalina sérica: enzima de ampla distribuição no fígado, osso, placenta, intestino, rim, leucócitos; principalmente ligada às membranas canaliculares no fígado; a presença de concentrações elevadas sugere colestase, mas também pode estar aumentada em distúrbios ósseos, durante a gestação, crescimento normal e em algumas neoplasias malignas
- γ-Glutamil transpeptidase (GGT): enzima encontrada em altas concentrações nas células epiteliais que revestem os dúctulos biliares no fígado; também presente no rim, pâncreas, coração, cérebro; elevada na doença hepática, mas também após infarto agudo do miocárdio, na doença neuromuscular, doença pancreática, doença pulmonar, diabetes melito e durante o consumo de álcool.

Referência bibliográfica
Mahan, K.L.; Raymond, J.L. (2018) Krause: Alimentos, nutrição e dietoterapia. 14ª ed. Rio de Janeiro: Elsevier, p. 2103.

17ª QUESTÃO: C
Comentário: É necessária uma quelação contínua do cobre para evitar a ocorrência de recidiva e insuficiência hepática; o transplante corrige o defeito metabólico. Uma dieta com baixo teor de cobre não é mais necessária, mas pode ser útil na fase inicial do tratamento. Os alimentos ricos em cobre incluem carnes de órgãos, moluscos, chocolate, nozes e cogumelos.

Referência bibliográfica
Mahan, K.L.; Raymond, J.L. (2018) Krause: Alimentos, nutrição e dietoterapia. 14ª ed. Rio de Janeiro: Elsevier, p. 2117-2118.

18ª QUESTÃO: B
Comentário: Os cálculos biliares são mais prevalentes em dietas ocidentalizadas pobres em fibras e com alto teor de lipídios. O consumo de grandes quantidades de proteínas e gordura animais, sobretudo gordura saturada, e a falta de fibras dietéticas promovem o desenvolvimento de cálculos biliares.

Referência bibliográfica
Mahan, K.L.; Raymond, J.L. (2018) Krause: Alimentos, nutrição e dietoterapia. 14ª ed. Rio de Janeiro: Elsevier, p. 2154.

19ª QUESTÃO: A

Comentário: Embora a dieta oral constitua a via preferida de nutrição para pacientes com DHT, pode ser difícil conseguir uma ingestão nutricional adequada devido à presença de anorexia, náuseas, disgeusia e outros sintomas gastrintestinais.

A saciedade precoce também é uma queixa frequente, de modo que as refeições menores e mais frequentes são mais bem toleradas do que três grandes refeições.

Referência bibliográfica
Mahan, K.L.; Raymond, J.L. (2018) Krause: Alimentos, nutrição e dietoterapia. 14ª ed. Rio de Janeiro: Elsevier, p. 2136.

20ª QUESTÃO: E

Comentário: Suplementos fitoterápicos selecionados associados a hepatotoxicidade: escutelária baikal (*Scutellaria*), chaparral (*Larreata tridentate*), alcaloides da pirrolizidina, Confrei (*Symphytum*), *Heliotropium*, crotalária, Germândrea (*Teucrium chamaedrys*), celidônia-maior (*Chelidonium majus*), palmeto (*Serrenoarepens*), suco de noni (*Morinda citrifolia*), óleo de margosa (*Antelaea azadirachta*), Babosa, cimicífuga (*Actea racemosa* ou *Acteacimicifuga*), LipoKinetix® (ácido úsnico), *Astractylis gummifera*, impila (*Callilepis laureola*), visco (*Viscum album*), valeriana (*Valerian officinalis*), sene (*Cassia angustifolia*), poejo (óleo de poejo), cava-cava (*Piper methysticum*), *Liatris callilepis*, extrato de chá-verde (*Camellia sinensis*), Cáscara sagrada, OxyElite Pro®, ervas chinesas, *Jin Bu Huan* (*Lycopodium serratum*), *Ma Huang* (*Ephedra sinica*), *Dai-saiko-to* (*Sho-saiko-to*), Hydroxycut®, suplementos Herbalife® e produtos da medicina ayurvédica.

Referência bibliográfica
Mahan, K.L.; Raymond, J.L. (2018) Krause: Alimentos, nutrição e dietoterapia. 14ª ed. Rio de Janeiro: Elsevier, p. 2143-2144.

CASO CLÍNICO

Hepatite

Parecer nutricional
Paciente apresenta manutenção da massa corporal, porém mascarada por causa de edema. Apesar do IMC classificar como tendo sobrepeso, paciente apresenta manutenção dos compartimentos proteico somático e adiposo. Apresenta depleção das proteínas viscerais. Hemograma demonstra anemia ferropriva. A conduta nutricional a ser adotada é dieta por via oral, de consistência branda, hipoproteica, normolipídica e restrita em sacarose, aumento do aporte de alimentos ricos em vitamina C, fracionada em seis refeições ao dia.

CASO CLÍNICO

Cirrose hepática

Parecer nutricional
Na avaliação antropométrica, a paciente apresentou DCT abaixo de P5 e consumo da bola gordurosa de Bichat, o que reflete depleção do compartimento corporal adiposo. Além disso, apresentou CMB abaixo de P5 e consumo das musculaturas

256 Krause | Alimentos, Nutrição e Dietoterapia – Perguntas e Respostas

temporomandibular, braquial, supra e infraclaviculares, o que reflete depleção do compartimento corporal proteico somático. Ao exame físico, apresentou face hipocorada, sugestiva de anemia, o que foi confirmado com a concentração de hemoglobina, número de hemácias e hematócrito diminuídos. De acordo com a OMS (1998), a paciente foi diagnosticada com magreza grau 1, segundo o IMC. A conduta dietética a ser adotada deverá ser administrada pela via oral, hipernergética (40 kcal/kg/dia), normolipídica, hiperproteica (cirrose não complicada sem encefalopia) e normoglicídica – rica em fibras insolúveis, de consistência branda, fracionamento em seis refeições diárias. Segue em acompanhamento nutricional.

CASO CLÍNICO

Pancreatite

Parecer nutricional

Na avaliação antropométrica, a paciente apresentou DCT entre P15 e P25 e consumo da bola gordurosa de Bichat, o que reflete depleção do compartimento corporal adiposo. Além disso, apresentou CMB próxima de P10, mas, por outro lado, as musculaturas temporomandibulares, braquial, supra e infraclaviculares estão preservadas, o que reflete manutenção do compartimento corporal proteico somático. As concentrações de albumina e globulina estão diminuídas, refletindo redução da proteína visceral. Ao exame físico, apresentou face hipocorada, sugestivo de anemia, o que foi confirmado com a concentração de hemoglobina, número de hemácias, e hematócrito diminuídos. De acordo com a OMS (1998), a paciente foi diagnosticada com Eutrofia, segundo o IMC. A conduta dietética tem por objetivo o repouso do pâncreas, mas durante episódios menos graves adotamos a dieta que deverá ser administrada pela via oral, de consistência líquida restrita e, à medida que o quadro clínico melhorar, a dieta deverá evoluir para uma hipolipídica, aumentando gradativamente a quantidade de lipídios e alimentos de fácil digestão, de acordo com aceitação do paciente, normoenergética, com fracionamento aumentado oferecendo seis refeições diárias, em pequenos volumes. Segue em acompanhamento nutricional.

CASO CLÍNICO

Pancreatite

Parecer nutricional

Paciente apresenta moderada perda de peso em 2 meses. Os compartimentos adiposo e proteico somático encontram-se preservados; de acordo com o IMC, apresenta sobrepeso. A conduta nutricional a ser adotada é dieta por via oral, de consistência branda, normoproteica, hipolipídica e normoglicídica, fracionada em seis refeições ao dia.

CASO CLÍNICO

Duodenopancreatectomia

Parecer nutricional

Paciente apresenta risco nutricional com perda de peso significativa e depleção dos compartimentos proteico-somáticos, a partir da avaliação da CMB. Apesar do IMC referir eutrofia, paciente encontra-se com nível de assistência nutricional terciário, necessitando de suplementação oral 3 vezes/dia. A conduta nutricional a ser adotada é dieta por via oral, de consistência branda, hiperproteica, hipolipídica, hiperenergética, fracionada em seis refeições ao dia.

Dietoterapia para Diabetes Melito e Hipoglicemia de Origem Não Diabética

1ª QUESTÃO: A

Comentário: Ao diagnóstico, as pessoas com diabetes tipo 1 (DM1) frequentemente sentem sede excessiva, micção frequente e significativa perda de massa corporal. O principal defeito é a destruição das células beta do pâncreas, geralmente, levando à deficiência absoluta de insulina, resultando em hiperglicemia, poliúria (micção excessiva), polidipsia (sede excessiva), polifagia (fome excessiva), perda de massa corporal, desidratação, alteração eletrolítica e cetoacidose.

Referência bibliográfica

Mahan, K.L.; Raymond, J.L. (2018) Krause: Alimentos, nutrição e dietoterapia. 14ª ed. Rio de Janeiro: Elsevier, p. 2190.

2ª QUESTÃO: 3, 2, 3, 1, 3

Comentário: A terapia nutricional visa melhorar os perfis lipídicos, diminuir a pressão arterial, promover perda de massa corporal, diminuir a necessidade de medicamentos e diminuir o risco do aparecimento e da progressão das comorbidades relacionadas com o diabetes. Pode-se introduzir uma variedade de intervenções no tratamento nutricional, como redução da ingestão de energia/lipídios, contagem de carboidratos, cardápios simplificados, alimento saudável ou escolhas de substituição, uso de proporções insulina/carboidratos, atividade física, e/ou estratégias comportamentais. Um foco unificado da dietoterapia para o DM2 é a ingestão reduzida de energia; e, para o DM1, usa-se a contagem de carboidratos para ajustar as doses de insulina *bolus* (antes da refeição; proporções insulina-carboidratos).

Referência bibliográfica

Mahan, K.L.; Raymond, J.L. (2018) Krause: Alimentos, nutrição e dietoterapia. 14ª ed. Rio de Janeiro: Elsevier, p. 2211-2212.

3ª QUESTÃO: A

Comentário: O DM1 apresenta duas formas: imunomediada e idiopática. O diabetes melito imunomediado resulta a partir da destruição autoimune das células beta do pâncreas, as únicas no organismo que produzem o hormônio insulina. O DM1 idiopático refere-se a formas da doença que têm etiologia desconhecida. Os indivíduos com DM1 também são propensos a outras alterações autoimunes, como a doença de Graves, a tireoidite de Hashimoto, a doença de Addison, vitiligo, doença celíaca, hepatite autoimune, miastenia gravis e anemia perniciosa.

Referência bibliográfica

Mahan, K.L.; Raymond, J.L. (2018) Krause: Alimentos, nutrição e dietoterapia. 14ª ed. Rio de Janeiro: Elsevier, p. 2191-2193.

4ª QUESTÃO: V, F, V, F

Comentário: A maioria das pessoas com DM2 são obesas, e a própria obesidade causa algum grau de resistência à insulina. As pessoas que não são obesas pelos critérios tradicionais de massa corporal podem ter uma porcentagem maior de gordura corporal distribuída predominantemente na região abdominal. O DM2 é caracterizado pela combinação da resistência à insulina e falha das células beta. As concentrações de insulina endógena podem ser normais, diminuídas ou elevadas, mas são inadequadas para superar a resistência à insulina concomitante (sensibilidade tecidual diminuída ou capacidade de resposta à insulina). O resultado é hiperglicemia. A resistência à insulina é demonstrada, primeiro, nos tecidos-alvo, principalmente nos músculos, fígado e células adiposas. Inicialmente, há um aumento compensatório da secreção de insulina (hiperinsulinemia), que mantém as concentrações de glicose na faixa normal ou pré-diabética. Em muitas pessoas, o pâncreas é incapaz de continuar a produzir insulina suficiente; ocorre hiperglicemia, e é feito o diagnóstico de diabetes. Portanto, as concentrações de insulina sempre são deficientes em relação às concentrações elevadas de glicose antes de desenvolver hiperglicemia. Uma pessoa com DM1 tem baixa concentração de peptídeo-C, enquanto uma pessoa com DM2 pode ter concentração normal ou alta. Conforme o DM2 progride, o peptídeo C também pode ser medido para ver se o pâncreas ainda está produzindo insulina endógena. Se não estiver, será necessário insulina exógena.

Referência bibliográfica
Mahan, K.L.; Raymond, J.L. (2018) Krause: Alimentos, nutrição e dietoterapia. 14ª ed. Rio de Janeiro: Elsevier, p. 2194-2197.

5ª QUESTÃO: F, V, V, F

Comentário: Depois do parto, cerca de 90% de todas as mulheres com DMG se tornam normoglicêmicas, mas têm risco maior de desenvolver DMG mais precocemente nas gestações subsequentes. As modificações no estilo de vida visando à redução ou prevenção do ganho de massa corporal e o aumento da atividade física depois da gestação podem reduzir o risco de diabetes subsequente. Todas as mulheres, sem conhecimento prévio de diabetes, devem ser rastreadas para DMG na 24ª à 28ª semana gestacional. O DMG é diagnosticado mais frequentemente durante o segundo ou terceiro trimestre de gestação por causa do aumento das concentrações de hormônio antagonista à insulina e da resistência à insulina que ocorre normalmente nesse período. Durante a gestação, o tratamento para normalizar a glicemia reduz o risco de resultados maternos, fetais e neonatais adversos. A glicose extra da mãe atravessa a placenta e o pâncreas do feto responde liberando insulina extra para fazer face ao excesso de glicose. Este é convertido em lipídios, que resulta em macrossomia. O feto pode se tornar muito grande para um parto normal, resultando na necessidade de um parto cesáreo.

Referência bibliográfica
Mahan, K.L.; Raymond, J.L. (2018) Krause: Alimentos, nutrição e dietoterapia. 14ª ed. Rio de Janeiro: Elsevier, p. 2197-2198.

6ª QUESTÃO: E

Comentário: Dentre outros fatores de risco, estão os genéticos e ambientais, incluindo a história familiar de diabetes, idade avançada, inatividade física, história anterior de diabetes gestacional, pré-diabetes, hipertensão arterial ou dislipidemia e raça ou etnicidade.

Referência bibliográfica
Mahan, K.L.; Raymond, J.L. (2018) Krause: Alimentos, nutrição e dietoterapia. 14ª ed. Rio de Janeiro: Elsevier, p. 2195.

7ª QUESTÃO: D
Comentário: O uso de agentes farmacológicos como a metformina, os inibidores da alfa glicosidase, o orlistate e as tiazolidinedionas mostram diminuição na incidência do diabetes em vários graus. Atualmente, a metformina é o único medicamento que deve ser considerado para o uso na prevenção do diabetes. Ela é mais eficaz naqueles com IMC de ao menos 35 kg/m^2 e com menos de 30 anos. Para os outros medicamentos, o custo, os efeitos colaterais e a falta da persistência do efeito são questões de preocupação.

Referência bibliográfica
Mahan, K.L.; Raymond, J.L. (2018) Krause: Alimentos, nutrição e dietoterapia. 14ª ed. Rio de Janeiro: Elsevier, p. 2204.

8ª QUESTÃO: E
Comentário: Os objetivos da dietoterapia para o pré-diabetes enfatizam a importância das escolhas dos alimentos facilitadores da perda de massa corporal moderada. Os programas estruturados que enfatizem as mudanças no estilo de vida, incluindo a perda de massa corporal moderada (7% da massa corporal) com estratégias de ingestão reduzida de energia e lipídios, são eficazes. Mais recentemente, a adesão moderada à alta ao padrão de alimentação do estilo mediterrâneo – caracterizada pelas altas concentrações de ácidos graxos monoinsaturados, como o azeite, alta ingestão de alimentos baseados em vegetais, legumes, frutas e nozes, quantidades moderadas de peixe e vinho e a baixa ingestão de carne vermelha e processada e laticínios integrais foi associada à baixa incidência de diabetes.

Referência bibliográfica
Mahan, K.L.; Raymond, J.L. (2018) Krause: Alimentos, nutrição e dietoterapia. 14ª ed. Rio de Janeiro: Elsevier, p. 2205.

9ª QUESTÃO: V, V, F, V
Comentário: Os grãos integrais e as fibras dietéticas estão associados ao risco reduzido de diabetes. A maior ingestão de grãos integrais – contendo alimentos que melhorem a sensibilidade à insulina, independentemente da massa corporal e maior ingestão de fibras dietéticas – está associada à maior sensibilidade à insulina e maior capacidade de secretar insulina suficientemente para superar a resistência à insulina. O consumo moderado de álcool (1 a 3 drinques por dia [15 g a 45 g de álcool]) está vinculado à diminuição do risco de DM2, doença coronária e AVE. Mas os dados não respaldam recomendar o consumo de álcool para as pessoas com risco para diabetes que não tomam bebidas alcoólicas. O alto consumo de bebidas açucaradas, o que inclui os refrigerantes, sucos de frutas, bebidas energéticas e vitaminas contendo sacarose, xarope de milho com alto teor de frutose e/ou sucos de fruta concentrados, está associado ao desenvolvimento de DM2. Aderir à combinação de hábitos saudáveis de estilo de vida (padrão de alimentação saudável, participação regular em atividade física, manutenção de massa corporal adequada, ingestão moderada de álcool e não fumar) mostrou reduzir o risco de desenvolvimento de DM2.

260 Krause | Alimentos, Nutrição e Dietoterapia – Perguntas e Respostas

Referência bibliográfica
Mahan, K.L.; Raymond, J.L. (2018) Krause: Alimentos, nutrição e dietoterapia. 14ª ed. Rio de Janeiro: Elsevier, p. 2205-2206.

10ª QUESTÃO: B

Comentário: O índice glicêmico (IG) dos alimentos foi desenvolvido para comparar os efeitos fisiológicos dos carboidratos sobre a glicose. A quantidade de proteínas consumida, geralmente, pelas pessoas com diabetes (15 a 20% da energia ingerida) tem efeitos mínimos sobre a resposta glicêmica, lipídios e hormônios e nenhum efeito em longo prazo sobre a necessidade de insulina.

Referência bibliográfica
Mahan, K.L.; Raymond, J.L. (2018) Krause: Alimentos, nutrição e dietoterapia. 14ª ed. Rio de Janeiro: Elsevier, p. 2217-2218, 2221.

11ª QUESTÃO: V, F, F, F

Comentário: Incentiva-se o consumo diário de alimentos contendo 25 g de fibras para as mulheres adultas e 38 g para homens adultos. Assim como a população em geral, os indivíduos com diabetes devem consumir, ao menos, metade de todos os grãos como grãos integrais. Todos os adoçantes não nutritivos aprovados pela FDA, quando consumidos dentro dos teores de ingestão diários estabelecidos, podem ser usados pelas pessoas com diabetes, incluindo as gestantes. Além disso, os adoçantes não nutritivos podem facilitar a redução da ingestão dos açúcares adicionados; desse modo, resultando na diminuição total de energia e promovendo os efeitos benéficos sobre os parâmetros metabólicos relacionados.

Referência bibliográfica
Mahan, K.L.; Raymond, J.L. (2018) Krause: Alimentos, nutrição e dietoterapia. 14ª ed. Rio de Janeiro: Elsevier, p. 2219-2220.

12ª QUESTÃO: F, F, V, F

Comentário: As dietas com baixo teor de carboidratos podem parecer uma abordagem lógica para reduzir a glicose pós-prandial. Entretanto, os alimentos que contêm carboidratos (grãos integrais, legumes, frutas, vegetais e leite com baixo teor de lipídios) são excelentes fontes de vitaminas, minerais, fibras dietéticas e energia e são incentivados em detrimento de outras fontes de carboidratos ou fontes de lipídios, açúcares ou sódio adicionados para melhorar a ingestão geral de nutrientes. A quantidade de proteínas consumida geralmente pelas pessoas com diabetes (15 a 20% da energia ingerida) tem efeitos mínimos sobre a resposta glicêmica, lipídios e hormônios e nenhum efeito em longo prazo sobre a necessidade de insulina. Há evidência a partir da população geral de que os alimentos contendo ácidos graxos ômega-3 têm efeitos benéficos sobre as lipoproteínas e na prevenção de doença cardíaca. Portanto, as recomendações para o público geral sobre comer peixe (principalmente peixe gorduroso) ao menos duas vezes (duas porções) por semana também são apropriadas para as pessoas com diabetes. O consumo de bebida alcoólica pode colocar as pessoas com diabetes, que tomam insulina ou secretagogos de insulina, em maior risco para hipoglicemia tardia. Consumir bebidas alcoólicas com alimentos pode minimizar o risco de hipoglicemia noturna.

Referência bibliográfica
Mahan, K.L.; Raymond, J.L. (2018) Krause: Alimentos, nutrição e dietoterapia. 14ª ed. Rio de Janeiro: Elsevier, p. 2216-2222.

13ª QUESTÃO: D

Comentário: A atividade física deve ser uma parte integrante do plano de tratamento para as pessoas com diabetes. O exercício ajuda todas as pessoas com diabetes a melhorarem a sensibilidade à insulina, reduzirem os fatores de risco cardiovasculares, controlarem a massa corporal e melhorarem o bem-estar. Dadas as diretrizes apropriadas, a maioria das pessoas com diabetes pode se exercitar de forma segura. O plano de atividade variará, dependendo do interesse, idade, saúde geral e grau de adequação física. Apesar do aumento na captação de glicose pelos músculos durante o exercício, as concentrações de glicose mudam pouco nos indivíduos sem diabetes. O trabalho muscular causa declínio das concentrações de insulina, enquanto eleva os hormônios contrarreguladores (principalmente o glucagon). Como resultado, o uso maior de glicose pelos músculos em exercício é correspondido com o aumento da produção de glicose pelo fígado. Esse equilíbrio entre a insulina e os hormônios contrarreguladores é o maior determinante da produção hepática de glicose, destacando a necessidade de ajuste da insulina em adição à ingestão suficiente de carboidratos durante o exercício para as pessoas com diabetes.

Referência bibliográfica
Mahan, K.L.; Raymond, J.L. (2018) Krause: Alimentos, nutrição e dietoterapia. 14ª ed. Rio de Janeiro: Elsevier, p. 2224-2225.

14ª QUESTÃO: V, V, V, F

Comentário: Durante exercício de intensidade moderada, a captação de glicose é aumentada em 8 a 13 g/h; essa é a base recomendada para que se adicione 15 g de carboidratos para cada 30 a 60 min de atividade (dependendo da intensidade) durante e acima das rotinas normais. O exercício moderado por menos de 30 min geralmente não requer qualquer carboidrato adicional ou ajuste de insulina, a menos que o indivíduo esteja hiperglicêmico antes do início do exercício. O carboidrato suplementar quase sempre não é necessário nos indivíduos com DM2 que não são tratados com insulina ou secretagogos de insulina, ele simplesmente adiciona energia desnecessária. O esvaziamento do estômago com drinques contendo 6% ou menos de carboidratos é tão rápido quanto com água, e eles têm a vantagem de fornecer tanto o líquido necessário quanto carboidratos. Consumir carboidratos imediatamente depois do exercício melhora a repleção do armazenamento de glicogênio do músculo e no fígado. Para o esportista com diabetes, isso tem importância adicional por causa do risco maior para o aparecimento tardio de hipoglicemia.

Referência bibliográfica
Mahan, K.L.; Raymond, J.L. (2018) Krause: Alimentos, nutrição e dietoterapia. 14ª ed. Rio de Janeiro: Elsevier, p. 2227.

15ª QUESTÃO: V, V, V, F

Comentário: Causas comuns da hipoglicemia:

- Erros no medicamento: erros inadvertidos ou deliberados na dosagem do medicamento (geralmente insulina), dosagens excessivas de insulina ou de secretagogo oral, inversão das doses de insulina da manhã ou da noite e horário indevido de insulina em relação à ingestão de alimento
- Tratamento de nutrição ou exercício: ingestão de alimento omitida ou inadequada, refeições ou lanches atrasados, atividade física ou exercício não planejado e duração prolongada ou intensidade maior do exercício

262 Krause | Alimentos, Nutrição e Dietoterapia – Perguntas e Respostas

- Álcool e drogas: ingestão de álcool sem alimento e introdução prejudicada devido a álcool, maconha ou outra droga ilícita.

Referência bibliográfica

Mahan, K.L.; Raymond, J.L. (2018) Krause: Alimentos, nutrição e dietoterapia. 14ª ed. Rio de Janeiro: Elsevier, p. 2275-2276.

CASO CLÍNICO

Diabetes

Parecer nutricional

Ao exame físico, foram observados sinais indicativos de depleção do compartimento proteico somático (musculatura temporal, fossas supra e infraclaviculares e musculaturas do pinçamento depletadas) o que foi confirmado pela avaliação antropométrica CMB entre P5 e P10. Quanto ao compartimento adiposo, observou-se consumo da bola gordurosa de Bichat e perda de massa corporal grave, conforme visto (3,2 kg em 1 semana). Paciente apresenta sinal clínico sugestivo de anemia (conjuntiva hipocorada), o que ficou confirmado pelo exame laboratorial por meio da concentração de hemoglobina e avaliação da série vermelha do hemograma completo que se encontram diminuídas. Além disso, a avaliação bioquímica demonstra uma hipoalbunemia (albumina = 3,0 mg/dℓ) indicando redução da proteína visceral e, também, depleção leve do mecanismo de defesa (contagem total de linfócitos = 1.275 células/mm³). De acordo com a OMS (1998), o paciente está eutrófico segundo IMC (21,2 kg/m²), sendo a conduta adotada é a dieta normoenergética, com distribuição normal dos macronutrientes energéticos, dando preferência aos carboidratos complexos e rica em fibras (24 g/dia) e grãos integrais. Substituir o açúcar refinado por adoçantes com redução de energia. Segue em acompanhamento nutricional.

Dietoterapia para Doenças das Glândulas Tireoide e Suprarrenais

1ª QUESTÃO: A

Comentário: Ver tabela a seguir.

Variação da função da tireoide dentro da faixa de referência e resultados adversos

TSH > 2 mUI/ℓ*	Aumento do risco de hipotireoidismo no decorrer de 20 anos
TSH > 2 mUI/ℓ*	Aumento da frequência de autoanticorpos da tireoide
TSH > 4 mUI/ℓ*	Risco aumentado de doença cardíaca
TSH 2 a 4 mUI/ℓ*	Os valores do colesterol respondem à reposição de tiroxina
T_4 livre < 10,4 pmol/ℓ†	Comprometimento do desenvolvimento psicomotor do lactente quando ocorre no primeiro trimestre de gestação

T_4 = tiroxina; *TSH* = hormônio tireoestimulante. *Faixas de referência típicas: TSH 0,2 a 5,5 mUI/ℓ. †Faixas de referência típicas: T_4 livre 9,8 a 25 pml/ℓ

Referência bibliográfica
Mahan, K.L.; Raymond, J.L. (2018) Krause: Alimentos, nutrição e dietoterapia. 14ª ed. Rio de Janeiro: Elsevier, p. 2311.

2ª QUESTÃO: D

Comentário: Os sintomas típicos consistem em baixa energia, mãos e pés frios, fadiga, hipercolesterolemia, dor muscular, depressão e déficits cognitivos. Ver quadro a seguir.

Sintomas comuns de hipotireoidismo e hipertireoidismo	
Hipotireoidismo	**Hipertireoidismo**
Fadiga	Intolerância ao calor, sudorese
Esquecimento	Perda de massa corporal
Depressão	Alterações do apetite
Menstruação intensa	Evacuações frequentes
Cabelos secos e grossos	Alterações visuais
Oscilação do humor	Fadiga e fraqueza muscular
Ganho de massa corporal	Distúrbios menstruais
Voz rouca	Comprometimento da fertilidade
Pele seca e áspera	Transtornos mentais
Constipação intestinal	Transtornos do sono
	Tremores
	Aumento da tireoide

Referência bibliográfica
Mahan, K.L.; Raymond, J.L. (2018) Krause: Alimentos, nutrição e dietoterapia. 14ª ed. Rio de Janeiro: Elsevier, p. 2313.

3ª QUESTÃO: C

Comentário: A glândula tireoide responde à estimulação pelo hormônio tireoestimulante (TSH), secretado pela hipófise. Quando estimulada, a glândula tireoide produz dois hormônios principais: a tiroxina (T_4), um hormônio tireoidiano, assim denominado pela presença de quatro moléculas de iodo; e a triiodotironina (T_3), um hormônio tireoidiano, em decorrência de suas três moléculas de iodo.

Referência bibliográfica
Mahan, K.L.; Raymond, J.L. (2018) Krause: Alimentos, nutrição e dietoterapia. 14ª ed. Rio de Janeiro: Elsevier, p. 2305.

4ª QUESTÃO: B

Comentário: A síntese desses hormônios necessita da tirosina, um aminoácido essencial envolvido na produção do hormônio tireoidiano, e do oligoelemento iodo. No interior das células da glândula tireoide, o iodeto é oxidado a iodo pelo peróxido de hidrogênio, uma reação denominada organificação do iodeto. Duas moléculas adicionais de iodo ligam-se ao anel tirosil, em uma reação que envolve a tireoide peroxidase (TPO), uma enzima da tireoide responsável pela produção de hormônio tireoidiano. Uma vez sintetizados, os hormônios tireoidianos são liberados na circulação; entretanto, os efeitos metabólicos desses hormônios só ocorrem quando finalmente ocupam seus receptores específicos.

264 Krause | Alimentos, Nutrição e Dietoterapia – Perguntas e Respostas

Referência bibliográfica

Mahan, K.L.; Raymond, J.L. (2018) Krause: Alimentos, nutrição e dietoterapia. 14ª ed. Rio de Janeiro: Elsevier, p. 2305.

5ª QUESTÃO: A

Comentário: As intervenções nutricionais que podem ser benéficas para mulheres com SOPC consistem em modificações da dieta destinadas a aumentar a sensibilidade à insulina. Isso inclui a restrição dos carboidratos refinados e energia total, consumo de alimentos ricos em fibras e ingestão de refeições pequenas e frequentes. Ver tabela a seguir.

Tratamento nutricional para a síndrome do ovário policístico

Obesidade	Instituir um programa de controle da massa corporal com dieta e exercícios.
Resistência à insulina	Restringir os carboidratos refinados (dieta com baixo índice glicêmico) e a energia total
	Aumentar o consumo de alimentos ricos em fibras
	Recomendar refeições pequenas e frequentes
	Monitorar cuidadosamente para verificar o benefício de uma dieta rica *versus* pobre em carboidratos
	Considerar uma suplementação com picolinato de cromo
Baixas concentrações séricas de 25-hidroxivitamina D	Administrar a vitamina D_3 (colecalciferol)
Infertilidade resistente ao citrato de clomifeno	Utilizar NAC em curto prazo como adjuvante
Evidências laboratoriais ou clínicas de hipotireoidismo	Instituir a reposição de hormônios da tireoide. Utilizar alimentos ou suplementos com selênio e iodo

NAC = *N*-acetilcisteína.

Referência bibliográfica

Mahan, K.L.; Raymond, J.L. (2018) Krause: Alimentos, nutrição e dietoterapia. 14ª ed. Rio de Janeiro: Elsevier, p. 2327.

6ª QUESTÃO: D

Comentário: A doença de Graves é uma doença autoimune, em que a glândula tireoide está difusamente aumentada (bócio) e hiperativa, produzindo quantidades excessivas de hormônios tireoidianos. Trata-se da causa mais comum de hipertireoidismo (hiperatividade da tireoide) nos EUA. Com frequência, os sintomas físicos consistem em protrusão dos olhos que ficam vermelhos, secos, inchados e edemaciados (exoftalmia), intolerância ao calor, dificuldade em dormir e ansiedade.

Referência bibliográfica

Mahan, K.L.; Raymond, J.L. (2018) Krause: Alimentos, nutrição e dietoterapia. 14ª ed. Rio de Janeiro: Elsevier, p. 2331.

7ª QUESTÃO: D

Comentário: Ver quadro a seguir.

Respostas, Comentários e Referências Bibliográficas   265

> ### Fatores que promovem a saúde da tireoide em adultos
>
> *Considerar*
>   Proteínas: 0,8 g/kg/dia
>   Iodo (após descartar a possibilidade de doença autoimune): 150 µg/dia
>   Selênio (na forma de L-selenometionina): 75-200 µg/dia
>   Zinco (na forma de citrato de zinco): 10 mg/dia
>   Vitamina D (na forma de vitamina D_3 ou colecalciferol): 1.000 UI/dia
>   Vitamina E (na forma de succinato de D-alfa tocoferol): 100 UI/dia
>   Vitamina C (na forma de ácido ascórbico): 100-500 mg/dia
>   Gugulsterona (do extrato de *guggul*): 100 mg/dia
>   *Ashwagandha*: 100 mg/dia
> *Reduzir ou eliminar*
>   Glúten (encontrado em trigo, centeio, aveia e cevada)
>   Soja processada
>   Excesso de alimentos bociógenos não cozidos
>   Estresse

Referência bibliográfica

Mahan, K.L.; Raymond, J.L. (2018) Krause: Alimentos, nutrição e dietoterapia. 14ª ed. Rio de Janeiro: p. 2335.

8ª QUESTÃO: A

Comentário: Uma forma exógena ocorre quando indivíduos tomam esteroides ou outros medicamentos semelhantes, com resolução após a interrupção do medicamento. A síndrome de Cushing endógena é rara e ocorre em consequência de um tumor na glândula suprarrenal ou na hipófise. Os sintomas comuns consistem em ganho de massa corporal, equimoses fáceis, depressão, perda da massa muscular e fraqueza. Pode ser necessário um protocolo de manejo da massa corporal.

Referência bibliográfica

Mahan, K.L.; Raymond, J.L. (2018) Krause: Alimentos, nutrição e dietoterapia. 14ª ed. Rio de Janeiro: Elsevier, p. 2339.

9ª QUESTÃO: A

Comentário: A regulação das concentrações de glicemia e o manejo do estresse são afetados. Podem ocorrer perda de apetite, fadiga, hipotensão arterial, náuseas e vômitos e escurecimento da pele na face e no pescoço. Os pacientes com doença de Addison não devem restringir a ingestão de sal, a não ser que tenham hipertensão arterial concomitante. Os pacientes que vivem em climas quentes e, portanto, apresentam perdas aumentadas pela transpiração, podem necessitar de um aumento na ingestão de sal.

Referência bibliográfica

Mahan, K.L.; Raymond, J.L. (2018) Krause: Alimentos, nutrição e dietoterapia. 14ª ed. Rio de Janeiro: Elsevier, p. 2339.

10ª QUESTÃO: D

Comentário: São encontrados diversos termos na literatura científica para referir-se à fadiga suprarrenal, incluindo insuficiência suprarrenal subclínica, estresse suprarrenal, exaustão suprarrenal, *burnout* suprarrenal e desequilíbrio adrenal. As glândulas suprarrenais são duas glândulas triangulares localizadas na parte superior de cada rim, responsáveis, sobretudo, pela coordenação das adaptações do corpo a qualquer tipo de estresse. Entretanto, pode ocorrer fadiga suprarrenal independentemente de a fonte de estresse físico, emocional ou psicológico ser crônica e persistir, causando um efeito cumulativo, ou ser um único evento estressor muito intenso. Em outras palavras, as glândulas suprarrenais são incapazes de acompanhar as demandas das respostas perpétuas de luta ou fuga, resultando em disfunção suprarrenal subclínica. Os sintomas mais comuns de fadiga suprarrenal consistem em fadiga excessiva e exaustão, queda dos cabelos, desequilíbrio hormonal, má digestão, baixa função imune, recuperação lenta de doença, incapacidade de concentração e incapacidade de enfrentar estressores.

Referência bibliográfica
Mahan, K.L.; Raymond, J.L. (2018) Krause: Alimentos, nutrição e dietoterapia. 14ª ed. Rio de Janeiro: Elsevier, p. 2339-2340.

Dietoterapia para Anemia

1ª QUESTÃO: C
Comentário: A anemia macrocítica caracteriza-se por hemácias maiores do que o normal, juntamente com aumento do volume corpuscular médio (VCM) e da concentração de hemoglobina corpuscular média (CHCM). A anemia microcítica caracteriza-se por eritrócitos menores do que o normal e menos quantidade de hemoglobina circulante, como na anemia ferropriva e na talassemia. Anemia megaloblástica tem como anormalidade a deficiência de vitamina B_{12}, deficiência de ácido fólico, distúrbios hereditários da síntese de DNA e distúrbios da síntese de DNA induzida por fármacos. A anemia não megaloblástica tem como anormalidade a eritropoese acelerada e como síndrome clínica a anemia hemolítica. A anemia normocítica normocrômica tem como anormalidade subjacente: doenças hemolíticas, hiperexpansão do volume plasmático, medula óssea hipoplásica, infiltração da medula óssea.

Referência bibliográfica
Mahan, K.L.; Raymond, J.L. (2018) Krause: Alimentos, nutrição e dietoterapia. 14ª ed. Rio de Janeiro: Elsevier, p. 2352-2353.

2ª QUESTÃO: B
Comentário: Causas de anemia ferropriva: quantidade dietética inadequada secundária a uma dieta pobre, sem suplementação; absorção inadequada em consequência de diarreia, acloridria, doença intestinal, como doença celíaca, gastrite atrófica, gastrectomia parcial ou total, ou interferência de substâncias; utilização inadequada em consequência de distúrbios gastrintestinais crônicos; aumento da necessidade de ferro para o aumento do volume e sangue que ocorre durante a lactância, adolescência, gestação e lactação, que não é compensado por um aumento da ingestão; excreção aumentada devido ao sangramento menstrual excessivo (em mulheres), hemorragia por lesões, ou perda crônica de sangue a partir de úlcera hemorrágica, hemorroidas sangrantes, varizes esofágicas, enterite regional, doença celíaca, doença de Crohn, colite ulcerativa, doença parasitária ou maligna; "destruição aumentada" de ferro das

reservas de ferro no plasma e uso defeituoso do ferro causado por inflamação crônica ou outra doença crônica.

Referência bibliográfica
Mahan, K.L.; Raymond, J.L. (2018) Krause: Alimentos, nutrição e dietoterapia. 14ª ed. Rio de Janeiro: Elsevier, p. 2356-2357.

3ª QUESTÃO: Verdadeira

Comentário: A anemia progressiva sem tratamento leva a alterações cardiovasculares e respiratórias, que, finalmente, podem causar insuficiência cardíaca. Alguns sintomas comportamentais respondem à ferroterapia antes da cura da anemia, sugerindo que podem constituir o resultado da depleção tecidual de enzimas que contêm ferro, em lugar de concentrações diminuídas de hemoglobina.

Referência bibliográfica
Mahan, K.L.; Raymond, J.L. (2018) Krause: Alimentos, nutrição e dietoterapia. 14ª ed. Rio de Janeiro: Elsevier, p. 2358.

4ª QUESTÃO: B

Comentário: O diagnóstico definitivo de anemia ferropriva exige mais do que um método de avaliação do ferro; a ferritina sérica, o ferro e a transferrina são os mais úteis. A avaliação também deve incluir uma análise da morfologia celular. A concentração de hemoglobina por si só não é apropriada como instrumento de diagnóstico nos casos de suspeita de anemia ferropriva por três razões: (1) ela só é afetada em uma fase tardia da doença; (2) ela não pode diferenciar a deficiência de ferro de outras anemias; e (3) os valores de hemoglobina em indivíduos normais variam amplamente.

Referência bibliográfica
Mahan, K.L.; Raymond, J.L. (2018) Krause: Alimentos, nutrição e dietoterapia. 14ª ed. Rio de Janeiro: Elsevier, p. 2359-2360.

5ª QUESTÃO: C

Comentário: O principal tratamento para a anemia ferropriva envolve a administração oral de ferro inorgânico na forma ferrosa. Embora o organismo utilize o ferro tanto férrico quanto ferroso, o ferro ferroso reduzido é mais fácil e melhor absorvido no intestino. Em uma dose de 30 mg, a absorção do ferro ferroso é três vezes maior do que a mesma quantidade administrada na forma férrica. O ferro é melhor absorvido quando o estômago está vazio; todavia, nessas condições, ele tende a causar irritação gástrica. As formas de ferro quelado (associado a aminoácidos) têm maior biodisponibilidade do que o ferro não quelado. O ferro quelado é menos afetado por fitato, oxalato, fosfato e cálcio (todos inibidores da absorção de ferro). A vitamina C aumenta acentuadamente a absorção de ferro e ligeiramente a irritação gástrica, devido à sua capacidade de mantê-lo no estado reduzido.

Referência bibliográfica
Mahan, K.L.; Raymond, J.L. (2018) Krause: Alimentos, nutrição e dietoterapia. 14ª ed. Rio de Janeiro: Elsevier, p. 2362.

6ª QUESTÃO: C

Comentário: A taxa de absorção depende do estado do ferro do indivíduo, conforme evidenciado pelo tamanho da concentração das reservas. Quanto mais baixas essas reservas, maior a taxa de absorção de ferro. Os indivíduos com anemia ferropriva absorvem cerca de 20 a 30% do ferro alimentar, em comparação com 5 a 10% absorvido por indivíduos sem deficiência de ferro. O ferro heme (do qual quase 15% são absorvíveis) é a forma orgânica encontrada em carnes, peixes e aves e é conhecida como fator carne-peixe-aves (CPA). É muito melhor absorvido do que o ferro não heme. O ferro não heme também pode ser encontrado no fator CPA, bem como em ovos, cereais, vegetais e frutas, porém não faz parte da molécula da heme. A taxa de absorção do ferro não heme varia de 3 a 8%, dependendo da presença de fatores intensificadores alimentares, sobretudo vitamina C e carne, peixe e aves. A absorção de ferro pode ser inibida em graus variáveis por fatores que quelam o ferro, incluindo carbonatos, oxalatos, fosfatos e fitatos (pão ázimo, cereais não refinados e soja). Certos fatores nas fibras vegetais podem inibir a absorção do ferro não heme.

Referência bibliográfica
Mahan, K.L.; Raymond, J.L. (2018) Krause: Alimentos, nutrição e dietoterapia. 14ª ed. Rio de Janeiro: Elsevier, p. 2364.

7ª QUESTÃO: B

Comentário: A hepcidina é um peptídeo sintetizado no fígado que atua como principal regulador da homeostasia sistêmica do ferro. Ela regula o transporte de ferro dos tecidos exportadores para o plasma. A sua deficiência está na base das formas mais conhecidas de hemocromatose hereditária. A hepcidina inibe o efluxo celular de ferro ao ligar-se à ferroproteína, o único exportador de ferro nas células transportadoras de ferro, induzindo a sua degradação. Além disso, ela controla a concentração plasmática de ferro e a distribuição tecidual desse elemento ao inibir a absorção intestinal, a reciclagem pelos macrófagos e a mobilização do ferro das reservas hepáticas. A síntese de hepcidina aumenta em consequência da carga de ferro e diminui na presença de anemia e hipoxia. Além disso, a sua síntese está acentuadamente aumentada durante a inflamação, retendo o ferro dentro dos macrófagos, diminuindo as concentrações plasmáticas de ferro e levando à eritropoese com restrição de ferro, que constitui a característica da anemia de doenças crônicas. Na hemocromatose, ocorre aumento da absorção de ferro, resultando em seu acúmulo progressivo e gradual. A maioria dos indivíduos afetados não sabe que apresentam essa doença. Nos estágios iniciais, a sobrecarga de ferro pode resultar em sintomas semelhantes aos da deficiência, como fadiga e fraqueza; posteriormente, pode causar dor abdominal crônica, dor articular, impotência e irregularidades menstruais. O balanço positivo e progressivo de ferro pode levar a uma variedade de problemas graves, incluindo hepatomegalia, pigmentação cutânea, artrite, doença cardíaca, hipogonadismo, diabetes melito e câncer. O ferro é um pró-oxidante que pode ser utilizado para o crescimento e a proliferação de células tumorais. Além disso, parece haver um risco aumentado de degeneração macular relacionada com a idade e a doença de Alzheimer devido ao efeito oxidante da sobrecarga de ferro.

Referência bibliográfica
Mahan, K.L.; Raymond, J.L. (2018) Krause: Alimentos, nutrição e dietoterapia. 14ª ed. Rio de Janeiro: Elsevier, p. 2367.

8ª QUESTÃO: D

Comentário: Ver quadro a seguir.

Causas da deficiência de vitamina B_{12}

Ingestão inadequada	Dieta pobre em consequência de dieta vegana e falta de suplementação, alcoolismo crônico, pobreza
Absorção inadequada	Distúrbios gástricos, distúrbios do intestino delgado, competição pelos locais de absorção, doença pancreática, HIV ou AIDS
Uso inadequado	Antagonistas da vitamina B_{12}, deficiência enzimática congênita ou adquirida, proteínas de ligação anormais
Necessidade aumentada	Hipertireoidismo, aumento da hematopoese
Excreção aumentada	Proteína de ligação da vitamina B_{12} inadequada, doença hepática, doença renal
Destruição aumentada	Doses farmacológicas de ácido ascórbico, quando atua como pró-oxidante

AIDS = síndrome de imunodeficiência adquirida; HIV = vírus da imunodeficiência humana.

Referência bibliográfica
Mahan, K.L.; Raymond, J.L. (2018) Krause: Alimentos, nutrição e dietoterapia. 14ª ed. Rio de Janeiro: Elsevier, p. 2381-2382.

9ª QUESTÃO: B

Comentário: A ingestão dietética pode ser baixa devido à dor abdominal característica da doença. Além disso, apresentam um aumento do metabolismo, levando a uma necessidade de maior ingestão energética. Esse hipermetabolismo provavelmente decorre de inflamação constante e estresse oxidativo. Por conseguinte, a dieta desses pacientes deve conter energia suficiente para suprir as necessidades e deve fornecer alimentos ricos em ácido fólico e nos oligoelementos zinco e cobre. Além disso, essas crianças podem apresentar baixas concentrações de vitaminas A, C, D e E, folato, cálcio e fibras. A dieta deve ser rica em ácido fólico (400 a 600 µg/dia), visto que a produção aumentada de eritrócitos, necessária para repor as células continuamente destruídas, também aumenta a necessidade de ácido fólico. É necessário que a dieta seja pobre em ferro absorvível, priorizando uma dieta com proteínas vegetais. Devem-se excluir os alimentos ricos em ferro, como fígado, fórmula enriquecida com ferro, cereais e barras energéticas fortificados com ferro e bebidas esportivas também enriquecidas com ferro. Substâncias como álcool e suplementos de vitamina C devem ser evitadas, visto que ambas aumentam a absorção de ferro.

Referência bibliográfica
Mahan, K.L.; Raymond, J.L. (2018) Krause: Alimentos, nutrição e dietoterapia. 14ª ed. Rio de Janeiro: Elsevier, p. 2393-2394.

10ª QUESTÃO: Verdadeira

Comentário: As talassemias (alfa e beta) são anemias hereditárias graves, caracterizadas por eritrócitos microcíticos, hipocrômicos e de vida curta, em consequência da síntese defeituosa de hemoglobina que afeta principalmente indivíduos da região do Mediterrâneo. A eritropoese ineficaz leva a um aumento do volume plasmático, esplenomegalia progressiva e expansão da medula óssea, resultando em deformidades faciais, osteomalacia e alterações ósseas. Por fim, ocorrem aumento da absorção de ferro e depósito progressivo de ferro nos tecidos, resultando em lesão oxidativa. O acúmulo de ferro provoca disfunção cardíaca, hepática e das glândulas endócrinas. Como esses pacientes necessitam de transfusões para permanecerem vivos, eles também precisam receber tratamento com agentes quelantes para impedir o acúmulo lesivo de ferro que provavelmente pode ocorrer. O comprometimento do crescimento em crianças com talassemia maior pode ser parcialmente corrigido por um aumento na ingestão energética.

Referência bibliográfica

Mahan, K.L.; Raymond, J.L. (2018) Krause: Alimentos, nutrição e dietoterapia. 14ª ed. Rio de Janeiro: Elsevier, p. 2395.

Dietoterapia nas Doenças Pulmonares

1ª QUESTÃO: E

Comentário: A relação entre desnutrição e doença respiratória é reconhecida há muito tempo. A desnutrição afeta de maneira adversa a estrutura, a elasticidade e a função dos pulmões, a massa muscular respiratória, a força e a resistência, os mecanismos de defesa imunes pulmonares, e o controle da respiração. Por exemplo, deficiências de proteínas e ferro resultam em baixas concentrações de hemoglobina que diminuem a capacidade de transporte de oxigênio do sangue. Baixas concentrações de cálcio, magnésio, fósforo e potássio comprometem a função dos músculos respiratórios no nível celular. Hipoalbuminemia, medida pela albumina no sangue, contribui para o desenvolvimento de edema pulmonar pela diminuição da pressão coloidosmótica, permitindo que os fluidos corporais se dirijam ao espaço intersticial. A diminuição das concentrações de surfactante contribui para o colapso dos alvéolos, assim aumentando o trabalho respiratório. O tecido conjuntivo de sustentação dos pulmões é composto por colágeno, o qual precisa de ácido ascórbico para sua síntese. O muco normal das vias respiratórias é uma substância que consiste em água, glicoproteínas e eletrólitos, assim exigindo uma ingestão nutricional adequada.

Referência bibliográfica

Mahan, K.L.; Raymond, J.L. (2018) Krause: Alimentos, nutrição e dietoterapia. 14ª ed. Rio de Janeiro: Elsevier, p. 2525.

2ª QUESTÃO: D

Comentário: A doença pulmonar aumenta substancialmente a demanda de energia. Esse fator explica a fundamentação para incluir os parâmetros "composição e massa corporais" na avaliação nutricional. Perda de massa corporal por ingestão energética inadequada se correlaciona significativamente com mau prognóstico em pessoas com doenças pulmonares. Desnutrição que leve a um comprometimento da imunidade coloca qualquer paciente em alto risco de desenvolver infecções respiratórias. As complicações de doença pulmonar ou seus tratamentos podem tornar difícil a ingestão e a digestão adequadas dos alimentos. À medida que a doença pulmonar progride, várias condições podem interferir na ingestão alimentar e no estado global de nutrição. Por exemplo, costumam ser encontrados produção anormal de secreções, vômitos, taquipneia (respiração rápida), hemoptise, dor torácica, pólipos

Respostas, Comentários e Referências Bibliográficas

nasais, anemia, depressão e alteração da gustação secundariamente aos medicamentos. Os efeitos adversos são perda de massa corporal, baixo índice de massa corporal (IMC), entre outros. Ver quadro a seguir.

Efeitos adversos da doença pulmonar sobre o estado nutricional

Aumento do gasto de energia
Aumento do trabalho da respiração
Infecção crônica
Tratamentos clínicos (p. ex., broncodilatadores, fisioterapia respiratória)
Redução da ingestão alimentar
Restrição de líquidos
Falta de ar
Diminuição da saturação de oxigênio durante a alimentação
Anorexia decorrente da doença crônica
Desconforto gastrintestinal e vômitos
Limitações adicionais
Dificuldade para preparar os alimentos em razão do cansaço
Falta de recursos financeiros
Comprometimento das habilidades de alimentação (para lactentes e crianças)
Alteração do metabolismo
Interação alimentos-medicamentos

Referência bibliográfica
Mahan, K.L.; Raymond, J.L. (2018) Krause: Alimentos, nutrição e dietoterapia. 14ª ed. Rio de Janeiro: Elsevier, p. 2525-2526.

3ª QUESTÃO: B

Comentário: A esteatorreia se caracteriza por fezes de odor fétido, volumosas e oleosas, além de atraso do crescimento ou pequeno ganho de massa corporal. Tais pacientes também podem apresentar características clínicas de deficiência das vitaminas lipossolúveis A, D, E e K.

Referência bibliográfica
Mahan, K.L.; Raymond, J.L. (2018) Krause: Alimentos, nutrição e dietoterapia. 14ª ed. Rio de Janeiro: Elsevier, p. 2534.

4ª QUESTÃO: D

Comentário: Crianças com FC devem passar anualmente por monitoramento de suas concentrações de paratormônio (PTH), de 25-hidroxivitamina D, de cálcio e de fosfato no sangue. As crianças mais velhas devem ter sua densidade óssea avaliada usando absorciometria por dupla emissão de raios X (DXA). As principais metas da terapia nutricional são aumentar a força muscular, promover crescimento e manutenção da massa corporal ideais e melhorar a qualidade de vida. Para alcançar essas metas, os objetivos do tratamento são corrigir a má digestão, a má absorção e fornecer nutrientes comumente deficientes.

Referência bibliográfica
Mahan, K.L.; Raymond, J.L. (2018) Krause: Alimentos, nutrição e dietoterapia. 14ª ed. Rio de Janeiro: Elsevier, p. 2539.

5ª QUESTÃO: B

Comentário: Embora seja importante uma dieta densa em energia, pode ser um problema obter carboidratos com alto índice glicêmico (IG), porque uma dieta assim pode promover comprometimento da tolerância à glicose (FCCTG) e diabetes relacionado com a fibrose cística (DRFC) por exceder a capacidade de produção de insulina na FC.

Referência bibliográfica
Mahan, K.L.; Raymond, J.L. (2018) Krause: Alimentos, nutrição e dietoterapia. 14ª ed. Rio de Janeiro: Elsevier, p. 2540.

6ª QUESTÃO: E

Comentário: O tabagismo é um fator de risco importante, juntamente com a fumaça de combustíveis de biomassa usados para cozinhar e para aquecimento em áreas rurais de países em desenvolvimento. Fumaça ou fatores pós-ocupacionais, poluição do ar e fatores genéticos também são aspectos que contribuem para o desenvolvimento de DPOC. Os pacientes com DPOC sofrem de diminuição da ingestão de alimentos e de desnutrição, o que causa fraqueza dos músculos respiratórios, aumento da incapacidade, aumento da suscetibilidade a infecções e alterações hormonais. Ver tabela a seguir.

Fatores de risco para DPOC

Definitivos	Prováveis
Tabagismo	Tuberculose pulmonar
Exposição ocupacional	Infecção respiratória baixa repetida durante a infância
Exposição à fumaça de combustível de biomassa	Asma tratada inadequadamente
Exposição à fumaça de cigarros no ambiente	

Referência bibliográfica
Mahan, K.L.; Raymond, J.L. (2018) Krause: Alimentos, nutrição e dietoterapia. 14ª ed. Rio de Janeiro: Elsevier, p. 2548.

7ª QUESTÃO: C

Comentário: Desnutrição é um problema comum associado à DPOC, tendo taxas de prevalência de 30 a 60% devido à energia extra necessária para o trabalho da respiração e frequentes e recorrentes infecções respiratórias. Um preditor independente de aumento da mortalidade em pacientes com DPOC é a baixa massa corporal. A perda de massa corporal na DPOC avançada é considerada fator de risco independente para mortalidade, enquanto o ganho de massa corporal reverte o efeito negativo da diminuição desta. A baixa massa corporal se deve a pouca ingestão nutricional, aumento da taxa metabólica ou ambos. A ingestão alimentar inadequada e o pouco apetite são os alvos primários para intervenção em pacientes com DPOC. A depleção de proteínas e minerais vitais, como o cálcio, magnésio, potássio e fósforo, contribui para o comprometimento da função dos músculos respiratórios. Na desnutrição grave, a repleção inadequada de eletrólitos durante a repleção nutricional agressiva pode levar a graves consequências metabólicas relacionadas com a síndrome da realimentação. Existem dois objetivos principais no tratamento do hipermetabolismo visto na

DPOC estável: 1) prevenção da perda de massa corporal; e 2) prevenção da perda de massa corporal magra (MCM). Esses objetivos podem ser obtidos assegurando-se:

- Refeições pequenas e frequentes, nutricionalmente densas
- O paciente deve ingerir a refeição principal quando o teor energético estiver em seu ponto mais alto; energia, proteínas, vitaminas e minerais em quantidades adequadas para manter uma massa corporal desejável – IMC entre 20 e 24 kg/m^2
- Disponibilidade de alimentos que exijam pouca preparação e sejam facilmente aquecidos em um forno de micro-ondas
- Limitação do álcool a menos de dois drinques/dia (30 g de álcool)
- Período de repouso antes das refeições.

Referência bibliográfica
Mahan, K.L.; Raymond, J.L. (2018) Krause: Alimentos, nutrição e dietoterapia. 14ª ed. Rio de Janeiro: Elsevier, p. 2552-2553.

8ª QUESTÃO: B
Comentário: Ver quadro a seguir.

Planejamento da dieta para o paciente com caquexia pulmonar

Necessidade energética durante a recuperação = 30 kcal/kg de massa corporal habitual ou 13,7 kcal/peso corporal habitual (libras)

Proteínas (g)/dia durante a recuperação = [(11,2 g – 1,4 g) × massa corporal (kg) ou 0,55 × massa corporal habitual (libras)

Necessidade hídrica = massa corporal (libras)/2 = onças por dia **ou** massa corporal (libras) × 9/16 = xícaras por dia

As necessidades hídricas aumentam devido a febre, regime de quimioterapia, uso de oxigênio e presença de DPOC. A falta de energia ou a desidratação aumentam o cansaço e a constipação intestinal. *Déficits* hídricos de 1% da massa corporal reduzem a função metabólica em 5%

Referência bibliográfica
Mahan, K.L.; Raymond, J.L. (2018) Krause: Alimentos, nutrição e dietoterapia. 14ª ed. Rio de Janeiro: Elsevier, p. 2560.

9ª QUESTÃO: D
Comentário: A *síndrome de caquexia pulmonar* afeta os pacientes com doença pulmonar avançada e é definida por um IMC inferior a 20 kg/m^2 ou uma massa corporal abaixo de 90% do IMC. A síndrome da caquexia do câncer (SCC) é a presença de um estado metabólico que leva à depleção dos depósitos de energia e de músculo nos pacientes com câncer de pulmão. Quando os pacientes apresentam a SCC, perdem massa adiposa e muscular esquelética. Alterações nas concentrações de hormônios e citocinas, juntamente com subprodutos tumorais, causam a SCC. A perda de massa corporal vista com a SCC, diferentemente da inanição, é irreversível e continua a piorar apesar do aumento da ingestão nutricional.

Referência bibliográfica
Mahan, K.L.; Raymond, J.L. (2018) Krause: Alimentos, nutrição e dietoterapia. 14ª ed. Rio de Janeiro: Elsevier, p. 2566-2567.

274 Krause | Alimentos, Nutrição e Dietoterapia – Perguntas e Respostas

10ª QUESTÃO: E

Comentário: As diretrizes da *National Comprehensive Cancer Network* (NCCN) incluem avaliações nutricionais, medicações e abordagens não farmacológicas para chegar a:

1. Tratar as causas reversíveis da anorexia, como a saciedade precoce
2. Avaliar a taxa e a intensidade da perda de massa corporal
3. Tratar os sintomas que interferem na ingestão alimentar: náuseas e vômitos, dispneia, mucosite, constipação intestinal e dor
4. Avaliar o uso de estimulantes do apetite, como o acetato de megestrol e a dexametasona (corticosteroides)
5. Fornecer terapia nutricional (enteral ou parenteral).

A reposição nutricional é problemática no câncer de pulmão avançado, porque a fadiga e a dispneia tendem a interferir na preparação e no consumo de alimentos. Alterações no paladar pela produção crônica de secreções, saciedade precoce decorrente do achatamento do diafragma, náuseas e indigestão decorrentes dos efeitos colaterais das medicações, bem como falta de motivação para comer por causa da depressão tornam difícil para o paciente receber nutrição adequada pela via oral. No entanto, os componentes aceitos do tratamento nutricional oral são:

1. Refeições pequenas e frequentes, ricas em lipídios e proteínas, e pobres em carboidratos
2. Fornecimento de energia adequada que atenda ou exceda o gasto energético em repouso
3. Repouso antes das refeições
4. Refeições que exijam preparação mínima
5. Suplementos orais com a proporção de lipídios: carboidratos de 3:1, os quais são mais tolerados porque o quociente respiratório para carboidratos é de 1 e, para lipídios, é de apenas 0,7, assim resultando em diminuição do trabalho respiratório.

Com a síndrome da caquexia do câncer de pulmão, os pacientes não conseguem ganhar massa corporal unicamente com intervenções nutricionais. Agentes procinéticos para retardo do esvaziamento gástrico podem ser usados se forem cuidadosamente considerados os efeitos colaterais. O acetato de megestrol, um estimulante do apetite, pode resultar em aumento do apetite e da ingestão energética.

Referência bibliográfica

Mahan, K.L.; Raymond, J.L. (2018) Krause: Alimentos, nutrição e dietoterapia. 14ª ed. Rio de Janeiro: Elsevier, p. 2566-2568.

CASO CLÍNICO

Pneumopatia

Parecer nutricional

Ao exame físico, foram observados depleção do compartimento proteico somático (musculatura temporal, fossas supra e infraclaviculares e musculaturas do pinçamento) e a CMB, cujo valor está entre P5 e P10. Quanto ao compartimento adiposo, observou-se consumo da bola gordurosa de Bichat e depleção da DCT.

Respostas, Comentários e Referências Bibliográficas   275

De acordo com a OMS (1998), o paciente está eutrófico segundo o IMC, sendo a conduta adotada com dieta por via enteral por sonda nasogástrica, hiperenergética, hiperlipídica, hiperproteica (1,3 g/kg de peso ideal/dia) e hipoglicídica. Segue em acompanhamento nutricional.

Dietoterapia para Doença Cardiovascular

1ª QUESTÃO: C

Comentário: A dieta mediterrânea (DMe) consiste em maior número de porções de frutas e vegetais (sobretudo frescos), com ênfase em raízes e vegetais verdes, grãos integrais, peixe gordo (rico em ácidos graxos ômega-3), quantidades menores de carne vermelha e preferência por carnes magras, laticínios com menor teor de gordura, castanhas e leguminosas em quantidades abundantes, e uso de azeite de oliva, óleo de canola, óleo de castanha ou margarina misturada com óleo de colza ou linhaça. O padrão dietético DASH é rico em frutas e vegetais, laticínios com baixo teor de lipídios, grãos integrais, peixes e castanhas, com baixo teor de proteínas animal e açúcar. A dieta vegana é uma dieta vegetariana estrita, em que não se consome nenhum produto de origem animal.

Referência bibliográfica
Mahan, K.L.; Raymond, J.L. (2018) Krause: Alimentos, nutrição e dietoterapia. 14ª ed. Rio de Janeiro: Elsevier, p. 2429-2430.

2ª QUESTÃO: B
Comentário: Ver tabela a seguir.

Recomendações com base na pressão arterial em adultos hipertensos a partir das evidências da Analysis Library (2009) e American College of Cardiology/American Heart Association (2013)

Alimento ou nutriente	Recomendação da EAL	Classificação	Recomendação do ACC/AHA	Classificação
Sódio	A ingestão de sódio deve ser limitada a 2.300 mg/dia no máximo; se houver adesão a essa recomendação, e a PA-alvo não for alcançada, deve-se incentivar maior redução do sódio da dieta para 1.600 mg/dia em associação a um padrão de dieta DASH	Forte	Ingestão mais baixa de sódio. Consumir até 2.400 mg de sódio/dia no máximo; é desejável uma maior redução do sódio para 1.500 mg/dia, visto que essa menor ingestão está associada a uma redução ainda maior da PA; reduzir a ingestão em pelo menos 1.000 mg/dia, visto que isso baixará a PA, mesmo se a ingestão diária desejada de sódio não for alcançada	Forte Moderado

(Continua)

276 Krause | Alimentos, Nutrição e Dietoterapia – Perguntas e Respostas

Alimento ou nutriente	Recomendação da EAL	Classificação	Recomendação do ACC/AHA	Classificação
Padrões dietéticos que enfatizam frutas e vegetais	Os indivíduos devem adotar o padrão dietético DASH, que é rico em frutas, vegetais, laticínios com baixo teor de gordura e castanhas; com baixo teor de sódio, gordura total e gordura saturada; e quantidade adequada de energia para o controle da massa corporal	Consenso	Consumir um padrão dietético que enfatiza o consumo de vegetais, frutos e grãos integrais; inclui produtos lácteos com baixo teor de lipídios, aves, peixe, leguminosas, óleos vegetais e castanhas não tropicais; e que limita a ingestão de doces, bebidas adoçadas com açúcar e carne vermelha; adaptar o padrão às necessidades energéticas adequadas; obter esse padrão seguindo planos como a dieta DASH, o padrão de alimentação USDA ou a dieta AHA; combinar o padrão dietético DASH com uma ingestão mais baixa de sódio	Forte
Frutas e vegetais	Deve-se recomendar o consumo de frutas e vegetais em cinco a dez porções por dia para obter uma redução significativa da PA	Forte		Não avaliado
Controle do peso	Deve-se alcançar e manter a massa corporal ideal (IMC de 18,5 a 24,9 kg/m^2) para reduzir a PA	Consenso	Orientar os adultos com sobrepeso e obesos com PA elevada que as mudanças no estilo de vida que produzem até mesmo uma perda de peso modesta e sustentada de 3 a 5% produzem benefícios clinicamente significativos (p. ex., redução dos TG, da glicemia, HbA1C); uma perda de > 5% reduzirá a PA e diminuir a necessidade de medicamentos para controlar a PA	Forte

(Continua)

Respostas, Comentários e Referências Bibliográficas 277

Alimento ou nutriente	Recomendação da EAL	Classificação	Recomendação do ACC/AHA	Classificação
Atividade física	Os indivíduos devem ser incentivados a realizar uma atividade física aeróbica durante, pelo menos, 30 min por dia, na maioria dos dias da semana, visto que isso reduz a PAS	Consenso	Aconselhar os adultos a realizar uma atividade física aeróbica para reduzir a PA: 3 a 4 sessões por semana, com duração média de 40 min por sessão, e envolver-se em uma atividade física de intensidade moderada a vigorosa	Moderado
Bebidas alcoólicas	Para os indivíduos que podem consumir bebidas alcoólicas com segurança, o consumo deve limitar-se a duas doses no máximo (700 mℓ de cerveja, 300 mℓ de vinho ou 90 mℓ de bebida destilada de grau 80) por dia para a maioria dos homens e a uma dose por dia, no máximo, para as mulheres	Consenso		Não avaliado
Potássio	Os estudos sustentam uma relação modesta entre o aumento da ingestão de potássio e menor relação entre sódio e potássio com redução da pressão arterial	Razoável	Evidências insuficientes	Baixo
Cálcio	O efeito do aumento na ingestão de cálcio com redução da pressão arterial não está bem definido; todavia, algumas pesquisas indicam um benefício mínimo	Razoável		Não avaliado

(Continua)

278   Krause | Alimentos, Nutrição e Dietoterapia – Perguntas e Respostas

Alimento ou nutriente	Recomendação da EAL	Classificação	Recomendação do ACC/AHA	Classificação
Magnésio	O efeito do aumento na ingestão de magnésio com redução da pressão arterial é desconhecido; todavia, algumas pesquisas indicam um benefício mínimo	Razoável		Não avaliado
Ácidos graxos ômega-3	Os estudos que investigam o consumo aumentado de ácidos graxos ômega-3 não demonstraram efeito benéfico sobre a PA	Razoável		Não avaliado

IMC = Índice de massa corporal; PA = pressão arterial; DASH = abordagens dietéticas para interromper a hipertensão; PAS = pressão arterial sistólica.

Referência bibliográfica
Mahan, K.L.; Raymond, J.L. (2018) Krause: Alimentos, nutrição e dietoterapia. 14ª ed. Rio de Janeiro: Elsevier, p. 2458-2459.

3ª QUESTÃO: C

Comentário: O aumento do cálcio proveniente de produtos lácteos *versus* suplementos está associado a um menor risco de hipertensão arterial sistêmica. Em particular, a ingestão de laticínios com baixo teor de lipídios reduziu o risco de hipertensão em 13%, enquanto a ingestão de suplementos de cálcio e as fontes lácteas com alto teor de lipídios não tiveram nenhum efeito. São necessárias pelo menos 2,5 porções de produtos lácteos com baixo teor de lipídios por dia para obter melhora da pressão arterial. Mecanicamente, a ingestão de laticínios, que constituem uma importante fonte do cálcio da dieta, potencializa um aumento na concentração intracelular de cálcio. Por sua vez, isso aumenta as concentrações de 1,25-vitamina D3 e de paratormônio, causando um influxo de cálcio para dentro das células musculares lisas vasculares e maior resistência vascular.

Referência bibliográfica
Mahan, K.L.; Raymond, J.L. (2018) Krause: Alimentos, nutrição e dietoterapia. 14ª ed. Rio de Janeiro: Elsevier, p. 2465-2466.

4ª QUESTÃO: D

Comentário: Além dos cuidados médicos e dos padrões convencionais, mais de um terço dos norte-americanos também utiliza abordagens complementares, incluindo tratamento da hipertensão arterial sistêmica. Ver tabela a seguir.

Abordagens complementares e alternativas para a redução da pressão arterial

Nome comum	Nome científico	Efeito sobre a PA e mecanismo de ação	Efeitos colaterais e riscos
Coenzima Q_{10}	Ubiquinona	Diminui a PAS e a PAD por meio de um efeito direto sobre o endotélio vascular e o músculo liso	Pode causar desconforto gastrintestinal, náuseas, flatulência e cefaleias
Vitamina C e vitamina E tomadas em associação como suplemento	Ácido ascórbico α-tocoferol	Reduzem a PAS e a PAD, diminuem a rigidez arterial e melhoram a função endotelial ao melhorar o estado antioxidante	A suplementação com vitamina E isoladamente pode aumentar a PA
Vitamina D	1,25-di-hidroxi vitamina D_3	Diminui a PAS pela supressão da expressão de renina e proliferação das células musculares lisas vasculares	Pode ocorrer hipercalcemia dependendo da dose da suplementação
Óleo de peixe	Ácidos graxos poli-insaturados ômega-3	Em doses muito altas em indivíduos hipertensos, pode ocorrer reduções da PAS e da PAD ao aumentar a resposta vasodilatadora dependente do endo-télio; pode aumentar a biodisponibili-dade de NO na parede vascular	Pode causar desconforto gastrintestinal, eructação, mau hálito e alteração do paladar
Alho	*Allium sativum*	Reduz a PAS e a PAD em indivíduos com hipertensão arterial por meio da vasodilatação resultante da ativação dos canais de potássio; pode ser também devido à ativação da NOS	Pode causar mau hálito e odor corporal
Resveratrol	Trans-3,4′,5-tri-hidroxiestilbeno	Reduz a PA sistólica em animais por meio de aumento da expressão da NOS na aorta	Desconhecido

(Continua)

280 Krause | Alimentos, Nutrição e Dietoterapia – Perguntas e Respostas

Nome comum	Nome científico	Efeito sobre a PA e mecanismo de ação	Efeitos colaterais e riscos
Visco	*Viscum album*	Reduz a PA sistólica em animais por meio de um mecanismo simpático	Desconhecido
Espinheiro-alvar (pilriteiro)	*Crataegus oxycantha, Crataegus monogyna*	Exerce discreto efeito de redução gradual da PA. O mecanismo não está bem definido	Desconhecido
Amora	*Morus alba*	Reduz a PAS e a PAD em animais; o mecanismo não está bem definido	Desconhecido
Hibisco	*Hibiscus sabdariffa*	Reduz a PAS em adultos com pré-hipertensão ou hipertensão arterial leve por meio da ativação dos canais de cálcio	Nenhum
Rauwolfia	*Rauwolfia serpentine*	Reduz a PAS ao causar depleção das catecolaminas e da serotonina das sinapses centrais e periféricas	Nenhum
Quercetina	3,3′,4′,5,7-penta-hidroxiflavona	Redução da PAS por meio de um efeito vasodilatador direto; pode causar também aumento na biodisponibilidade e atividade biológica do NO	Pode causar desconforto articular com uso em longo prazo e desconforto gastrintestinal, a não ser que ingerida com as refeições. Pode aumentar o estradiol e diminuir a eficácia de outras formas de estrogênio

PA = Pressão arterial; PAD = pressão arterial diastólica; NO = óxido nítrico; NOS = óxido nítrico sintase; PAS = pressão arterial sistólica.

Referência bibliográfica
Mahan, K.L.; Raymond, J.L. (2018) Krause: Alimentos, nutrição e dietoterapia. 14ª ed. Rio de Janeiro: Elsevier, p. 2472-2473.

5ª QUESTÃO: D
Comentário: Mais da metade da população idosa apresenta hipertensão arterial sistêmica; isso não é uma consequência normal do envelhecimento. As modificações no estilo de vida discutidas previamente são o primeiro passo no tratamento

dos indivíduos idosos, à semelhança das populações mais jovens. O estudo *Trial of Nonpharmacologic Interventions in the Elderly* constatou que uma perda de massa corporal (3,5 a 4,5 kg) e a redução da ingestão de sódio (para 1,8 g/dia) podem diminuir ou eliminar a necessidade de fármacos em indivíduos idosos obesos e com hipertensão arterial sistêmica. Embora a perda de massa corporal e a redução do sódio nos idosos sejam muito efetivas na redução da pressão arterial, saber como facilitar essas mudanças e promover a adesão continua sendo um desafio para os profissionais de saúde.

Referência bibliográfica
Mahan, K.L.; Raymond, J.L. (2018) Krause: Alimentos, nutrição e dietoterapia. 14ª ed. Rio de Janeiro: Elsevier, p. 2480.

6ª QUESTÃO: C
Comentário: As metas em pacientes com IC consistem em redução da readmissão no hospital, menor número de dias de hospitalização, melhor adesão à restrição de sódio e líquidos e melhora nos escores de qualidade de vida. Ver quadro a seguir.

Tratamento

Tratamento médico
- Inibidores da ECA
- Bloqueadores dos receptores de angiotensina
- Bloqueadores da aldosterona
- Betabloqueadores
- Digoxina
- Vasodilatadores
- Desfibrilador implantável
- Transplante cardíaco

Manejo nutricional
- Dieta com baixo teor de gordura saturada, gordura *trans*
- Restrição do sódio na dieta – < 3 g/dia
- Aumento na ingestão de grãos integrais, frutas, vegetais
- Limitar o consumo de líquidos a 2 ℓ por dia
- Perder ou manter a massa corporal adequada
- Suplementação com magnésio
- Suplementação com tiamina
- Aumento da atividade física, conforme tolerado
- Evitar o tabagismo
- Evitar o consumo de bebidas alcoólicas

Referência bibliográfica
Mahan, K.L.; Raymond, J.L. (2018) Krause: Alimentos, nutrição e dietoterapia. 14ª ed. Rio de Janeiro: Elsevier, p. 2486.

7ª QUESTÃO: A
Comentário: A IC é desencadeada por lesão ou estresse do músculo cardíaco em consequência de infarto agudo do miocárdio ou de início insidioso (pressão hemodinâmica ou sobrecarga de volume). Ver tabela a seguir.

282   Krause | Alimentos, Nutrição e Dietoterapia – Perguntas e Respostas

Classificação da insuficiência cardíaca

Classe I	Ausência de sintomas indevidos associados a atividades normais e ausência de limitação na atividade física
Classe II	Limitação leve da atividade física; paciente confortável em repouso
Classe III	Limitação acentuada da atividade física; paciente confortável em repouso
Classe IV	Incapacidade de realizar uma atividade física sem desconforto; sintomas de insuficiência cardíaca ou dor torácica em repouso

Referência bibliográfica
Mahan, K.L.; Raymond, J.L. (2018) Krause: Alimentos, nutrição e dietoterapia. 14ª ed. Rio de Janeiro: Elsevier, p. 2484.

8ª QUESTÃO: D

Comentário: As diretrizes nutricionais são compatíveis com todos os tipos de transplantes de órgãos, e não apenas específicas para transplantes cardíacos. No paciente pós-transplante agudo, as metas nutricionais consistem em: (1) fornecer uma quantidade adequada de proteínas e energia para tratar o catabolismo e promover a cicatrização; (2) monitorar e corrigir as anormalidades eletrolíticas; e (3) obter um controle ideal da glicemia. Ver tabela a seguir.

Recomendações de nutrientes pós-transplante

Nutriente	Recomendações em curto prazo	Recomendações em longo prazo
Calorias	120 a 140 do GEB (30 a 35 kcal/kg) ou medida do GER	Manutenção: 120 a 130% do GEB (20 a 30 kcal/kg), dependendo do nível de atividade
Proteína	1,3 a 2 g/kg/dia	1 g/kg/dia
Carboidratos	~50% da energia Restringir os açúcares simples se a concentração de glicose estiver elevada	~50% da energia Restringir os açúcares simples e incentivar escolhas de carboidratos complexos com alto teor de fibras
Gordura	30% da energia (ou mais na presença de hiperglicemia grave)	≤ 30% da energia total < 10% da energia na forma de gordura saturada
Cálcio	1.200 mg/dia	1.200 a 1.500 mg/dia (considerar a necessidade de estrogênio ou suplementos de vitamina D)
Sódio	2 g/dia	2 g/dia
Magnésio e fósforo	Incentivar a ingestão de alimentos ricos nesses nutrientes	Incentivar a ingestão de alimentos ricos nesses nutrientes
Potássio	Suplementar ou restringir, com base nas concentrações séricas de potássio	Suplementar ou restringir, com base nas concentrações séricas de potássio
Outras vitaminas e minerais	Multivitamínico/minerais – suplementar até os teores de RDI Pode haver necessidade de suplementos adicionais para a reposição de deficiência suspeitada ou confirmada	Multivitamínico/minerais – suplementar até os teores de RDI Pode haver necessidade de suplementos adicionais para a reposição de deficiência suspeitada ou confirmada

(Continua)

Nutriente	Recomendações em curto prazo	Recomendações em longo prazo
Outros	Evitar produtos complementares ou alternativos sem segurança e eficiência comprovadas em pacientes submetidos a transplante	Evitar produtos complementares ou alternativos sem segurança e eficiência comprovadas em pacientes submetidos a transplante

Referência bibliográfica
Mahan, K.L.; Raymond, J.L. (2018) Krause: Alimentos, nutrição e dietoterapia. 14ª ed. Rio de Janeiro: Elsevier, p. 2506.

9ª QUESTÃO: C

Comentário: Alguns estudos sobre o uso da suplementação com coenzima Q10 (CoQ10) em pacientes com IC mostraram resultados positivos. Os resultados incluíram melhora significativa da tolerância ao exercício, diminuição dos sintomas e melhor qualidade de vida. Em geral, as concentrações de CoQ10 estão baixas nos pacientes com IC; postula-se que a repleção pode evitar o estresse oxidativo e o dano adicional ao miocárdio.

Referência bibliográfica
Mahan, K.L.; Raymond, J.L. (2018) Krause: Alimentos, nutrição e dietoterapia. 14ª ed. Rio de Janeiro: Elsevier, p. 2501.

10ª QUESTÃO: A

Comentário: Uma dieta dietética mediterrânea é tipicamente baseada em alimentos integrais ou minimamente processados. É rica em alimentos protetores (frutas, verduras, leguminosas, cereais integrais, peixe e azeite de oliva) e baixa em fatores dietéticos adversos (*fast-food*, bebidas açucaradas, produtos de grãos refinados e alimentos processados ou energeticamente densos), com carne vermelha moderada e consumo de álcool.

Referência bibliográfica
Mahan, K.L.; Raymond, J.L. (2018) Krause: Alimentos, nutrição e dietoterapia. 14ª ed. Rio de Janeiro: Elsevier, p. 2436.

11ª QUESTÃO: C

Comentário: A substituição dos carboidratos por ácido oleico quase não tem efeito apreciável sobre os lipídios sanguíneos. Entretanto, a substituição dos AGS por AGMI (como ocorreria com a substituição da manteiga por azeite de oliva) diminui as concentrações séricas de colesterol, de colesterol LDL e de triglicerídeos. O ácido graxo essencial ácido linoleico (AL) é o AGPI predominante consumido na dieta norte-americana e seu efeito depende do perfil de ácidos graxos totais da dieta. Quando acrescentado a dietas em estudo, o AL em grandes quantidades diminui as concentrações séricas de colesterol HDL. O consumo elevado de AGPI ômega-6 pode exercer efeitos adversos sobre a função do endotélio vascular ou pode estimular a produção de citocinas pró-inflamatórias. A substituição dos AGPI por carboidratos na dieta resulta em declínio das concentrações séricas de colesterol LDL. Quando os AGS são substituídos por AGPI em uma dieta com baixo teor de lipídios, as concentrações de colesterol LDL e colesterol HDL são reduzidas.

Referência bibliográfica
Mahan, K.L.; Raymond, J.L. (2018) Krause: Alimentos, nutrição e dietoterapia. 14ª ed. Rio de Janeiro: Elsevier, p. 2439-2441.

12ª QUESTÃO: V, V, F, V, F, V

Comentário: A substituição dos AGPI por carboidratos na dieta resulta em declínio das concentrações séricas de colesterol LDL. De modo global, a eliminação dos AGS é duas vezes mais efetiva na redução das concentrações séricas de colesterol do que o aumento dos AGPI. Os pacientes que apresentam hipertrigliceridemia necessitam de 2 a 4 g de EPA e DHA por dia para uma redução efetiva. Os ácidos graxos ômega-3 reduzem as concentrações de triglicerídeos ao inibir a síntese de VLDL e de apo B-100, diminuindo, assim, a lipemia pós-prandial. O consumo de óleo de peixe tem sido associado a altas concentrações de colesterol HDL. Um ácido graxo ômega-3 proveniente de vegetais, o ácido alfalinolênico (ALA), tem efeitos anti-inflamatórios. As concentrações de PR-c são reduzidas quando os pacientes consomem 8 g de ALA por dia. Acredita-se que os ácidos graxos ômega-3 sejam cardioprotetores, visto que eles interferem na coagulação sanguínea e alteram a síntese de prostaglandinas. Os ácidos graxos ômega-3 estimulam a produção de óxido nítrico, uma substância que estimula o relaxamento da parede dos vasos sanguíneos (vasodilatação). As Diretrizes Dietéticas dos EUA de 2015 também eliminaram a recomendação no sentido de restringir o colesterol. Entretanto, é importante lembrar que a maior parte dos alimentos ricos em colesterol também apresenta alto teor de gorduras saturadas que, de fato, elevam as concentrações de colesterol LDL.

Referência bibliográfica
Mahan, K.L.; Raymond, J.L. (2018) Krause: Alimentos, nutrição e dietoterapia. 14ª ed. Rio de Janeiro: Elsevier, p. 2440-2442.

13ª QUESTÃO: D

Comentário: Ver tabela a seguir.

Abordagens complementares e alternativas para a redução da pressão arterial

Nome comum	Nome científico	Efeito sobre a PA e mecanismo de ação	Efeitos colaterais e riscos
Coenzima Q_{10}	Ubiquinona	Diminui a PAS e a PAD por meio de um efeito direto sobre o endotélio vascular e o músculo liso	Pode causar desconforto gastrintestinal, náuseas, flatulência e cefaleias
Vitamina C e vitamina E tomadas em associação como suplemento	Ácido ascórbico α-tocoferol	Reduzem a PAS e a PAD, diminuem a rigidez arterial e melhoram a função endotelial ao melhorar o estado antioxidante	A suplementação com vitamina E isoladamente pode aumentar a PA
Vitamina D	1,25-di-hidroxi vitamina D_3	Diminui a PAS pela supressão da expressão de renina e proliferação das células musculares lisas vasculares	Pode ocorrer hipercalcemia, dependendo da dose da suplementação

(Continua)

Respostas, Comentários e Referências Bibliográficas   **285**

Nome comum	Nome científico	Efeito sobre a PA e mecanismo de ação	Efeitos colaterais e riscos
Óleo de peixe	Ácidos graxos poli-insaturados ômega-3	Em doses muito altas em indivíduos hipertensos, podem ocorrer reduções da PAS e da PAD ao aumentar a resposta vasodilatadora dependente do endotélio; pode aumentar também a biodisponibilidade de NO na parede vascular	Pode causar desconforto gastrintestinal, eructação, mau hálito e alteração do paladar
Alho	*Allium sativum*	Reduz a PAS e a PAD em indivíduos com hipertensão arterial por meio da vasodilatação resultante da ativação dos canais de potássio; pode ser, também, devido à ativação da NOS	Pode causar mau hálito e odor corporal
Resveratrol	Trans-3,4',5-tri-hidroxiestilbeno	Reduz a PA sistólica em animais por meio de aumento da expressão da NOS na aorta	Desconhecido
Visco	*Viscum album*	Reduz a PA sistólica em animais por meio de um mecanismo simpático	Desconhecido
Espinheiro-alvar (pilriteiro)	*Crataegus oxycantha, Crataegus monogyna*	Exerce discreto efeito de redução gradual da PA. O mecanismo não está bem definido	Desconhecido
Amora	*Morus alba*	Reduz a PAS e a PAD em animais; o mecanismo não está bem definido	Desconhecido
Hibisco	*Hibiscus sabdariffa*	Reduz a PAS em adultos com pré-hipertensão ou hipertensão arterial leve por meio da ativação dos canais de cálcio	Nenhum
Rauwolfia	*Rauwolfia serpentine*	Reduz a PAS ao causar depleção das catecolaminas e da serotonina das sinapses centrais e periféricas	Nenhum
Quercetina	3,3',4',5, 7-penta-hidroxiflavona	Redução da PAS por meio de um efeito vasodilatador direto; pode causar também aumento na biodisponibilidade e atividade biológica do NO	Pode causar desconforto articular com uso em longo prazo e desconforto gastrintestinal, a não ser que ingerida com as refeições. Pode aumentar o estradiol e diminuir a eficácia de outras formas de estrogênio

PA = pressão arterial; PAD = pressão arterial diastólica; NO = óxido nítrico; NOS = óxido nítrico sintase; PAS = pressão arterial sistólica

286 Krause | Alimentos, Nutrição e Dietoterapia – Perguntas e Respostas

Referência bibliográfica
Mahan, K.L.; Raymond, J.L. (2018) Krause: Alimentos, nutrição e dietoterapia. 14ª ed. Rio de Janeiro: Elsevier, p. 2472-2473.

14ª QUESTÃO: C
Comentário: Mais da metade da população idosa apresenta hipertensão arterial sistêmica; isso não é uma consequência normal do envelhecimento. As modificações no estilo de vida discutidas previamente são o primeiro passo no tratamento dos indivíduos idosos, à semelhança das populações mais jovens. O estudo *Trial of Nonpharmacologic Interventions in the Elderly* constatou que uma perda de massa corporal (3,5 a 4,5 kg) e a redução da ingestão de sódio (para 1,8 g/dia) podem diminuir ou eliminar a necessidade de fármacos em indivíduos idosos obesos e com hipertensão arterial sistêmica. Embora a perda de massa corporal e a redução do sódio nos idosos sejam muito efetivas na redução da pressão arterial, saber como facilitar essas mudanças e promover a adesão continua sendo um desafio para os profissionais de saúde.

Referência bibliográfica
Mahan, K.L.; Raymond, J.L. (2018) Krause: Alimentos, nutrição e dietoterapia. 14ª ed. Rio de Janeiro: Elsevier, p. 2480.

15ª QUESTÃO: B
Comentário: Os pacientes evoluem da dieta com líquidos claros para uma dieta pastosa, administrada em pequenas refeições frequentes. A alimentação enteral pode ser adequada em curto prazo, sobretudo quando surgem complicações. Na maioria das vezes, a ingestão de nutrientes é mantida pelo uso de suplementos líquidos e alimentos de alta densidade energética, particularmente em pacientes com falta de apetite. O ganho de massa corporal até alcançar a massa corporal ideal é a meta nutricional para pacientes que estavam caquéticos antes do transplante. O aumento da função cardíaca ajuda a deter o estado caquético pré-cirúrgico. A hiperglicemia pode ser exacerbada pelo estresse da cirurgia e pelo esquema de fármacos imunossupressores. Ajustes na dieta podem ser feitos para ajudar no controle da glicemia.

Referência bibliográfica
Mahan, K.L.; Raymond, J.L. (2018) Krause: Alimentos, nutrição e dietoterapia. 14ª ed. Rio de Janeiro: Elsevier, p. 2506-2507.

CASO CLÍNICO

Hipertensão arterial sistêmica

Parecer nutricional

Paciente apresenta moderada perda de peso em 2 meses e classificação de IMC em sobrepeso. Os compartimentos adiposo e proteico somático encontram-se preservados. O nível de assistência nutricional é primário. A conduta nutricional a ser adotada é dieta por VO, de consistência branda, normoproteica, hipolipídica, restrita em sacarose e hipossódica, fracionada em seis refeições ao dia.

CASO CLÍNICO

Infarto agudo do miocárdio

Parecer nutricional

Ao exame físico, foram observados sinais indicativos de preservação do compartimento proteico somático (musculatura temporal, fossas supra e infraclaviculares e musculaturas do pinçamento), o que foi confirmado pela avaliação antropométrica CMB entre P25 e P50. Quanto ao compartimento adiposo, observou-se preservação da bola gordurosa de Bichat e da DCT. Paciente apresenta sinal clínico sugestivo de anemia (conjuntiva hipocorada), o que ficou confirmado pelo exame laboratorial por meio da concentração de hemoglobina e avaliação da série vermelha do hemograma completo, que se encontram diminuídas. De acordo com a OMS (1998), o paciente apresenta sobrepeso segundo IMC 29,3 kg/m², sendo a conduta adotada dieta por VO, consistência branda, normoenergética, com distribuição normal dos macronutrientes energéticos, dando preferência aos carboidratos complexos, rica em fibras (24 g/dia) e grãos integrais, fracionada em seis refeições diárias. Segue em acompanhamento nutricional.

Dietoterapia nas Doenças Renais

1ª QUESTÃO: V, F, V, V

Comentário: A maior parte da carga de solutos consiste em produtos de degradação nitrogenados, sobretudo os produtos finais do metabolismo das proteínas. A ureia predomina em quantidade, dependendo do conteúdo de proteína da dieta. O ácido úrico, a creatinina (Cr) e a amônia estão presentes em pequenas quantidades. Se os produtos de degradação normais não forem eliminados adequadamente, eles se acumularão em quantidades anormais no sangue, uma condição conhecida como azotemia. O rim também desempenha funções não relacionadas com a excreção. Uma delas envolve o mecanismo renina-angiotensina, que é um importante controle da pressão arterial. A diminuição do volume sanguíneo faz com que as células do glomérulo (o aparelho justaglomerular) reajam por meio da secreção de renina, uma enzima proteolítica. A renina atua sobre o angiotensinogênio no plasma para formar a angiotensina I, que é convertida em angiotensina II, um poderoso vasoconstritor e potente estímulo da secreção de aldosterona pela glândula suprarrenal. Em consequência, ocorre reabsorção de sódio e de líquido, e a pressão arterial se normaliza.

Referência bibliográfica

Mahan, K.L.; Raymond, J.L. (2018) Krause: Alimentos, nutrição e dietoterapia. 14ª ed. Rio de Janeiro: Elsevier, p. 2599-2600.

2ª QUESTÃO: V, V, V, V

Comentário: O rim também produz o hormônio eritropoetina (EPO), um determinante de importância crítica da atividade eritroide na medula óssea. A deficiência de EPO representa a principal causa de anemia grave observada na doença renal crônica. A manutenção da homeostasia do cálcio-fósforo envolve as interações complexas do paratormônio (PTH); calcitonina; vitamina D ativa; e três órgãos efetores: o intestino, o rim e os ossos. O papel do rim consiste na produção da forma ativa da vitamina D – o 1,25-di-hidroxicolecalciferol (1,25-[OH]$_2$D$_3$) –, bem como na eliminação de cálcio e fósforo. A vitamina D ativa promove a absorção eficiente de cálcio pelo intestino, sendo uma das substâncias necessárias para a remodelação e manutenção ósseas. A vitamina D ativa também suprime a produção de PTH, que é responsável pela mobilização de cálcio do osso.

Referência bibliográfica
Mahan, K.L.; Raymond, J.L. (2018) Krause: Alimentos, nutrição e dietoterapia. 14ª ed. Rio de Janeiro: Elsevier, p. 2600.

3ª QUESTÃO: V, F, F, V

Comentário: A nefrolitíase se refere à presença de cálculos renais. A frequência aumentada da obesidade, o diabetes melito e a síndrome metabólica têm levado a taxas crescentes de nefrolitíase. Apesar de ser uma doença predominantemente masculina, a sua prevalência está rapidamente aumentando nas mulheres (7,1%) e nos homens, em 10,6%, modificando, assim, a relação sexo masculino/feminino. Os cálculos renais afetam pessoas de todos os grupos étnicos. Um baixo volume de urina representa o único fator de risco mais importante para todos os tipos de nefrolitíase.

Referência bibliográfica
Mahan, K.L.; Raymond, J.L. (2018) Krause: Alimentos, nutrição e dietoterapia. 14ª ed. Rio de Janeiro: Elsevier, p. 2601-2602.

4ª QUESTÃO: C

Comentário: Os indivíduos obesos que formam cálculos excretam quantidades aumentadas de sódio, cálcio, ácido úrico e citrato e apresentam pH urinário mais baixo. A obesidade é o preditor mais forte de recidiva de cálculos nos indivíduos que formam cálculos pela primeira vez. Conforme a massa corporal aumenta, a excreção de cálcio, oxalato e ácido úrico também aumenta. Os pacientes com maior índice de massa corporal (IMC) apresentam redução da excreção de amônia e comprometimento do tamponamento de íons hidrogênio. Com o aumento do IMC, os cálculos de ácido úrico tornam-se mais dominantes do que os de oxalato de cálcio, sobretudo nos homens. Os cálculos de ácido úrico são comuns na presença de diabetes melito tipo 2. A hiperinsulinemia também pode contribuir para o desenvolvimento de cálculos de cálcio por meio de aumento da excreção urinária de cálcio. O controle da massa corporal pode ser considerado uma das medidas preventivas, e, nos indivíduos formadores de cálculos, recomenda-se um IMC de 18 a 25 kg/m^2.

Referência bibliográfica
Mahan, K.L.; Raymond, J.L. (2018) Krause: Alimentos, nutrição e dietoterapia. 14ª ed. Rio de Janeiro: Elsevier, p. 2603.

5ª QUESTÃO: A

Comentário: Ocorre hipercalciúria em um terço da metade dos pacientes com cálculos de cálcio. A hipercalciúria consiste em uma concentração de cálcio acima de 300 mg (7,5 mmol) por dia nos homens, 250 mg (6,25 mmol) por dia nas mulheres ou 4 mg (0,1 mmol/kg/dia, em coletas aleatórias de urina em pacientes ambulatoriais com dietas não restritivas). A definição clássica da hipercalciúria com limite normal superior de 200 mg/dia baseia-se em uma dieta constante restrita em cálcio, sódio e proteína animal. A hipercalciúria idiopática (HI) é um distúrbio familiar que se caracteriza por concentrações séricas anormais de cálcio na ausência de causas conhecidas de hipercalciúria, como hiperparatireoidismo primário, sarcoidose, ingestão excessiva de vitamina D, hipertireoidismo, uso de glicocorticoides ou acidose tubular renal. Cerca de 90% dos pacientes com HI nunca forma cálculos renais; entretanto, são mais sensíveis à formação de cálculos, visto que elevações relativamente pequenas do cálculo urinário aumentam a supersaturação de oxalato de cálcio. A formação de cálculo em um indivíduo com HI pode ser desencadeada por uma ingestão excessiva de cálcio na dieta; absorção intestinal aumentada de cálcio, que pode ou não ser mediada pela vitamina D; diminuição da reabsorção tubular renal de cálcio; ou repouso ao leito prolongado. Um aumento na absorção intestinal de cálcio, mesmo com dieta restrita em cálcio, sódio e proteína animal, é observado sobretudo em pacientes com hipercalciúria absortiva. Concentrações de cálcio urinário acima do normal em qualquer grau de absorção efetiva de cálcio sugerem que parte do cálcio urinário provém do osso. O balanço negativo de cálcio parece ser maior em indivíduos formadores de cálculos do que em indivíduos que não formam cálculos.

Referência bibliográfica
Mahan, K.L.; Raymond, J.L. (2018) Krause: Alimentos, nutrição e dietoterapia. 14ª ed. Rio de Janeiro: Elsevier, p. 2604-2605.

6ª QUESTÃO: D

Comentário: A perda óssea pode estar elevada em pacientes com HI, nos quais uma baixa ingestão de cálcio exagera a perda óssea em consequência do aumento da excreção efetiva de ácido (EEA). Entretanto, a restrição prolongada crônica de cálcio, a ingestão deficiente de cálcio e o aumento das perdas por hipercalciúria diminuem a densidade mineral óssea. A DMO diminuída também se correlaciona com um aumento dos marcadores da renovação óssea, bem como com aumento na ocorrência de fraturas. O risco de fraturas vertebrais aumenta quatro vezes entre pacientes com urolitíase, em comparação com a população geral. A reabsorção óssea indesejável pode ser intensificada por uma ingestão elevada de proteína de origem não láctea. Uma ingestão inadequada de cálcio, juntamente com uma alta ingestão proteica, induz ao desenvolvimento de acidose metabólica, aumenta a excreção de cálcio e diminui o pH urinário. Essa carga ácida inibe a reabsorção renal de cálcio. Pode-se recomendar redução da proteína animal não láctea.

Referência bibliográfica
Mahan, K.L.; Raymond, J.L. (2018) Krause: Alimentos, nutrição e dietoterapia. 14ª ed. Rio de Janeiro: Elsevier, p. 2605-2606.

7ª QUESTÃO: E

Comentário: Alimentos potencialmente ácidos: Proteínas: carnes, peixes, aves, mariscos, ovos, todos os tipos de queijos, manteiga de amendoim, amendoins.

- Gorduras: *bacon*, noz branca, nozes, sementes de abóbora, sementes de gergelim, sementes de girassol, molhos cremosos para salada. Carboidratos: todos os tipos de pães, como farelo de milho, aveia, macarrão, farelo de arroz, centeio, trigo, sobretudo glúten do trigo. Doces: sobremesas de gelatina (mistura seca com ou sem aspartame), pudim (mistura seca instantânea).

Referência bibliográfica
Mahan, K.L.; Raymond, J.L. (2018) Krause: Alimentos, nutrição e dietoterapia. 14ª ed. Rio de Janeiro: Elsevier, p. 2607.

290 Krause | Alimentos, Nutrição e Dietoterapia – Perguntas e Respostas

8ª QUESTÃO: V, V, V, F

Comentário: Após tratamento corretivo, é necessário efetuar uma avaliação nutricional para determinar os fatores de risco relacionados com a recidiva dos cálculos. O risco aumenta tanto nos homens quanto nas mulheres com a elevação do cálcio e do oxalato na urina, e diminui com o aumento do citrato e do volume urinário. Há um *continuum* de risco relacionado com o aumento das concentrações urinárias de cálcio e de oxalato. Para pacientes que não apresentam nenhuma anormalidade metabólica, observa-se aumento gradual no risco de formação de cálculos, que começa quando a taxa de excreção urinária de cálcio, oxalato e citrato ainda se encontra dentro da faixa normal. Como a química da urina modifica-se de um dia para outro com base em alterações no ambiente e na dieta, são necessárias duas amostras de urina de 24 h com base na dieta habitual, uma durante um dia da semana e outra no fim de semana. A dietoterapia (MNT) específica baseia-se, então, em uma avaliação metabólica abrangente. O aconselhamento nutricional e o monitoramento metabólico podem ser efetivos.

Referência bibliográfica
Mahan, K.L.; Raymond, J.L. (2018) Krause: Alimentos, nutrição e dietoterapia. 14ª ed. Rio de Janeiro: Elsevier, p. 2615.

9ª QUESTÃO: A

Comentário: Os estudos epidemiológicos realizados encontraram correlação entre melhora no padrão de vida, a alta ingestão de proteína animal e incidência crescente de cálculos renais. A carne, o peixe, as aves, os ovos, o queijo e os cereais são os principais alimentos contribuintes de ácido. O cálcio da dieta diminui a absorção de oxalato e parece ter mais impacto sobre o oxalato urinário do que a quantidade de oxalato dietético. O impacto do oxalato dietético sobre a sua excreção urinária parece ser pequeno. Para muitos indivíduos formadores de cálculos, a restrição do oxalato dietético pode ser uma intervenção relativamente ineficaz para diminuir a excreção urinária de oxalato. Com uma ingestão muito baixa de cálcio, de menos de 200 mg/dia, a absorção de oxalato aumenta; ela cai quando há maior ingestão de cálcio (1.200 mg). A idade está associada, independente e inversamente, ao oxalato urinário. Com base nas evidências disponíveis, não há necessidade de restrição rigorosa de oxalato. O paciente é aconselhado a adicionar cálcio a cada refeição para a ligação do oxalato. A ingestão total diária de cálcio pode ser dividida em, pelo menos, três refeições ou em tantas refeições quanto possível. São necessários 150 mg de cálcio para a ligação de 100 mg de oxalato. Os pacientes devem incluir cerca de 150 mg de cálcio em cada refeição, e essa quantidade é encontrada em ½ xícara de leite, sorvete, pudim, iogurte ou 20 g de queijo.

Referência bibliográfica
Mahan, K.L.; Raymond, J.L. (2018) Krause: Alimentos, nutrição e dietoterapia. 14ª ed. Rio de Janeiro: Elsevier, p. 2619-2620.

10ª QUESTÃO: A

Comentário: Com frequência, os indivíduos formadores de cálculos apresentam ingestão de potássio baixa a normal e alta ingestão de sódio, resultando em uma proporção Na:K adversamente elevada. A ingestão de potássio está inversamente relacionada com o risco de formação de cálculos renais. A estimativa do consumo de frutas e vegetais deve ser incluída na avaliação metabólica. Os indivíduos que formam

Respostas, Comentários e Referências Bibliográficas **291**

cálculos devem ser incentivados a aumentar o potássio da dieta, consumindo frutas e vegetais com baixo teor de oxalato várias vezes ao dia. Os alimentos ricos em potássio apresentam álcali, que estimula a excreção urinária de citrato.

Referência bibliográfica
Mahan, K.L.; Raymond, J.L. (2018) Krause: Alimentos, nutrição e dietoterapia. 14ª ed. Rio de Janeiro: Elsevier, p. 2620-2621.

11ª QUESTÃO: D

Comentário: O magnésio é um inibidor de baixa massa corporal molecular que forma complexos solúveis com o oxalato. À semelhança do cálcio, ele inibe a absorção de oxalato e pode desempenhar um papel em pacientes com hiperoxalúria. O excesso de fosfato na urina contribui para o risco de formação e cálculos de fosfato de cálcio; porém, não é um fator de risco tão importante quanto o pH urinário, que determina a quantidade de fosfato que estará na forma de fosfato de hidrogênio (HPO_4). Os cálculos de fosfato de cálcio tendem a ocorrer em mulheres gestantes no segundo e no terceiro trimestres de gestação. A quantidade diária de cloreto de sódio nas dietas modernas alcança teores excessivos, de até 10 g/dia. A quantidade de sódio na urina e a hipercalciúria exibem uma correlação direta, visto que tanto o sódio quanto o cálcio são reabsorvidos em locais comuns no túbulo renal. O risco de nefrolitíase é significativamente maior em indivíduos hipertensos em comparação com os indivíduos normotensos.

Referência bibliográfica
Mahan, K.L.; Raymond, J.L. (2018) Krause: Alimentos, nutrição e dietoterapia. 14ª ed. Rio de Janeiro: Elsevier, p. 2621.

12ª QUESTÃO: V, F, V, V

Comentário: A ingestão de sódio deve ser reduzida para menos de 2.300 mg/dia em pacientes com hipercalciúria. O consumo de uma dieta adaptada da dieta *Dietary Approaches to Stop Hypertension* (DASH), isto é, abordagens dietéticas para interromper a hipertensão, diminui o risco de formação de cálculos renais. Uma pontuação mais alta de DASH está associada à ingestão mais alta de cálcio, potássio, magnésio, oxalato e vitamina C e à menor ingestão de sódio, visto que a dieta é moderadamente rica em laticínios com baixo teor de gordura, frutas, vegetais e castanhas e baixo teor de proteína animal. O citrato inibe os cálculos urinários por meio da formação de um complexo com cálcio na urina. Por conseguinte, há menos disponibilidade de cálcio para a ligação do oxalato urinário, o que ajuda a evitar a formação de cálculo de oxalato de cálcio e de fosfato de cálcio. A acidose tubular renal (ATR) distal é uma acidose acompanhada de hipopotassemia. A ATR, a síndrome de má absorção com hiperoxalúria entérica e o consumo excessivo de carne (pH urinário mais baixo) estão associados à redução das concentrações urinárias de citrato.

Referência bibliográfica
Mahan, K.L.; Raymond, J.L. (2018) Krause: Alimentos, nutrição e dietoterapia. 14ª ed. Rio de Janeiro: Elsevier, p. 2622.

13ª QUESTÃO: A

Comentário: Muitas bebidas contendo citrato foram testadas quanto a seu efeito na urina. Vários refrigerantes dietéticos contêm quantidades moderadas de citrato e malato, precursores do bicarbonato; o malato aumenta a carga alcalina total fornecida, o que aumenta a citratúria. Uma bebida esportiva comercial testada em indivíduos que não formam cálculos aumentou o citrato na urina em até 170 mg/dia; entretanto, muitas bebidas esportivas contêm uma quantidade excessiva de frutose e não aumentam o citrato urinário. O suco de melão contém citrato e malato e apresenta um valor de CARP mais negativo do que o suco de laranja. O suco de tomate fresco contém citrato e malato e baixo teor de sódio e oxalato. A terapia com limonada ou suco de limão em longo prazo nos indivíduos formadores de cálculos com hipocitratúria resulta em aumento dos níveis urinários de citrato e diminuição na taxa de formação de cálculos. A água mineral, com seu conteúdo de magnésio e bicarbonato, eleva o pH urinário e inibe a formação de cálculos. A frutose pode aumentar a excreção urinária de cálcio e de oxalato. É o único carboidrato conhecido que aumenta a produção de ácido úrico e a sua excreção urinária. Além disso, ela pode aumentar a resistência à insulina, que está associada a um baixo pH urinário. A ingestão de frutose tem sido associada positivamente ao risco de todos os tipos de cálculos renais. Recomenda-se o consumo aumentado de frutas e vegetais para aumentar o aporte de potássio; entretanto, devido ao conteúdo de frutose das frutas, deve-se dar maior ênfase aos vegetais.

Referência bibliográfica
Mahan, K.L.; Raymond, J.L. (2018) Krause: Alimentos, nutrição e dietoterapia. 14ª ed. Rio de Janeiro: Elsevier, p. 2622-2623.

14ª QUESTÃO: D

Comentário: A suplementação com vitamina C, na dose de 1.000 mg/dia, foi associada a um aumento de duas vezes no risco de cálculos renais em homens. Em comparação com menos de 90 mg/dia *versus* 1.000 mg/dia, esta última resulta em mais de 6,8 mg de oxalato na urina. Em outro estudo, que incluiu mulheres, a ingestão total de vitamina C e a vitamina C suplementar apresentaram correlação com o risco de formação de cálculo nos homens, mas não nas mulheres. O mesmo cenário foi observado para a suplementação com vitamina C, mas não a ingestão dietética da vitamina, tanto nos homens quanto nas mulheres. Por conseguinte, os indivíduos com cálculos de oxalato de cálcio e concentrações elevadas de oxalato na urina devem evitar uma suplementação de vitamina C acima de 90 mg/dia. A vitamina B_6 na forma de piridoxal fosfato é um cofator necessário no metabolismo do oxalato; deve-se evitar um estado marginal dessa vitamina. A suplementação com 2 a 10 mg/dia de vitamina B_6 pode reduzir o oxalato urinário em alguns indivíduos formadores de cálculos de oxalato de cálcio. O papel da vitamina D na doença calculosa é controverso. A partir dos dados de NHANES III, baseados na concentração sérica de 25 OH vitamina D, uma alta concentração não foi associada a uma prevalência da doença calculosa renal nos participantes.

Referência bibliográfica
Mahan, K.L.; Raymond, J.L. (2018) Krause: Alimentos, nutrição e dietoterapia. 14ª ed. Rio de Janeiro: Elsevier, p. 2623-2624.

15ª QUESTÃO: C

Comentário: As concentrações elevadas de ácido araquidônico (AA) nas membranas celulares podem promover o desenvolvimento de hipercalciúria e hiperoxalúria. A ingestão de ácidos graxos ômega-3, como o ácido eicosapentaenoico (EPA) e o ácido docosahexaenoico (DHA), pode diminuir o conteúdo de AA das membranas celulares e reduzir a excreção urinária de cálcio e de oxalato. O EPA é um inibidor do metabolismo do AA, resultando em síntese diminuída de prostaglandina 2, uma substância que potencializa a excreção urinária de cálcio. O EPA e o DHA, por meio de suplementação com óleo de peixe, não diminuíram o risco de cálculos renais incidentes e a ingestão de ácidos graxos de AA e ácido linoleico não aumentou o risco de formação de cálculos renais em estudos observacionais. O uso de óleo de peixe (ácido graxo ômega-3, 1.200 mg/dia) no tratamento de indivíduos formadores de cálculos com hipercalciúria, associado a uma dieta empírica, resultou em diminuição mensurável na excreção urinária de cálcio (ocorreu normocalciúria em 24% dos indivíduos) e oxalato, bem como aumento do citrato urinário. A supersaturação de cálcio-oxalato diminuiu em 38% dos indivíduos. O EPA, na dose de 1.800 mg/dia, demonstrou redução significativa nos episódios de cálculos.

Referência bibliográfica
Mahan, K.L.; Raymond, J.L. (2018) Krause: Alimentos, nutrição e dietoterapia. 14ª ed. Rio de Janeiro: Elsevier, p. 2624-2625.

CASO CLÍNICO

Transplante renal
Parecer nutricional
Paciente apresenta preservação dos compartimentos proteico somático e adiposo. Segundo IMC, o estado nutricional é eutrófico (OMS, 1998). O nível de assistência é primário. A conduta nutricional a ser adotada é dieta por VO, de consistência branda, hipoproteica, normolipídica e normoglicídica, hipossódica e com restrição de potássio. Fracionada em seis refeições ao dia e sem restrição hídrica no momento.

CASO CLÍNICO

Transplante renal
Parecer nutricional
Ao exame físico, foi observada preservação do compartimento proteico somático (musculatura temporal, fossas supra e infraclaviculares e musculaturas do pinçamento), o que foi confirmado pela avaliação antropométrica CMB entre o P90 e o P95. Quanto ao compartimento adiposo, observou-se preservação da bola gordurosa de Bichat e da DCT. Paciente apresenta sinal clínico sugestivo de anemia (conjuntiva hipocorada), o que ficou confirmado pelo exame laboratorial por meio da concentração de hemoglobina e avaliação da série vermelha do hemograma completo que se encontram diminuídas.). De acordo com a OMS (1998), o paciente apresenta obesidade grau 1, com IMC (30,3 kg/m^2), sendo a conduta adotada dieta por VO, consistência branda, hiperenergética (30 kcal/kg/dia), hiperproteica (1,2 g proteína/kg/dia), normoglicídica e normolipídica, hipossódica, restrição hídrica de 1 ℓ/dia, fracionada em seis refeições diárias. Segue em acompanhamento nutricional.

Dietoterapia para Prevenção e Tratamento do Câncer e Sobreviventes de Câncer

1ª QUESTÃO: E

Comentário: Os inibidores de carcinógenos dietéticos incluem antioxidantes (p. ex., vitamina C, vitamina A e os carotenoides, vitamina E, selênio, zinco) e fitoquímicos (componentes biologicamente ativos de plantas). Ver tabela a seguir.

Fotoquímicos em vegetais e frutas que podem ter propriedades protetoras contra o câncer

Cor	Fitoquímico	Vegetais e frutas
Vermelha	Licopeno	Tomates e produtos à base de tomate, toranja rosa, melancia
Vermelha e roxa	Antocianinas, polifenóis	Framboesa, amora, uvas, vinho tinto, ameixas
Laranja	Alfa e betacarotenos	Cenouras, mangas, abóbora
Laranja e amarela	Criptoxantina, flavonoides	Melão, pêssegos, laranjas, mamão papaia, nectarinas
Amarela e verde	Luteína, zeaxantina	Espinafre, abacate, melão, couve e nabo, verduras, aspargo
Verde	Sulforafanos, indóis	Repolho, brócolis, couve-de-bruxelas, couve-flor
Branca e verde	Sulfetos alílicos	Alho-poró, cebola, alho, cebolinha

Referência bibliográfica
Mahan, K.L.; Raymond, J.L. (2018) Krause: Alimentos, nutrição e dietoterapia. 14ª ed. Rio de Janeiro: Elsevier, p. 2707.

2ª QUESTÃO: A

Comentário: A grande complexidade dos diversos padrões de dieta representa um desafio difícil para o estudo. Em uma dieta normal, encontram-se milhares de substâncias químicas; alguns compostos foram bem estudados, enquanto outros são menos conhecidos e não determinados. Alguns carcinógenos dietéticos consistem em pesticidas ou herbicidas de ocorrência natural produzidos por plantas para a proteção contra fungos, insetos, animais predadores ou micotoxinas, que são metabólitos secundários produzidos pelos bolores presentes nos alimentos (p. ex., aflatoxinas, fumonisinas ou ocratoxina). Os métodos de preparação e conservação dos alimentos também podem contribuir para a ingestão de carcinógenos dietéticos. Felizmente, as dietas contêm tanto inibidores como intensificadores da carcinogênese. Os inibidores de carcinógenos dietéticos incluem antioxidantes (p. ex., vitamina C, vitamina A e os carotenoides, vitamina E, selênio, zinco) e fitoquímicos (componentes biologicamente ativos de plantas).

Referência bibliográfica
Mahan, K.L.; Raymond, J.L. (2018) Krause: Alimentos, nutrição e dietoterapia. 14ª ed. Rio de Janeiro: Elsevier, p. 2706-2707.

3ª QUESTÃO: C

Comentário: É de suma importância determinar as necessidades individuais de energia, a fim de ajudar as pessoas a manter balanço energético e peso saudável; é também fundamental evitar o ganho ou a perda de peso não intencionais associados ao câncer e a seu tratamento. Para garantir um suprimento adequado de energia, é necessário considerar o diagnóstico do indivíduo, a presença de outras doenças, a intenção do tratamento (p. ex., curativo, para controle ou paliativo), as terapias para câncer (p. ex., cirurgia, quimioterapia, bioterapia ou radioterapia), a presença de febre ou de infecção e outras complicações metabólicas, como a síndrome de realimentação. A tabela a seguir fornece as diretrizes baseadas em evidências da American Society for Parenteral and Enteral Nutrition (ASPEN) para a estimativa rápida das necessidades energéticas de indivíduos com câncer, com base no peso corporal.

Estimativa das necessidades de energia de indivíduos com câncer

Condição	Necessidades de energia
Câncer, repleção nutricional, ganho de massa corporal	30 a 35 kcal/kg/dia
Câncer, inativo, sem estresse	25 a 30 kcal/kg/dia
Câncer, hipermetabólico, com estresse	35 kcal/kg/dia
Transplante de células hematopoéticas	30 a 35 kcal/kg/dia
Sepse	25 a 30 kcal/kg/dia

Referência bibliográfica
Mahan, K.L.; Raymond, J.L. (2018) Krause: Alimentos, nutrição e dietoterapia. 14ª ed. Rio de Janeiro: Elsevier, p. 2734-2735.

4ª QUESTÃO: B

Comentário: O metabolismo energético está estreitamente relacionado com o metabolismo dos carboidratos, das proteínas e dos lipídios, todos alterados pelo crescimento do tumor. Os tumores exercem uma demanda consistente de glicose, exibem uma taxa caracteristicamente alta de metabolismo anaeróbico e produzem lactato como produto final.

Referência bibliográfica
Mahan, K.L.; Raymond, J.L. (2018) Krause: Alimentos, nutrição e dietoterapia. 14ª ed. Rio de Janeiro: Elsevier, p. 2743.

5ª QUESTÃO: D

Comentário: Algumas vezes, até mesmo antes do diagnóstico, e posteriormente durante todo o tratamento do câncer, os indivíduos podem queixar-se de anorexia, saciedade precoce e diminuição do consumo de alimentos. As alterações no paladar e no olfato constituem problemas frequentes. As alterações do paladar podem estar associadas à própria doença, com certos agentes quimioterápicos, radioterapia ou cirurgia de cabeça e pescoço. As intervenções nutricionais que diminuem o aroma dos alimentos podem ser úteis, como servir os alimentos frios no lugar de quentes.

Referência bibliográfica
Mahan, K.L.; Raymond, J.L. (2018) Krause: Alimentos, nutrição e dietoterapia. 14ª ed. Rio de Janeiro: Elsevier, p. 2743.

296 Krause | Alimentos, Nutrição e Dietoterapia – Perguntas e Respostas

6ª QUESTÃO: E

Comentário: A síndrome pós-gastrectomia abrange uma série de sintomas, incluindo síndrome do esvaziamento rápido (*dumping*), má absorção de gordura, estase gástrica, intolerância à lactose, anemia e doença óssea metabólica (osteoporose, osteopenia, osteomalacia). A síndrome do esvaziamento rápido representa uma complicação comum da cirurgia gástrica e manifesta-se pelo rápido trânsito dos alimentos ou líquidos e pela resposta dilucional do estômago pequeno remanescente ao bolo alimentar altamente osmótico. A má absorção é outra complicação da cirurgia gástrica; as deficiências de ferro, de ácido fólico e, com menos frequência, de vitamina B_{12} podem levar ao desenvolvimento de anemia. As deficiências de micronutrientes de cálcio e vitaminas lipossolúveis também são comuns.

Referência bibliográfica
Mahan, K.L.; Raymond, J.L. (2018) Krause: Alimentos, nutrição e dietoterapia. 14ª ed. Rio de Janeiro: Elsevier, p. 2763-2764.

7ª QUESTÃO: B

Comentário: A ressecção parcial ou total do trato intestinal, devido à presença de câncer colorretal ou síndrome carcinoide, pode levar a uma profunda perda de líquidos e eletrólitos, em consequência da diminuição do tempo de trânsito e da ocorrência de diarreia, cuja gravidade está relacionada com a extensão e o local da ressecção. Ressecções de apenas 15 cm do íleo terminal podem resultar em perda de sais biliares que excedem a capacidade do fígado de ressíntese, com o comprometimento da absorção de vitamina B_{12}. Com a depleção do reservatório de sais biliares, observa-se o desenvolvimento de esteatorreia. As estratégias de intervenção nutricional consistem em uma dieta com baixo teor de gordura, osmolalidade, lactose e oxalato.

Referência bibliográfica
Mahan, K.L.; Raymond, J.L. (2018) Krause: Alimentos, nutrição e dietoterapia. 4ª ed. Rio de Janeiro: Elsevier, p. 2764-2765.

8ª QUESTÃO: A

Comentário: A desnutrição pode ter efeitos colaterais em longo prazo com o tratamento do câncer infantil, como crescimento e desenvolvimento lentos ou cessação do crescimento e do desenvolvimento, comprometimento da saúde óssea, transtornos de alimentação e diminuição da qualidade de vida. São necessários esforços criativos para reduzir ao máximo os efeitos psicológicos do medo, as rotinas hospitalares desagradáveis, os alimentos não familiares, as aversões alimentares adquiridas e a dor. As estratégias de intervenção nutricional que usam a ingestão oral devem enfatizar o uso máximo de alimentos preferidos e ricos em nutrientes nos períodos em que a ingestão é provavelmente melhor, e as aversões alimentares tendem a ocorrer com menos frequência. A terapia de NE por sonda nasogástrica (até 3 meses) ou sonda de gastrostomia (mais de 3 meses) podem estar indicadas para algumas crianças capazes de cooperar e que apresentam sistema GI funcional. A NP está indicada para crianças que estão recebendo tratamento intensivo associado à toxicidade GI grave (vômitos intratáveis e diarreia grave) e para aquelas com prognóstico favorável que estão desnutridas ou que correm elevado risco de desenvolver desnutrição. A NP raramente está indicada para crianças com câncer avançado associado a uma deterioração significativa ou que apresentam doenças que não respondem à terapia.

Respostas, Comentários e Referências Bibliográficas **297**

Referência bibliográfica
Mahan, K.L.; Raymond, J.L. (2018) Krause: Alimentos, nutrição e dietoterapia. 14ª ed. Rio de Janeiro: Elsevier, p. 2773.

9ª QUESTÃO: C
Comentário: As diretrizes da ACS, bem como as recomendações da WCRF e AICR, fornecem recomendações sobre uma dieta sadia, nutrição e atividade física para a prevenção primária do câncer e a saúde de todos os indivíduos, incluindo sobreviventes de câncer.

Referência bibliográfica
Mahan, K.L.; Raymond, J.L. (2018) Krause: Alimentos, nutrição e dietoterapia. 14ª ed. Rio de Janeiro: Elsevier, p. 2776.

10ª QUESTÃO: A
Comentário: O cuidado paliativo tem como foco aliviar os sintomas e apoiar os pacientes com expectativa de vida de meses, e não de anos. Os objetivos consistem em proporcionar uma boa qualidade de vida, aliviar os sintomas físicos, amenizar o isolamento, a ansiedade e o medo associados à doença avançada, e ajudar os pacientes a manter sua independência pelo maior tempo possível. As metas de intervenção nutricional devem ter como foco o controle dos sintomas relacionados com a nutrição, como dor, fraqueza, perda de apetite, saciedade precoce, constipação intestinal, ressecamento da boca e dispneia. Outra meta importante é manter a força e a energia para melhorar a qualidade de vida, a independência e a capacidade de realizar as atividades da vida diária. A nutrição deve ser fornecida "conforme tolerada ou desejada", em conjunto com apoio emocional, percepção e respeito das necessidades e dos desejos individuais. Por conseguinte, devem-se enfatizar os aspectos agradáveis da alimentação, sem preocupação quanto à quantidade ou ao teor de nutrientes e energia.

O uso de suporte nutricional e hidratação em indivíduos com câncer avançado e incurável constitui um problema difícil e frequentemente controverso, que deve ser determinado com base em cada caso.

Referência bibliográfica
Mahan, K.L.; Raymond, J.L. (2018) Krause: Alimentos, nutrição e dietoterapia. 14ª ed. Rio de Janeiro: Elsevier, p. 2782.

11ª QUESTÃO: E
Comentário: O câncer de pâncreas, com ou sem ressecção cirúrgica, pode apresentar consequências nutricionais significativas. A técnica de Whipple e a pancreato-duodenectomia, com a preservação do piloro, são as cirurgias mais comuns no caso do câncer pancreático. As complicações pós-operatórias consistem em esvaziamento gástrico tardio, saciedade precoce, intolerância à glicose, insuficiência de ácido biliar, diarreia e má absorção de gordura. A reposição de enzimas pancreáticas, a realização de refeições e lanches pequenos e mais frequentes, com baixo teor de gordura, e a abstinência de carboidrato simples ajudam na digestão e na absorção.

Referência bibliográfica
Mahan, K.L.; Raymond, J.L. (2018) Krause: Alimentos, nutrição e dietoterapia. 14ª ed. Rio de Janeiro: Elsevier, p. 2764.

298 Krause | Alimentos, Nutrição e Dietoterapia – Perguntas e Respostas

12ª QUESTÃO: A

Comentário: Ver tabela a seguir.

Efeitos da cirurgia relacionados com a nutrição no tratamento do câncer

Local anatômico	Sintomas de impacto nutricional
Intestino delgado	Vazamento do quilo Intolerância à lactose Depleção de ácidos biliares Diarreia Desequilíbrio hidreletrolítico Má absorção de vitaminas e minerais (vitaminas A, D, E, K, vitamina B_{12}, cálcio, zinco, ferro)

Referência bibliográfica

Mahan, K.L.; Raymond, J.L. (2018) Krause: Alimentos, nutrição e dietoterapia. 14ª ed. Rio de Janeiro: Elsevier, p. 2762.

13ª QUESTÃO: E

Comentário: Os indivíduos submetidos a TCH tornam-se imunocomprometidos e necessitam de terapia de suporte, incluindo medicamentos e alterações dietéticas para a prevenção de infecção. As recomendações atuais consistem em educação nutricional, incluindo aconselhamento dietético sobre a manipulação segura dos alimentos e evitar o consumo de alimentos associados a um risco de infecção enquanto os pacientes apresentam neutropenia e até o término da terapia imunossupressora. Ver quadro a seguir.

Práticas de manipulação segura dos alimentos

- Evitar alimentos que contêm quantidades não seguras de bactérias (carnes cruas, alimentos estragados ou mofados e bebidas não pasteurizadas)
- Lavagem completa das mãos
- Manipulação especial de carnes cruas, caça, aves e ovos, utensílios, tábuas de corte e bancadas
- Evitar a água de poço não testada
- Armazenar os alimentos em temperaturas adequadas (abaixo de 4,45°C e acima de 60°C)

Referência bibliográfica

Mahan, K.L.; Raymond, J.L. (2018) Krause: Alimentos, nutrição e dietoterapia. 14ª ed. Rio de Janeiro: Elsevier, p. 2767.

14ª QUESTÃO: E

Comentário: Os nutricionistas podem adquirir uma valiosa percepção sobre as possíveis interações entre fármacos e nutrientes e contraindicações ao examinar as bulas dos medicamentos, os livros de especialidades farmacêuticas e o banco de dados dos medicamentos ou ao consultar os profissionais farmacêuticos. Alguns agentes quimioterápicos podem causar eventos adversos potencialmente graves, por exemplo: os indivíduos com determinados tipos de câncer de pulmão que estão sendo tratados com pemetrexede (Alimta®) necessitam de suplementação de vitamina B_{12} (com frequência, por injeção) e de ácido fólico durante toda a terapia, de modo a evitar o desenvolvimento de anemia significativa associada a esse agente quimioterápico; é possível ocorrer um episódio grave de hipertensão quando são consumidos alimentos e bebidas ricos em tiramina enquanto se toma a procarbazina (Matulane®), um agente quimioterápico comumente usado no tratamento do câncer de cérebro; os indivíduos com câncer de cólon que recebem oxaliplatina (Eloxatin®) não devem consumir bebidas alcoólicas, comer ou manipular bebidas ou alimentos gelados por até cinco dias, devido às disestesias ou parestesias transitórias de mãos, pés e garganta relacionadas com o tratamento; para evitar o desconforto gástrico desnecessário, os indivíduos em uso de capecitabina (Xeloda®) devem tomar o medicamento dentro de 30 min após a ingestão de alimentos ou de uma refeição. Por outro lado, os medicamentos como o erlotinibe (Tarceva®) não devem ser tomados com alimentos, visto que isso pode causar exantema e diarreia pronunciada, a não ser que o fármaco seja tomado com o estômago vazio.

Referência bibliográfica
Mahan, K.L.; Raymond, J.L. (2018) Krause: Alimentos, nutrição e dietoterapia. 14ª ed. Rio de Janeiro: Elsevier, p. 2751-2752.

15ª QUESTÃO: A

Comentário: Os alimentos de origem vegetal podem ajudar na prevenção do câncer, visto que funcionam como inibidores, por meio de mecanismos anti-inflamatórios e alterações na expressão gênica e na atividade hormonal. As frutas, os vegetais e os grãos integrais contêm substâncias fitoquímicas biologicamente ativas, vitaminas, minerais e fibras dietéticas que, comprovadamente, atuam na prevenção e no tratamento da doença.

Referência bibliográfica
Mahan, K.L.; Raymond, J.L. (2018) Krause: Alimentos, nutrição e dietoterapia. 14ª ed. Rio de Janeiro: Elsevier, p. 2713.

CASO CLÍNICO

Paciente crítico

Parecer nutricional
Paciente apresenta edema em MMSS e MMII, estado nutricional classificado como sobrepeso, de acordo com IMC (OMS, 1998). Paciente não se encontra colaborativa. A conduta nutricional é de medidas de conforto conforme orientação da Equipe de Cuidados Paliativos do hospital. No momento, a paciente encontra-se em zero devido à instabilidade hemodinâmica e esforço respiratório.

CASO CLÍNICO

Adenocarcinoma gástrico

Parecer nutricional
Ao exame físico, foi observada preservação do compartimento proteico somático, a partir da avaliação da musculatura das fossas supra e infraclaviculares e, na

300 Krause | Alimentos, Nutrição e Dietoterapia – Perguntas e Respostas

avaliação antropométrica, a CMB apresenta-se entre o P90 e P95, o que reflete a preservação do compartimento proteico. Por outro lado, foi observada a depleção da musculatura temporal, o que revela o início da depleção do compartimento proteico somático. Quanto ao compartimento adiposo, observou-se preservação da bola gordurosa de Bichat e da DCT. De acordo com a OMS (1998), o paciente apresenta eutrofia segundo IMC (24,17 kg/m^2), sendo a conduta adotada dieta por VO, consistência líquida, hiperenergética (30 kcal/kg/dia), hiperproteica (1,5 g proteína/kg/dia), normoglicídica e normolipídica, hipossódica. Esta deve ser fracionada em seis refeições (pequeno volume) diárias, com suplementação proteico energética. Segue em acompanhamento nutricional.

CASO CLÍNICO

Terapia nutrição parenteral

Parecer nutricional

Paciente apresenta grave perda de massa corporal em 4 meses; os compartimentos adiposo, proteico somático e visceral encontram-se depletados, a partir da avaliação DCT, CMB e concentração de albumina, respectivamente. De acordo com a OMS (1998), classifica-se o paciente em magreza grau 3. O nível de assistência nutricional é terciário, porém, a avaliação antropométrica encontra-se prejudicada por causa da falta de mobilidade da paciente. A conduta nutricional adotada é dieta por via parenteral com volume de 2.000 mℓ correndo em 24 h, totalizando 83 mℓ/h. O GET estimado é de 1.700 kcal/dia.

Dietoterapia em HIV/AIDS

1ª QUESTÃO: C

Comentário: A infecção primária pelo HIV é a causa subjacente da AIDS. O HIV invade o núcleo genético das células CD4+, que são linfócitos T-helper, e os principais agentes envolvidos na proteção contra uma infecção. A infecção pelo HIV provoca uma progressiva diminuição das células CD4+, o que, por fim, resulta na imunodeficiência. A infecção pelo HIV progride em quatro estágios clínicos: infecção aguda pelo HIV, latência clínica, infecção sintomática pelo HIV e progressão do HIV para AIDS. Os dois principais biomarcadores utilizados para avaliar a progressão da doença são o ácido ribonucleico (RNA – carga viral) e a contagem de células T CD4+ (CD4). A infecção aguda pelo HIV consiste no tempo a partir da transmissão do HIV para o hospedeiro até que a produção de anticorpos detectáveis contra o vírus (soroconversão) ocorra. Metade dos indivíduos apresenta sintomas físicos, como febre, mal-estar, mialgia, faringite ou aumento de linfonodos entre 2 a 4 semanas após a infecção, que, geralmente, se manifestam por 1 a 2 semanas.

Referência bibliográfica

Mahan, K.L.; Raymond, J.L. (2018) Krause: Alimentos, nutrição e dietoterapia. 14ª ed. Rio de Janeiro: Elsevier, p. 2804.

2ª QUESTÃO: A

Comentário: A síndrome da lipodistrofia associada ao HIV (SLAH) refere-se às alterações metabólicas e na forma do corpo observadas nos indivíduos infectados pelo HIV, semelhante à síndrome metabólica encontrada na população em geral. As mudanças na forma do corpo típicas incluem a deposição de gordura (tecido adiposo visceral geral) na região abdominal ou hipertrofia da mama, um coxim gorduroso dorsocervical, ou atrofia de tecido adiposo (lipoatrofia) observada como perda de gordura subcutânea nas extremidades, face e nádegas. Para os pacientes que apresentam concentrações elevadas de triglicerídeos, os ácidos graxos ômega-3 podem ser úteis, já que eles diminuem as concentrações séricas de triglicerídeos e podem reduzir a inflamação e melhorar a depressão.

Referência bibliográfica
Mahan, K.L.; Raymond, J.L. (2018) Krause: Alimentos, nutrição e dietoterapia. 14ª ed. Rio de Janeiro: Elsevier, p. 2833-2836.

3ª QUESTÃO: V, V, F, F

Comentário: O HIV é transmitido por meio de contato direto com fluidos corporais infectados, como sangue, sêmen, líquido pré-seminal, fluido vaginal e leite materno. O líquido cerebrospinal, que envolve o cérebro e a medula espinal; o líquido sinovial, que envolve as articulações; e o líquido amniótico, que envolve o feto, são outros fluidos que podem transmitir o HIV. Saliva, lágrimas e urina não contêm HIV suficiente para a transmissão. A via mais comum de transmissão do HIV é a sexual, sendo o uso de drogas injetáveis a segunda forma mais prevalente.

Referência bibliográfica
Mahan, K.L.; Raymond, J.L. (2018) Krause: Alimentos, nutrição e dietoterapia. 14ª ed. Rio de Janeiro: Elsevier, p. 2807.

4ª QUESTÃO: D

Comentário: A morbidade e a mortalidade relacionadas com o HIV estão ligadas ao enfraquecimento do sistema imunológico, bem como aos efeitos do vírus nos órgãos (como cérebro e rim). Sem tratamento, o vírion HIV (partícula viral) pode se replicar em milhões de partículas por dia e progredir rapidamente para outros estágios da doença. A maior parte dos fármacos é formulada como medicamentos individuais; no entanto, cada vez mais, muitos estão disponíveis na forma de combinações com doses fixas para simplificar os regimes de tratamento, diminuir a quantidade de comprimidos e, potencialmente, melhorar a adesão do paciente à medicação. A contagem de células CD4 é utilizada como o melhor indicador da função imunológica nas pessoas infectadas pelo HIV. Ela é utilizada para determinar quando iniciar a TARV e é o preditor mais forte de progressão da doença. A contagem de células CD4 geralmente é monitorada a cada 3 ou 4 meses. Além disso, o RNA do HIV (carga viral) é monitorado de modo regular, sendo o principal indicador para avaliar a eficácia da TARV. Como as diretrizes para o manejo do HIV evoluem rapidamente, é interessante verificar repetidas vezes se há recomendações atualizadas.

Referência bibliográfica
Mahan, K.L.; Raymond, J.L. (2018) Krause: Alimentos, nutrição e dietoterapia. 14ª ed. Rio de Janeiro: Elsevier, p. 2808.

302 Krause | Alimentos, Nutrição e Dietoterapia – Perguntas e Respostas

5ª QUESTÃO: V, F, F, V

Comentário: A tabela a seguir apresenta possíveis interações de nutrientes com medicamentos da TARV.

Interações medicamentosas e efeitos adversos comuns

CONSIDERAÇÕES SOBRE O HORÁRIO			
Nome da medicação	Tomar com refeição ou lanche	Tomar com o estômago vazio	Tomar independentemente de alimentos
NRTI			
Entricitabina (Emtriva®, FTC®)*			X
Lamivudina (Epivir®, 3TC®)†			X
Zidovudina (Retrovir®, AZT®, AZT®)†			X
Abacavir, lamivudina, zidovudina e (Trizivir®)†			X
Didanosina (Videx®, Videx EC®, DDL®)‡	Não misturar com alimentos ácidos ou antiácidos, com magnésio ou alumínio	X	
Tenofovir (Viread®, TDF®)*			X
Estavudina (Zerit®, Zerit XR®, d4T®)‡			X
Abacavir (Ziagen®, ABC®)†			X
NNRTI			
Etravirina (Intelence®, ETV®)¶		X	
Delavirdina (Rescriptor®, DLV®)¶			X
Efavirenz (Sustiva®)‡		X	
Nevirapina (Viramune®, NVP®)§			X
Rilpivirina (Edurant®)¶			
Inibidores da protease			
Amprenavir (Agenerase®)†		X	
Tipranavir (Aptivus®, TPV®)§	Tomar com refeição gordurosa		
Indinavir (Crixivan®)**		Não potencializado	RTV-potencializado
Lopinavir, ritonavir (Kaletra®)††			X
Fosamprenavir (Lexiva®, fAPV®)†			X
Ritonavir (Norvir®, RTV®)	X		
Darunavir (Prezista®)	X		
Atazanavir (Reyataz®, ATV®)‡	Não misturar com antiácidos, bloqueadores H2 e inibidores da bomba de prótons		

(Continua)

Respostas, Comentários e Referências Bibliográficas — 303

CONSIDERAÇÕES SOBRE O HORÁRIO			
Nome da medicação	Tomar com refeição ou lanche	Tomar com o estômago vazio	Tomar independentemente de alimentos
Fortovase (FTV®) *soft* gel, invirase (INV) (Saquinavir®)[‡‡]	Evitar suplementos de alho FTV: tomar com refeições completas INV: tomar dentro de 2 h após a refeição completa		
Nelfinavir (Viracept®)[‡‡]	X		
Inibidores de fusão Enfuvirtide (Fuzeon®, T20) [‡‡]			X
Antagonistas de CCR5 Selzentry (Maraviroque®, MVC®)			X
Inibidores de integrase Isentress (Raltegravir®, RAL®)[**] Dolutegravir (Tivicay®)[†]			X
			Não misturar com antiácido ou laxante, ferro oral ou suplementos de cálcio
Combinações			
Efavirenz, tenofovir e em trivitabina (Atripla®)[*‡]		X	
Entricitabina, rilpivirina e tenofo virdisoproxil fumarato (Complera®)[*]	X		
Elvitegravir, cobicistat, em tricitabina, tenofovir disoproxil fumarato (Stribild®)[*]	X		

NRTI = inibidor da transcriptase reversa nucleotídicos e nucleosídico; NNRTI = inibidores da transcriptase reversa não nucleosídico.

Notas: medicamentos NRTI, em geral, podem potencialmente levar à anemia, perda de apetite, baixa concentração de vitamina B_{12}, baixas concentrações de cobre, zinco e carnitina. Tomar NRTIs com lanches pode ajudar a limitar o desconforto gastrintestinal. Os efeitos secundários adicionais também podem estar associados a estes medicamentos para o HIV. É importante estar ciente de possíveis interações com outros medicamentos e estar atualizado em relação aos medicamentos para o HIV, verificando regularmente as seguintes fontes: Thomson MA *et al.*: Antiretroviral Treatment of Adult HIV Infection, 2012 Recommendations of the International Antiviral Society–EUA Panel, JAMA 308:387, 2012; National Institutes of Health: Guidelines for the Use of Antiretroviral Agents in HIV-1-Infected Adults and Adolescents, 2013;

United States Food and Drug Administration: Antiretroviral drugs used in the treatment of HIV infection, 2013.

[*]Fabricado por Gilead (www.gilead.com). [†]Fabricado por GlaxoSmithKline (www.gsk.com). [‡]Fabricado por Bristol-Myers Squibb Company (www.bms.com). [§]Boehringer Ingelheim Pharmaceuticals, Inc (www.Boehringer-ingelheim.com). [¶]Tibotec Therapeutics (www.tibotectherapeutics.com). [¶]Pfizer (www.pfizer.com). [**]Merck (www.merck.com). [††]Abbott Laboratories (www.abbott.com). [‡]Roche Laboratories, Inc (www.roche.com).

Referência bibliográfica
Mahan, K.L.; Raymond, J.L. (2018) Krause: Alimentos, nutrição e dietoterapia. 14ª ed. Rio de Janeiro: Elsevier, p. 2813-2814.

304 Krause | Alimentos, Nutrição e Dietoterapia – Perguntas e Respostas

6ª QUESTÃO: E

Comentário: A síndrome da lipodistrofia associada ao HIV (SLAH) refere-se às alterações no metabolismo e na forma do corpo observadas nos indivíduos infectados pelo HIV, semelhante à síndrome metabólica encontrada na população em geral. As mudanças típicas na forma do corpo incluem a deposição de gordura (tecido adiposo visceral geral) na região abdominal ou hipertrofia da mama, um coxim gorduroso dorsocervical, ou atrofia de tecido adiposo (lipoatrofia) observada como perda de gordura subcutânea nas extremidades, face e nádegas. As anormalidades metabólicas incluem dislipidemia (sobretudo, altas concentrações de triglicerídeos e colesterol da lipoproteína de baixa densidade [LDL] e da lipoproteína de alta densidade [HDL]) e resistência à insulina. Recomendações para a atividade física, como exercícios aeróbicos e treinamento de resistência, devem complementar a ingestão dietética. Além disso, atenção especial deve ser dispensada para se alcançar a ingestão adequada de fibra dietética, o que pode diminuir potencialmente o risco da deposição de gordura e melhorar o controle glicêmico.

Referência bibliográfica
Mahan, K.L.; Raymond, J.L. (2018) Krause: Alimentos, nutrição e dietoterapia. 14ª ed. Rio de Janeiro: Elsevier, p. 2833-2836.

7ª QUESTÃO: E

Comentário: A dietoterapia deve ser individualizada e a frequência de aconselhamento nutricional, determinada de acordo com as necessidades do paciente. As principais metas da dietoterapia para pessoas infectadas pelo HIV são otimizar o estado nutricional, a imunidade e o bem-estar; manter massa corporal saudável e massa corporal magra; evitar deficiências de nutrientes e reduzir o risco de comorbidades; e maximizar a eficácia dos tratamentos médico e farmacológico. Portanto, a triagem deve ser realizada em todos os pacientes clinicamente diagnosticados com HIV para identificar aqueles com risco de deficiências nutricionais ou que necessitam de dietoterapia.

Referência bibliográfica
Mahan, K.L.; Raymond, J.L. (2018) Krause: Alimentos, nutrição e dietoterapia. 14ª ed. Rio de Janeiro: Elsevier, p. 2820.

8ª QUESTÃO: D

Comentário: Recomendações nutricionais para efeitos adversos típicos, como úlceras bucais e esofágicas, e dor de garganta: experimentar alimentos moles, como aveia, arroz, compota de maçã, ovos mexidos, *milk-shakes* ou iogurte; evitar alimentos ácidos, como frutas cítricas, vinagre, picles, ou alimentos salgados e quentes; umedecer os alimentos com molho; beber líquidos com as refeições; evitar bebidas ácidas; experimentar alimentos e bebidas em temperatura ambiente.

Referência bibliográfica
Mahan, K.L.; Raymond, J.L. (2018) Krause: Alimentos, nutrição e dietoterapia. 14ª ed. Rio de Janeiro: Elsevier, p. 2823.

9ª QUESTÃO: B

Comentário: A ingestão dietética de referência (DRI) recomendada hoje é de 0,8 g de proteínas por quilograma de massa corporal por dia para pessoas saudáveis. A deficiência de proteínas e o seu metabolismo anormal ocorrem em pessoas com

HIV e AIDS, mas não há evidências que apoiem o aumento da ingestão de proteínas além das necessárias para acompanhar o aumento da energia.

Referência bibliográfica
Mahan, K.L.; Raymond, J.L. (2018) Krause: Alimentos, nutrição e dietoterapia. 14ª ed. Rio de Janeiro: Elsevier, p. 2828.

10ª QUESTÃO: E
Comentário: Ver tabela a seguir.

Fatores a se considerar na avaliação nutricional

Médico	Estágio da doença HIV Comorbidades Infecções oportunistas Complicações metabólicas Dosagens bioquímicas
Físico	Alterações na forma do corpo Preocupações com a massa corporal ou o crescimento Sintomas orais e gastrintestinais Estado funcional (p. ex., função cognitiva, mobilidade) Antropometria
Social	Ambiente habitável (apoio de família e amigos) Preocupações comportamentais ou comportamentos alimentares incomuns Saúde mental (p. ex., depressão)
Econômico	Barreiras à nutrição (ou seja, acesso à alimentação, recursos financeiros)
Nutricional	Ingestão típica Compras e preparo de alimentos Alergias e intolerâncias alimentares Vitaminas, minerais e outros suplementos Uso de álcool e drogas

HIV = vírus da imunodeficiência humana.

Referência bibliográfica
Mahan, K.L.; Raymond, J.L. (2018) Krause: Alimentos, nutrição e dietoterapia. 14ª ed. Rio de Janeiro: Elsevier, p. 2824.

11ª QUESTÃO: E
Comentário: Alguns medicamentos da TARV podem causar diarreia, fadiga, refluxo, náuseas, vômitos, dislipidemia e resistência à insulina. O momento da ingestão também é importante para a eficácia da TARV, portanto, os pacientes com HIV devem tomar medicamentos segundo uma programação. Algumas medicações devem ser tomadas com alimentos ou com o estômago vazio. Alimentos devem ser ingeridos dentro de um prazo específico a partir do horário de um medicamento. Os efeitos secundários adicionais também podem estar associados a estes medicamentos para o HIV. É importante estar ciente de possíveis interações com outros medicamentos e atualizado em relação aos medicamentos para o HIV. Medicamentos inibidores da transcriptase reversa não nucleosídicos (NRTI), em geral, podem potencialmente levar a anemia, perda de apetite, baixa concentração de vitamina B_{12}, baixas concentrações de cobre, zinco e carnitina.

306 Krause | Alimentos, Nutrição e Dietoterapia – Perguntas e Respostas

Referência bibliográfica
Mahan, K.L.; Raymond, J.L. (2018) Krause: Alimentos, nutrição e dietoterapia. 14ª ed. Rio de Janeiro: Elsevier, p. 2815.

12ª QUESTÃO: A

Comentário: Deficiências de micronutrientes são comuns em pessoas com infecção pelo HIV como resultado de má absorção, interações de medicamentos-nutrientes, mudanças do metabolismo, infecção intestinal e alteração da função da barreira intestinal. As concentrações séricas de vitamina A, zinco e selênio, muitas vezes, estão baixas durante a resposta a uma infecção; por isso, é importante avaliar a ingestão dietética para determinar se a repleção de micronutrientes séricos é necessária. Há benefícios em corrigir algumas concentrações séricas de micronutrientes depletados. As baixas concentrações de vitaminas A, B_{12} e zinco estão associadas à progressão mais rápida da doença. Consumos mais elevados de vitaminas C e B têm sido associados ao aumento da contagem de células CD_4 e à progressão mais lenta da doença para AIDS. No entanto, a dieta sozinha pode não ser suficiente para um indivíduo com HIV. Pode ser necessária a recomendação de um suplemento de multivitaminas e minerais que forneça 100% da DRI. Megadoses de alguns micronutrientes, como A, B_6, D, E, cobre, ferro, niacina, selênio e zinco, podem ser prejudiciais para a saúde e não proteger contra doenças crônicas.

Referência bibliográfica
Mahan, K.L.; Raymond, J.L. (2018) Krause: Alimentos, nutrição e dietoterapia. 14ª ed. Rio de Janeiro: Elsevier, p. 2829.

13ª QUESTÃO: E

Comentário: A ingestão inadequada pode ser causada por vários problemas relacionados com as condições que afetam a capacidade de mastigar ou engolir alimentos, motilidade gastrintestinal, doenças neurológicas que afetam a percepção de fome ou a capacidade de comer, insegurança alimentar relacionada com fatores psicossociais e econômicos e anorexia por medicamentos, má absorção, infecções sistêmicas ou tumores.

Referência bibliográfica
Mahan, K.L.; Raymond, J.L. (2018) Krause: Alimentos, nutrição e dietoterapia. 14ª ed. Rio de Janeiro: Elsevier, p. 2832.

14ª QUESTÃO: B

Comentário: A ingestão dietética de referência (DRI) recomendada hoje é de 0,8 g de proteínas por quilograma de massa corporal por dia para pessoas saudáveis. Para as pessoas com HIV que apresentam massa corporal adequada e não estão desnutridas, a suplementação proteica pode não ser suficiente para melhorar a massa corporal livre de gordura. No entanto, quando há infecção oportunista, recomenda-se aumento adicional de 10% na ingestão de proteína por causa da elevação do *turnover* proteico. Se outras comorbidades, como insuficiência renal, cirrose ou pancreatite, estiverem presentes, as recomendações de ingestão de proteínas devem ser ajustadas adequadamente.

Referência bibliográfica
Mahan, K.L.; Raymond, J.L. (2018) Krause: Alimentos, nutrição e dietoterapia. 14ª ed. Rio de Janeiro: Elsevier, p. 2828.

15ª QUESTÃO: E

Comentário: Ao determinar as necessidades de energia, o médico deve estabelecer se o indivíduo precisa ganhar, perder ou manter a massa corporal. Outros fatores, como alterações metabólicas, deficiências nutricionais, gravidade da doença, comorbidades e infecções oportunistas, devem ser levados em consideração na avaliação das necessidades energéticas. Calcular as necessidades energéticas e proteicas para essa população é difícil por causa de outros problemas, como perda de massa corporal, obesidade, hipertensão arterial sistêmica (HAS) e falta de equações precisas de predição. Algumas pesquisas sugerem que a energia gasta em repouso está aumentada em cerca de 10% em adultos com HIV assintomático. Após uma infecção oportunista, as necessidades nutricionais aumentam em cerca de 20 a 50% em adultos e crianças. Indivíduos com HIV bem controlado são incentivados a seguir os mesmos princípios de uma alimentação saudável e ingestão de líquidos recomendados para a população em geral.

Referência bibliográfica
Mahan, K.L.; Raymond, J.L. (2018) Krause: Alimentos, nutrição e dietoterapia. 14ª ed. Rio de Janeiro: Elsevier, p. 2827.

16ª QUESTÃO: D

Comentário: A apresentação física do paciente deve ser considerada durante a avaliação inicial e o acompanhamento. Pacientes com HIV estão cientes das mudanças na forma do seu corpo e é fundamental identificá-las. Os profissionais da saúde devem se lembrar de perguntar aos pacientes sobre essas mudanças a cada 3 a 6 meses. Alterações na forma do corpo e redistribuição de gordura podem ser monitoradas por medidas antropométricas. Geralmente, estas medidas são avaliadas como os perímetros da cintura, do quadril, braquial e coxa, e como medidas de dobras cutâneas do tríceps, subescapular, suprailíaca, coxa e abdome. Se um coxim de gordura dorsocervical (gordura atrás do pescoço) estiver presente, a medição do perímetro do pescoço pode ajudar a controlar as alterações nessa área. Estas mudanças físicas são denominadas *síndrome da lipodistrofia associada ao HIV* (SLAH). Alterações da massa corporal não intencionais devem ser cuidadosamente monitoradas, porque podem indicar progressão da doença do HIV. A neuropatia periférica é um efeito colateral potencial mais frequentemente associado à utilização de ITRN. A lesão do nervo resultante provoca rigidez, entorpecimento ou formigamento, em geral, nos membros inferiores. Os pacientes que sofrem de neuropatia podem ser incapazes de trabalhar ou ser fisicamente ativos.

Referência bibliográfica
Mahan, K.L.; Raymond, J.L. (2018) Krause: Alimentos, nutrição e dietoterapia. 14ª ed. Rio de Janeiro: Elsevier, p. 2824-2825.

CASO CLÍNICO

Síndrome da imunodeficiência adquirida

Parecer nutricional

O compartimento adiposo permanece preservado, de acordo com a avaliação da DCT, porém, a circunferência muscular do braço demonstra depleção do compartimento proteico somático. Paciente apresenta eutrofia segundo classificação de IMC

308 Krause | Alimentos, Nutrição e Dietoterapia – Perguntas e Respostas

(OMS, 1998). O nível de assistência é secundário, visto a diminuição da ingestão alimentar nas grandes refeições por causa de plenitude gástrica. A conduta nutricional a ser adotada é dieta por VO, de consistência branda, normoproteica, normolipídica e normoglicídica, fracionada em seis refeições ao dia.

Dietoterapia em Cuidados Intensivos

1ª QUESTÃO: A
Comentário: A resposta metabólica a doença grave, lesões traumáticas, sepse, queimaduras ou cirurgia de grande porte é complexa e envolve a maioria das vias metabólicas. O catabolismo acelerado da massa corporal magra ou esquelética, que ocorre clinicamente, resulta em balanço nitrogenado negativo e em perda do volume muscular. A resposta à doença grave, a lesões e à sepse envolve, tipicamente, fases de choque (*ebb*) e de fluxo.

Referência bibliográfica
Mahan, K.L.; Raymond, J.L. (2018) Krause: Alimentos, nutrição e dietoterapia. 14ª ed. Rio de Janeiro: Elsevier, p. 2855.

2ª QUESTÃO: D
Comentário: As concentrações de insulina caem em resposta direta ao aumento do glucagon, mais provavelmente como sinal para o aumento da produção hepática de glicose. O aumento do débito cardíaco, do consumo de oxigênio, da temperatura corporal, do gasto de energia e do catabolismo corporal total de proteínas caracteriza a fase de fluxo, que vem após a reposição volêmica e a restauração do transporte de oxigênio. Fisiologicamente, nessa fase, há acentuado aumento da produção de glicose, da liberação de ácidos graxos livres, das concentrações circulantes de insulina, de catecolaminas (epinefrina e norepinefrina liberadas pela medula da suprarrenal), de glucagon e de cortisol. A magnitude da resposta hormonal parece estar associada à intensidade da lesão.

Referência bibliográfica
Mahan, K.L.; Raymond, J.L. (2018) Krause: Alimentos, nutrição e dietoterapia. 14ª ed. Rio de Janeiro: Elsevier, p. 2855.

3ª QUESTÃO: E
Comentário: O estresse metabólico se associa a um estado hormonal alterado que resulta em aumento do fluxo de substrato, e, em contrapartida, em pouco uso de carboidratos, proteínas, lipídios e oxigênio. Hormônios contrarregulatórios, que se elevam depois de trauma e sepse, desempenham papel relevante na proteólise acelerada. O glucagon promove gliconeogênese, captação de aminoácidos pelo fígado, gênese de ureia e catabolismo proteico. O cortisol, que é liberado do córtex suprarrenal em resposta à estimulação pelo hormônio adrenocorticotrófico, secretado pela hipófise anterior, aumenta o catabolismo do musculoesquelético e promove o uso hepático de aminoácidos para gliconeogênese, glicogenólise e síntese de proteínas de fase aguda. Ver tabela a seguir.

Resposta metabólica a lesões

Alterações fisiológicas no catabolismo	
Metabolismo dos carboidratos	↑ Glicogenólise ↑ Gliconeogênese Resistência à insulina dos tecidos Hiperglicemia
Metabolismo dos lipídios	↑ Lipólise Ácidos graxos livres usados como substrato de energia pelos tecidos (exceto o cérebro) Alguma conversão de ácidos graxos livres em cetonas no fígado (usada pelo cérebro) Glicerol convertido em glicose no fígado
Metabolismo das proteínas	↑ Degradação do musculoesquelético Aminoácidos convertidos em glicose no fígado e usados como substrato para proteínas de fase aguda Balanço nitrogenado negativo
Gasto total de energia aumenta em proporção à gravidade da lesão e a outros fatores modificadores. Redução progressiva da massa de gordura e muscular até que o estímulo para catabolismo termine.	

Referência bibliográfica

Mahan, K.L.; Raymond, J.L. (2018) Krause: Alimentos, nutrição e dietoterapia. 14ª ed. Rio de Janeiro: Elsevier, p. 2856.

4ª QUESTÃO: C

Comentário: Depois de trauma ou sepse, a produção de energia depende, cada vez mais, das proteínas. Aminoácidos de cadeias ramificadas (AACRs leucina, isoleucina e valina) são oxidados a partir do musculoesquelético como fonte de energia para o músculo; esqueletos de carbono são disponibilizados para o ciclo glicose-alanina e a síntese de glutamina no músculo. A mobilização de proteínas de fase aguda, aquelas secretoras no fígado que se alteram em resposta a trauma ou infecção, resulta em rápida perda de massa corporal magra e em aumento do balanço nitrogenado negativo, o que continua até que se resolva a resposta inflamatória. A degradação de tecido proteico também provoca aumento da perda urinária de potássio, fósforo e magnésio. Acredita-se que o aumento de ácidos graxos livres na circulação decorra do aumento da lipólise causada pela elevação de catecolaminas e cortisol, bem como de uma elevação acentuada da proporção entre glucagon e insulina.

Referência bibliográfica

Mahan, K.L.; Raymond, J.L. (2018) Krause: Alimentos, nutrição e dietoterapia. 14ª ed. Rio de Janeiro: Elsevier, p. 2856-2857.

5ª QUESTÃO: C

Comentário: A resposta ao trauma também é regulada por citocinas metabolicamente ativas (proteínas pró-inflamatórias), como interleucina (IL)-1, IL-6 e fator de necrose tumoral (TNF), que são liberadas pelas células fagocitárias em resposta a lesão tecidual, infecção, inflamação e algumas medicações. A IL-6 é secretada por linfócitos T e macrófagos, a fim de estimular a resposta imune ao trauma ou outros danos teciduais que levem à inflamação; e tem ações pró-inflamatória e anti-inflamatória.

310 Krause | Alimentos, Nutrição e Dietoterapia – Perguntas e Respostas

Acredita-se que as citocinas estimulem a captação hepática dos aminoácidos e a síntese de proteínas, acelere a degradação do músculo e induza gliconeogênese. A IL-1 parece desempenhar papel importante na estimulação da resposta de fase aguda. O nervo vago ajuda a regular a produção de citocinas por meio de uma via anti-inflamatória colinérgica, liberando o receptor nicotínico de acetilcolina alfa 7 para reduzir a atividade excessiva das citocinas. Como parte da resposta de fase aguda, diminui a concentração sérica de ferro e zinco, e aumenta a concentração de ceruloplasmina, primariamente em razão de sequestro e, no caso do zinco, de aumento da excreção urinária de zinco. O efeito da resposta hormonal e celular é o aumento do fornecimento de oxigênio e maior disponibilidade de substratos para tecidos metabolicamente ativos.

Referência bibliográfica
Mahan, K.L.; Raymond, J.L. (2018) Krause: Alimentos, nutrição e dietoterapia. 14ª ed. Rio de Janeiro: Elsevier, p. 2857-2858.

6ª QUESTÃO: E
Comentário: Cada causa de desnutrição é definida por critérios e limiares específicos (o quadro a seguir traz os critérios específicos para a causa de desnutrição por doença aguda e trauma). Essa categoria específica inclui os pacientes que apresentam SRIS e SDMO, caracterizando-se por uma elevação da resposta das citocinas, o que, por sua vez, conduz a perdas profundas de massa livre de gordura.

**Critérios de consenso para desnutrição
causada por doença e lesão agudas**

Desnutrição grave
- Ingestão de energia
  - ≤ 50% da necessidade estimada de energia por ≤ 5 dias
- Perda de massa corporal (porcentagem de massa corporal habitual ao longo do tempo)
  - > 2% ao longo de 1 semana
  - > 5% ao longo de 1 mês
  - > 7,5% ao longo de 3 meses
- Perda de gordura corporal
  - Moderada
- Perda de massa muscular
  - Moderada
- Acúmulo de líquido
  - Moderado a intenso
- Força do aperto de mão
  - Notavelmente reduzida

Referência bibliográfica
Mahan, K.L.; Raymond, J.L. (2018) Krause: Alimentos, nutrição e dietoterapia. 14ª ed. Rio de Janeiro: Elsevier, p. 2867-2868.

7ª QUESTÃO: E
Comentário: As metas tradicionais da terapia nutricional durante a sepse e depois de lesão incluem minimização da inanição, prevenção ou correção de deficiências

específicas de nutrientes, e fornecimento de energia adequada para atender às necessidades energéticas enquanto se minimizam as complicações metabólicas associadas e se manejam os líquidos e eletrólitos, a fim de manter diurese adequada e homeostase normal. Atualmente, enfocamos mais a atenuação da resposta metabólica ao estresse, prevenindo a lesão celular oxidativa e modulando a resposta imune. A primeira ênfase de cuidado na UTI é garantir a estabilidade hemodinâmica (manutenção das vias respiratórias e da respiração, volume adequado de líquido circulante e oxigenação tecidual, além de neutralidade acidobásica). É importante acompanhar a frequência cardíaca, a pressão arterial, o débito cardíaco, a pressão arterial média e a saturação de oxigênio do paciente, a fim de avaliar a estabilidade hemodinâmica, porque isso determina quando é possível iniciar a terapia nutricional.

Referência bibliográfica
Mahan, K.L.; Raymond, J.L. (2018) Krause: Alimentos, nutrição e dietoterapia. 14ª ed. Rio de Janeiro: Elsevier, p. 2870-2871.

8ª QUESTÃO: B

Comentário: De maneira ideal, deve-se usar calorimetria indireta (CI) para determinar a demanda de energia para os pacientes em estado grave. O consumo de oxigênio é um componente essencial na determinação do gasto de energia. Pacientes sépticos e traumatizados têm aumento substancial do gasto de energia associado à magnitude da lesão. Na ausência de um carrinho metabólico para CI, as demandas de energia podem ser calculadas como 25 a 30 kcal/kg/dia ou pelo uso de uma das muitas equações preditivas publicadas. É importante evitar a superalimentação no paciente grave. Embora a energia adequada seja essencial para pacientes metabolicamente estressados, o excesso de energia pode resultar em complicações, como hiperglicemia, esteatose hepática e excesso de produção de dióxido de carbono, o que pode exacerbar eventual insuficiência respiratória ou prolongar o tempo de desmame da ventilação mecânica. A determinação das demandas de proteínas é difícil para os pacientes graves. Em geral, eles precisam de 1,2 a 2 g/kg/dia, dependendo de seu estado nutricional basal, do grau de lesão, da demanda metabólica e das perdas anormais (p. ex., no caso de feridas abdominais abertas ou pele queimada).

Referência bibliográfica
Mahan, K.L.; Raymond, J.L. (2018) Krause: Alimentos, nutrição e dietoterapia. 14ª ed. Rio de Janeiro: Elsevier, p. 2871-2872.

9ª QUESTÃO: C

Comentário: O tratamento dos pacientes com fístula intestinal e grandes feridas em drenagem também representa um desafio cirúrgico e nutricional, pois eles costumam apresentar anormalidades metabólicas associadas a perdas de líquidos, eletrólitos e nutrientes. O tratamento das fístulas intestinais consiste, prioritariamente, em restaurar o volume sanguíneo, repor as perdas hidreletrolíticas, tratar a sepse, controlar a drenagem da fístula, proteger a pele circundante e fornecer terapia nutricional ótima. O uso de NP tem diminuído a mortalidade vinculada às fístulas e se associa ao seu fechamento espontâneo; entretanto, os mesmos resultados são possíveis com NE se for colocada uma sonda de alimentação que atravesse o local da fístula, ou seja, distal a ele.

312 Krause | Alimentos, Nutrição e Dietoterapia – Perguntas e Respostas

Referência bibliográfica
Mahan, K.L.; Raymond, J.L. (2018) Krause: Alimentos, nutrição e dietoterapia. 14ª ed. Rio de Janeiro: Elsevier, p. 2879-2880.

10ª QUESTÃO: A

Comentário: Um paciente queimado tem grande aceleração do metabolismo e precisa de aumento de energia, carboidratos, proteínas, lipídios, vitaminas, minerais e antioxidantes para a cicatrização e a prevenção de sequelas. Também é essencial manter o fígado saudável. As proteínas de fase aguda hepáticas são fortes preditores de sobrevida pós-queimadura, por seu papel na gliconeogênese, na glicogenólise, na lipólise e na proteólise. As metas da terapia nutricional depois de grandes queimaduras incluem o fornecimento adequado de energia para atender às necessidades energéticas – ao mesmo tempo, minimizando as complicações metabólicas associadas –, a prevenção ou correção de deficiências de nutrientes específicos e o tratamento hidreletrolítico para uma diurese adequada e uma homeostase normal. A necessidade de proteína dos pacientes queimados é elevada, em decorrência da perda pela urina e pelas feridas, do aumento do uso da gliconeogênese e do fechamento das feridas. Evidências recentes promovem a alimentação com alta quantidade de proteínas. Também se recomenda fornecer 20 a 25% do total de energia como proteínas de alto valor biológico.

Referência bibliográfica
Mahan, K.L.; Raymond, J.L. (2018) Krause: Alimentos, nutrição e dietoterapia. 14ª ed. Rio de Janeiro: Elsevier, p. 2884-2887.

Dietoterapia para Doença Reumática

1ª QUESTÃO: D

Comentário: Como os problemas renais são frequentes no LES, é preciso ajustar a ingestão proteica total. Embora o aporte energético total da dieta seja normal, os pacientes com LES tendem a apresentar maior consumo de carboidratos, juntamente com baixa ingestão de fibras dietéticas e ácidos graxos ômega-3 (EPA e DHA) e ômega-6. Estes últimos têm sido negativamente associados ao aumento da atividade da doença, alteração do perfil sérico e presença aumentada de placa na carótida. Faz-se necessário individualizar a dieta de acordo com as necessidades individuais para manter o peso corporal ideal; restrição de proteína, líquido e sódio na presença de comprometimento renal; verificar a presença de intolerância ao glúten, suplementar a dieta, quando necessário, para suprir a DRI de nutrientes antioxidantes. Fotossensibilidade, necessidade de evitar a luz solar, uso de proteção solar e baixa ingestão dietética, em associação com medicamentos prescritos para o tratamento dos sintomas da doença, podem ser responsáveis pelas baixas concentrações observadas de vitamina D.

Referência bibliográfica
Mahan, K.L.; Raymond, J.L. (2018) Krause: Alimentos, nutrição e dietoterapia. 14ª ed. Rio de Janeiro: Elsevier, p. 2908, 2973-2974.

Respostas, Comentários e Referências Bibliográficas **313**

2ª QUESTÃO: B

Comentário: Os corticosteroides prednisolona, metilprednisolona, hidrocortisona, dexametasona, acetato de cortisona e betametasona apresentam efeitos colaterais, como: concentrações elevadas de lipídios sanguíneos (colesterol, triglicerídeos), glicemia elevada, enrijecimento das artérias (aterosclerose), hipertensão arterial, aumento do apetite, indigestão, ganho de massa corporal, úlceras.

Referência bibliográfica
Mahan, K.L.; Raymond, J.L. (2018) Krause: Alimentos, nutrição e dietoterapia. 14ª ed. Rio de Janeiro: Elsevier, p. 2921.

3ª QUESTÃO: A

Comentário: O ibuprofeno e o naproxeno diminuem a produção corporal de PG ao inibir a COX-1. São considerados instrumentos úteis no tratamento da maioria dos distúrbios reumáticos; entretanto, o uso AINE por longo prazo pode causar problemas gastrintestinais, como gastrite, úlceras, queimação abdominal, dor, cólica, náuseas, sangramento gastrintestinal ou, até mesmo, insuficiência renal.

Referência bibliográfica
Mahan, K.L.; Raymond, J.L. (2018) Krause: Alimentos, nutrição e dietoterapia. 14ª ed. Rio de Janeiro: Elsevier, p. 2921-2922.

4ª QUESTÃO: C

Comentário: De interesse particular é o metotrexato (MTX), um fármaco originalmente empregado no tratamento de certos tipos de câncer, que é amplamente utilizado de modo isolado no tratamento da AR, isoladamente ou em associação com outro FARMD. O MTX atua por meio da inibição competitiva da di-hidrofolato redutase (DHFR), uma enzima que converte o ácido fólico em seu metabólito ativo, o tetrahidrofolato (THF), que é necessário para a síntese de ácidos nucleicos (DNA e RNA). Por conseguinte, os pacientes em uso de MTX precisam consumir suplementos de ácido fólico para reduzir os efeitos adversos causados pelo MTX, como dor abdominal, náuseas e ulcerações da boca. O ácido fólico suplementar pode estar na forma de ácido fólico, ácido folínico ou 5-metiltetra hidrofolato.

Referência bibliográfica
Mahan, K.L.; Raymond, J.L. (2018) Krause: Alimentos, nutrição e dietoterapia. 14ª ed. Rio de Janeiro: Elsevier, p. 2923.

5ª QUESTÃO: B

Comentário: Por serem os mais potentes dos agentes anti-inflamatórios utilizados no tratamento da AR, os esteroides apresentam efeitos catabólicos extensos, que podem resultar em balanço nitrogenado negativo. A hipercalciúria e a redução da absorção de cálcio podem aumentar o risco de osteoporose. A suplementação concomitante de cálcio e de vitamina D e o monitoramento do estado ósseo devem ser considerados para minimizar a osteopenia.

Referência bibliográfica
Mahan, K.L.; Raymond, J.L. (2018) Krause: Alimentos, nutrição e dietoterapia. 14ª ed. Rio de Janeiro: Elsevier, p. 2924-2925.

314 Krause | Alimentos, Nutrição e Dietoterapia – Perguntas e Respostas

6ª QUESTÃO: A
Comentário: Ver quadro a seguir.

Tratamento

Tratamento clínico

Monitoramento de rotina e cuidados contínuos, consultas médicas, exames de sangue, urina e laboratoriais, radiografias

Tratamento farmacológico FARMD, modificadores da resposta biológica, analgésicos, AINE, corticosteroides

Alterações do comportamento de saúde
- Repouso e atividade física
- Cuidados articulares
- Redução do estresse cirúrgico

Substituição de articulação, reconstrução de tendão, sinovectomia

Tratamento nutricional
- Dieta balanceada saudável
- Evitar possíveis alergênios alimentares
- Concentrações adequadas de vitamina B
- Teor adequado de cálcio e vitamina D
- Suplementação com AGPI ω-3
- Dieta anti-inflamatória
- Jejum intermitente durante a fase aguda

Referência bibliográfica

Mahan, K.L.; Raymond, J.L. (2018) Krause: Alimentos, nutrição e dietoterapia. 14ª ed. Rio de Janeiro: Elsevier, p. 2945.

7ª QUESTÃO: D
Comentário: Os pacientes com AR correm risco aumentado de doença cardiovascular em função da resposta inflamatória sistêmica. Isso é particularmente significativo, tendo em vista os achados relacionados com os AINEs seletivos da COX-2. De fato, muitos dos fármacos utilizados no tratamento da AR podem resultar em hiper-homocisteinemia, hipertensão arterial e hiperglicemia, que constituem, todos eles, fatores de risco para a doença cardiovascular. Convenientemente, o tratamento direcionado para reduzir a inflamação pode beneficiar ambas as doenças.

Referência bibliográfica

Mahan, K.L.; Raymond, J.L. (2018) Krause: Alimentos, nutrição e dietoterapia. 14ª ed. Rio de Janeiro: Elsevier, p. 2945-2946.

8ª QUESTÃO: E
Comentário: As necessidades de proteínas para indivíduos inadequadamente nutridos ou que se encontram na fase inflamatória da doença são de 1,5 g a 2 g de proteínas/kg de massa corporal. Os indivíduos bem nutridos não têm necessidades aumentadas. Os lipídios devem contribuir com menos de 30% do valor energético total a fim de alcançar uma alimentação saudável e controlar a massa corporal. Os tipos de lipídios incluídos na dieta são importantes: foi constatado que um aumento na quantidade

de ácidos graxos ômega-3, sobretudo de óleos de peixe e de ácido alfalinolênico (encontrado em sementes de linhaça, óleo de soja e folhas verdes), reduz a inflamação na AR.

Referência bibliográfica
Mahan, K.L.; Raymond, J.L. (2018) Krause: Alimentos, nutrição e dietoterapia. 14ª ed. Rio de Janeiro: Elsevier, p. 2951-2952.

9ª QUESTÃO: E

Comentário: O principal objetivo do manejo dietético em pacientes com SS consiste em ajudá-los a aliviar os sintomas orais e a reduzir o desconforto ao comer, em consequência da dificuldade na mastigação e deglutição. O tratamento tópico da xerostomia consiste em evitar irritantes, como: cafeína, álcool e tabaco, e em hidratação adequada (pequenos goles de água) e uso de substitutos da saliva, géis lubrificantes, colutórios, goma de mascar, pastilhas ou óleos. Qualquer um desses tratamentos é efetivo em curto prazo; porém, nenhum deles melhora a produção de saliva. Após o consumo de alimentos ou bebidas açucaradas, é necessário escovar imediatamente os dentes e enxaguá-los com água, a fim de evitar cáries dentárias. O tratamento tópico para a xeroftalmia consiste em evitar ambientes secos, com névoa ou vento e leitura prolongada ou uso de computador. Podem-se utilizar lágrimas artificiais.

Referência bibliográfica
Mahan, K.L.; Raymond, J.L. (2018) Krause: Alimentos, nutrição e dietoterapia. 14ª ed. Rio de Janeiro: Elsevier, p. 2958-2959.

10ª QUESTÃO: A

Comentário: A gota tem sido associada a um estilo de vida rico, envolvendo consumo excessivo de carne e de álcool. Há risco aumentado de gota associado ao maior consumo de carne vermelha (carne bovina, de porco e cordeiro) e frutos do mar, mas não ao consumo de proteína vegetal. As dietas ricas em vegetais com elevado teor de purinas (feijão, ervilha, lentilha) não aumentam o risco de gota. Por outro lado, as dietas ricas em laticínios com baixo teor de lipídios e vitamina C suplementar têm sido associadas à redução do risco de gota. O consumo de café, mas não de chá verde, está associado a baixas concentrações séricas e urato, sendo, portanto, protetor para a gota. O consumo de álcool, sobretudo cerveja (rica em purinas), aumenta o risco de gota. O consumo de frutose, principalmente na forma de refrigerantes adoçados com xarope de milho rico em frutose, está associado a maior risco de gota.

Referência bibliográfica
Mahan, K.L.; Raymond, J.L. (2018) Krause: Alimentos, nutrição e dietoterapia. 14ª ed. Rio de Janeiro: Elsevier, p. 2966.

CASO CLÍNICO

Lúpus eritomatoso sistêmico

Parecer nutricional
Ao exame físico, foram observados depleção do compartimento proteico somático, a partir da avaliação da musculatura temporal e das fossas supra e infraclaviculares, o

Krause | Alimentos, Nutrição e Dietoterapia – Perguntas e Respostas

que foi confirmado na avaliação antropométrica, pois a CMB apresenta-se abaixo de P5. Observou-se consumo do compartimento adiposo, a partir da avaliação da bola gordurosa de Bichat, o que foi confirmado pela antropometria, com a mensuração da DCT, que está entre P5 e P10. De acordo com a OMS (1998), o paciente apresenta eutrofia segundo IMC (20,89 kg/m^2), sendo a conduta adotada dieta por VO, consistência normal, normoenergética, com distribuição normal dos macronutrientes energéticos, 30 g de fibras/dia. É ideal fracionar em seis refeições diárias e utilizar suplementação com vitamina D (calcitriol) (2.000 UI/dia), devido ao comprometimento renal. Segue em acompanhamento nutricional.

Dietoterapia para Doenças Neurológicas

1ª QUESTÃO: C
Comentário: A gestão nutricional de pacientes com doença neurológica é complexa. Com frequência, os danos neurológicos graves comprometem os mecanismos e a capacidade cognitiva necessária a uma alimentação adequada. Resultados comuns são a disfagia (dificuldade de deglutição) e o comprometimento da habilidade de obter, preparar e apresentar os alimentos para a boca.

Referência bibliográfica
Mahan, K.L.; Raymond, J.L. (2018) Krause: Alimentos, nutrição e dietoterapia. 14ª ed. Rio de Janeiro: Elsevier, p. 3000.

2ª QUESTÃO: B
Comentário: A avaliação nutricional requer um histórico detalhado. A história alimentar e a observação durante as refeições são usadas para avaliar os padrões de mastigação normal, deglutição e taxa de ingestão. O histórico de perda de massa corporal estabelece uma massa corporal basal; uma perda de 10% ou mais sugere risco nutricional.

Referência bibliográfica
Mahan, K.L.; Raymond, J.L. (2018) Krause: Alimentos, nutrição e dietoterapia. 14ª ed. Rio de Janeiro: Elsevier, p. 3002.

3ª QUESTÃO: A
Comentário: À medida que a doença neurológica crônica vai progredindo, os nervos cranianos ficam danificados, levando a déficit neurológico, muitas vezes manifestado por disfagia ou eliminação de grupos inteiros de alimentos. A intervenção nutricional deve ser individualizada de acordo com o tipo e a extensão da disfunção. A suplementação com vitaminas e minerais pode ser necessária. Se os suplementos mastigáveis não forem usados com segurança, as fórmulas líquidas podem ser adicionadas aos alimentos aceitáveis. Se o alimento for ofertado em pequenas refeições frequentes, o paciente pode comer mais. A deglutição também pode ser melhorada por meio da cuidadosa seleção de vários sabores, texturas e temperaturas dos alimentos. Os sucos podem ser substitutos da água e fornecer sabor, nutrientes e energia. Temperatura fria facilita a deglutição; logo, os alimentos frios podem resultar em maior tolerância. A carbonação combinada com cítrica ajuda

com as questões sensoriais, por "despertar" a percepção sensorial na boca. Molhos e caldos lubrificam os alimentos para facilitar a deglutição e podem ajudar a evitar a fragmentação dos alimentos na cavidade oral. Massas úmidas, alimentos cozidos e pratos à base de ovos são geralmente bem tolerados. Deve-se evitar os alimentos que se desintegram facilmente na boca, porque podem aumentar o risco de asfixia. As bebidas alcoólicas e os enxaguantes bucais alcoólicos devem ser evitados porque ressecam as membranas orais.

Referência bibliográfica
Mahan, K.L.; Raymond, J.L. (2018) Krause: Alimentos, nutrição e dietoterapia. 14ª ed. Rio de Janeiro: Elsevier, p. 3014-3015.

4ª QUESTÃO: E

Comentário: Ver tabela a seguir.

Doenças neurológicas que surgem a partir de deficiências nutricionais

Doença	Nutriente	Efeito fisiológico	Tratamento
Beribéri úmido	Tiamina	Disfunção neurológica central e periférica	Suplementação com tiamina
Pelagra	Niacina	Perda de memória, alucinações, demência	Suplementação com niacina
Anemia perniciosa	Vitamina B_{12}	Lesões ocorrem na bainha de mielina dos nervos ópticos, substância branca cerebral, nervos periféricos	Injeções mensais de vitamina B_{12}, suplementação oral de vitamina B_{12}
Síndrome de Wernicke-Korsakoff	Tiamina	Encefalopatia, movimentos involuntários dos olhos, movimento prejudicado, amnésia	Eliminar o álcool, suplementação com tiamina, hidratação adequada

Referência bibliográfica
Mahan, K.L.; Raymond, J.L. (2018) Krause: Alimentos, nutrição e dietoterapia. 14ª ed. Rio de Janeiro: Elsevier, p. 3017.

5ª QUESTÃO: B

Comentário: Fatores protetores contra o AVE: consumo diário de frutas frescas, consumo de flavonoides > 4,7 xícaras de chá-verde/dia, consumo de peixe e uso de óleo de peixe para mulheres brancas e negras e para homens negros, colesterol HDL alto no derrame isquêmico.

Referência bibliográfica
Mahan, K.L.; Raymond, J.L. (2018) Krause: Alimentos, nutrição e dietoterapia. 14ª ed. Rio de Janeiro: Elsevier, p. 3022.

318 Krause | Alimentos, Nutrição e Dietoterapia – Perguntas e Respostas

6ª QUESTÃO: D
Comentário: Ver tabela a seguir.

Medicamentos comumente usados no tratamento das doenças neurológicas

Doença ou condição	Medicamento	Função básica	Efeitos colaterais relacionados à nutrição
Esclerose lateral amiotrófica	Riluzol	Diminui o dano do neurônio motor	Sugere-se a diminuição do uso de cafeína
	Valproato	Anticonvulsivante	Aumenta o apetite e as necessidades de vitamina D
	Fenitoína	Anticonvulsivante	Aumenta as necessidades de vitaminas D e K
	Keppra®	Anticonvulsivante	Coordenação diminuída
	Carbamazepina	Anticonvulsivante	Náuseas, vitamina D aumentada
	Fenobarbital	Sedativo, hipnótico	Aumenta as necessidades de vitaminas D, K e, possivelmente, de ácido fólico
	Topamax®	Anticonvulsivante	Náuseas

COMT = catecol-O-metil-transferase; GI = gastrintestinal; IV = intravenosa; MAO-B = monoamina-oxidase B; TCM = triglicerídeo de cadeia média; EM = esclerose múltipla; AINEs = anti-inflamatórios não esteroides; N/V = náuseas e vômito.

Referência bibliográfica
Mahan, K.L.; Raymond, J.L. (2018) Krause: Alimentos, nutrição e dietoterapia. 14ª ed. Rio de Janeiro: Elsevier, p. 3036.

7ª QUESTÃO: B
Comentário: Há evidências crescentes de que a vitamina D pode desempenhar papel relevante. O grau de exposição à luz do sol catalisa a produção de vitamina D na pele. A vitamina D produzida pela pele é, eventualmente, metabolizada em vitamina D_3, que é um regulador seletivo do sistema imune e pode inibir a progressão da EM. Além disso, em estudos transversais sobre EM e vitamina D, a maior prevalência de deficiência clínica de vitamina D foi associada à diminuição da densidade óssea. Dada a evidência atual dos benefícios potenciais da vitamina D, parece razoável e seguro considerar a suplementação com vitamina D adequada para atingir concentrações normais em pacientes com EM.

Referência bibliográfica
Mahan, K.L.; Raymond, J.L. (2018) Krause: Alimentos, nutrição e dietoterapia. 14ª ed. Rio de Janeiro: Elsevier, p. 3057-3058.

8ª QUESTÃO: C
Comentário: A síndrome de Guillain-Barré evolui rapidamente. Na fase aguda, a resposta metabólica do SGB se assemelha à resposta ao estresse que ocorre no neurotrauma. Necessidades energéticas avaliadas por meio de calorimetria indireta podem ser tão altas quanto 40 a 45 kcal/kg, e as necessidades proteicas podem corresponder ao dobro da quantidade usual. Deve-se oferecer apoio nutricional para atenuar a perda muscular.

Respostas, Comentários e Referências Bibliográficas   **319**

Referência bibliográfica
Mahan, K.L.; Raymond, J.L. (2018) Krause: Alimentos, nutrição e dietoterapia. 14ª ed. Rio de Janeiro: Elsevier, p. 3053-3055.

9ª QUESTÃO: A
Comentário: Ver quadro a seguir.

Desenvolvimento de dietas para disfagia

Modificações das texturas

Grau 3: Disfagia avançada (anteriormente: macio)

- Alimentos sólidos macios. Inclui todas as carnes fáceis de cortar, frutas e vegetais macios (ou seja, bananas, pêssegos, melão sem sementes, carne macia cortada em pedaços pequenos e bem umedecida com molho ou caldo extra).
- As crostas devem ser cortadas do pão.
- A maioria é picada ou cortada em pedaços pequenos.

EXCLUIR: frutas e legumes duros e crocantes, alimentos pegajosos e alimentos muito secos. São proibidas frutas oleaginosas, sementes, pipoca, batata *chips*, coco, pão sacadura, legumes crus, pote de pudim de espessura líquida (também chamado pudim espesso); deve manter sua forma, e uma colher deve ficar em pé e reta dentro deles; eles não são despejáveis e são comidos com uma colher, alimento empanado, milho etc. A maioria dos alimentos é picada/cortada em pedaços pequenos.

Grau 2: Disfagia mecanicamente alterada (anteriomente: moída)

- Alimentos consistentes, úmidos e semissólidos que requerem alguma capacidade de mastigar.
- Inclui frutas e vegetais amassáveis com garfo (ou seja, enlatados macios, frutas cozidas com vegetais em peças menores que 1/2 polegada).
- A carne deve estar moída e umedecida. Molho e caldo extra devem ser servidos.

EXCLUIR: a maioria dos produtos de panificação, biscoitos e outros alimentos secos. Não consumir cereal integral com frutas oleaginosas, sementes e coco. Nenhum alimento com grandes pedaços. A maioria dos alimentos deve ter textura moída.

Grau1: Disfagia pastosa

- Alimentos lisos, puros, homogêneos, muito coesos e semelhantes a pudim requerem pouca ou nenhuma capacidade de mastigação.
- Sem alimentos integrais.
- Inclui purê de batatas com molho, iogurte sem fruta adicionada, pudim, sopas pastosas lisas, purê de frutas e legumes, purê de carne/aves/peixe, molhos/caldos, sobremesas pastosas sem frutas oleaginosas, sementes ou coco.

EVITAR: ovos mexidos, fritos ou cozidos.

Modificações de líquidos

Líquidos finos: incluem água, refrigerantes, caldo de suco, café e chá. Também incluem alimentos como gelatina, sorvete e *sorbet*, que podem derreter e se tornam finos quando engolidos.

320 Krause | Alimentos, Nutrição e Dietoterapia – Perguntas e Respostas

Referência bibliográfica
Mahan, K.L.; Raymond, J.L. (2018) Krause: Alimentos, nutrição e dietoterapia. 14ª ed. Rio de Janeiro: Elsevier, p. 3000-3001.

10ª QUESTÃO: A

Comentário: A avaliação dos nutrientes envolvidos na síntese de neurotransmissores é particularmente importante nesses pacientes. As características nutricionais comuns na população de pacientes neurológicos incluem: dificuldade de mastigar; aumento do gasto energético; ingestão inadequada de energia; ingestão inadequada de líquidos; inatividade física; má qualidade nutricional; dificuldade com a alimentação independente; dificuldades de deglutição; abaixo da massa corporal; problemas de eliminação; acesso inadequado a alimentos ou líquidos.

Referência bibliográfica
Mahan, K.L.; Raymond, J.L. (2018) Krause: Alimentos, nutrição e dietoterapia. 14ª ed. Rio de Janeiro: Elsevier, p. 3002.

CASO CLÍNICO

Acidente vascular encefálico

Parecer nutricional

Paciente com quadro de disfagia após acidente vascular encefálico, na avaliação antropométrica apresentou DCT entre os percentis 5 a 10 e perda grave de massa corporal refletindo depleção do compartimento corporal adiposo. A CMB apresenta-se abaixo de P5, refletindo uma depleção no compartimento proteico somático. Apresenta magreza grau 1 de acordo com o IMC (OMS, 1998). A conduta nutricional é dieta por via oral, de consistência pastosa, hiperenergética, hiperproteica, normoglocídica e normolipídica, hipossódica, fracionada em seis refeições ao dia, oferta água espessada cerca de 1,5 ℓ, oferecido suplemento proteico-energético 1 vez/dia, para alcançar o valor energético total em menor volume de alimentos. Segue em acompanhamento nutricional.

Dietoterapia nos Transtornos Psiquiátricos e Cognitivos

1ª QUESTÃO: B

Comentário: Uma das contribuições mais importantes da nutrição à saúde mental é a manutenção da estrutura e da função dos neurônios e dos neurotransmissores no sistema nervoso. A produção de neurotransmissores requer quantidades adequadas de nutrientes, dentre eles, os aminoácidos (triptofano, tirosina e glutamina), os minerais (zinco, cobre, ferro, selênio, magnésio) e as vitaminas do complexo B (B_1, B_2, B_3, B_6, B_{12} e B_9). Esses neurotransmissores e nutrientes coordenam a comunicação no corpo e entre o corpo e o ambiente.

Referência bibliográfica

Mahan, K.L.; Raymond, J.L. (2018) Krause: Alimentos, nutrição e dietoterapia. 14ª ed. Rio de Janeiro: Elsevier, p. 3079.

2ª QUESTÃO: E

Comentário: A glicemia alta e baixa tem forte associação a diversas doenças psiquiátricas, incluindo ansiedade, depressão e esquizofrenia. O aumento rápido e abrupto da glicemia pode desencadear a liberação excessiva, e rápida, de insulina. Em seguida, ocorre uma queda da glicemia, já que a insulina faz com que a glicose entre nas células. O corpo compensa esse efeito ao aumentar a concentração de epinefrina e cortisol, substâncias que podem desencadear grande alteração emocional e comportamento instável. O hábito de comer doces durante o estresse pode trazer recompensa fisiológica, já que decorre de maior movimento do triptofano para o cérebro. Com o passar do tempo, o maior consumo de açúcar, combinado à baixa ingestão de fibras, leva ao desenvolvimento de resistência à insulina. Flutuações na glicemia podem provocar grandes mudanças no humor, o que, por sua vez, pode acentuar, de forma significativa, as doenças psiquiátricas e os transtornos comportamentais associados.

Referência bibliográfica

Mahan, K.L.; Raymond, J.L. (2018) Krause: Alimentos, nutrição e dietoterapia. 14ª ed. Rio de Janeiro. Elsevier, p. 3082-3083.

3ª QUESTÃO: D

Comentário: O ácido alfalinolênico (ALA), um ômega-3 com 8 carbonos e 3 ligações duplas (18:3), é encontrado no óleo de algumas sementes e nozes (p. ex., linho, chia, girassol, soja e nozes). O ácido eicosapentaenoico (EPA) é um ácido graxo ômega-3 com 20 carbonos e 5 ligações duplas (20:5), enquanto o ácido docosahexaenoico (ADH) é um ácido graxo com 22 carbonos e 6 ligações duplas (22:6). O EPA e o ADH ocorrem naturalmente em peixes gordurosos e frutos do mar. O ácido araquidônico (ARA), um ácido graxo ômega-6 com 20 carbonos e 4 ligações duplas (20:4), é precursor dos eicosanoides prostaglandinas, tromboxanos e leucotrienos, que participam da inflamação, da vasoconstrição e de uma infinidade de regulações metabólicas, além de influenciar o humor. Embora os mecanismos específicos não tenham sido esclarecidos, a pesquisa clínica mostrou a importância da ingestão suficiente de EPA na saúde mental geral e, principalmente, como tratamento adjunto da depressão. De modo geral, o EPA funciona melhor quando ingerido com ADH. Essas moléculas ocorrem naturalmente juntas nos alimentos. O ADH é preferido e seletivamente armazenado no cérebro e nas células nervosas, sendo responsável por grande parte da massa de tecido cerebral e necessário para o crescimento, o desenvolvimento e a maturação normais do cérebro, e participa da neurotransmissão (comunicação entre as células cerebrais), de mensageiros lipídicos, da expressão genética e da síntese de membrana celular. O ADH também contribui para as estruturais vitais e se concentra nos fosfolipídios das membranas celulares no cérebro.

Referência bibliográfica

Mahan, K.L.; Raymond, J.L. (2018) Krause: Alimentos, nutrição e dietoterapia. 14ª ed. Rio de Janeiro: Elsevier, p. 3086-3087.

4ª QUESTÃO: A

Comentário: A deficiência de ácido fólico está associada à depressão, ao declínio cognitivo e à demência. Os dados NHANES de 2010 examinaram a relação entre o folato e a vitamina B_{12} como biomarcadores de doenças mentais e físicas. Os sintomas da deficiência de vitamina B_{12} podem incluir agitação, irritabilidade, confusão, desorientação, amnésia, perda de concentração e de atenção e insônia. A niacina é um componente essencial da molécula NADH, que é importante para a produção do neurotransmissor dopamina. Um dos sinais de pelagra, a doença da deficiência de niacina, é a demência. Os sinais bioquímicos da depleção de riboflavina surgem em poucos dias de privação dietética. A baixa concentração de riboflavina interfere no metabolismo do ferro e contribui para a etiologia da anemia quando as ingestões desse mineral são baixas. A riboflavina participa de determinadas concentrações circulantes de homocisteína e pode exercer alguns de seus efeitos por meio da redução do metabolismo de outras vitaminas do complexo B, principalmente do folato e da vitamina B_6, de interesse particular nas doenças psiquiátricas. A encefalopatia de Wernicke (EW) é uma manifestação neurológica possivelmente reversível, embora grave, causada pela deficiência de vitamina B_1 (tiamina). É comumente associada ao consumo excessivo de álcool, mas também é relatada em casos de vômito excessivo por hiperêmese gravídica e vômito após a cirurgia bariátrica. A maioria dos pacientes apresenta uma tríade de sinais oculares (nistagmo), ataxia e confusão. O difosfato de tiamina (TDP), a forma mais bioativa de tiamina, é uma coenzima essencial no metabolismo da glicose e na biossíntese de neurotransmissores, incluindo acetilcolina, γ-aminobutirato, glutamato, aspartato e serotonina. A norepinefrina, a serotonina e o glutamato, assim como seus receptores, são possíveis alvos para terapia antidepressiva. A taxa de degradação de TDP, ligado às suas enzimas dependentes, é diretamente proporcional à quantidade disponível de seu principal substrato, os carboidratos. Os depósitos corporais de B_1 caem rapidamente durante o jejum.

Referência bibliográfica

Mahan, K.L.; Raymond, J.L. (2018) Krause: Alimentos, nutrição e dietoterapia. 14ª ed. Rio de Janeiro: Elsevier, p. 3095-3099.

5ª QUESTÃO: C

Comentário: As pesquisas clínicas associaram a deficiência de vitamina D à presença de transtornos do humor, com aspectos de transtorno cognitivo, assim como à elevação do risco de depressão maior e menor em adultos mais velhos. A vitamina D desempenha papel crucial na proliferação, na diferenciação, no neurotrofismo, na neuroproteção, na neurotransmissão e na neuroplasticidade. O cérebro tem receptores de vitamina D que ajudam a conferir proteção contra o declínio neurocognitivo e, até mesmo, ajudam a revertê-lo. Em geral, a concentração sérica de vitamina D é avaliada pela concentração circulante de 25(OH)D, que é o produto combinado da síntese cutânea decorrente da exposição ao sol e de fontes dietéticas. A concentração sérica de 25(OH)D pode ser baixa, apesar de uma dieta adequada ou de uma exposição solar suficiente, devido à conversão a outras formas, como a 1,25(OH)D. As melhores fontes de vitamina D são: (1) a exposição de uma quantidade grande de pele à luz solar por, pelo menos, 15 a 20 min por dia, sem filtro solar; (2) alguns alimentos, como peixes oleosos e gema de ovos; e (3) alimentos fortificados com vitamina D, como leites de vaca, de soja ou outros, como cereais.

Referência bibliográfica
Mahan, K.L.; Raymond, J.L. (2018) Krause: Alimentos, nutrição e dietoterapia. 14ª ed. Rio de Janeiro: Elsevier, p. 3101-3102.

6ª QUESTÃO: B
Comentário: A deficiência de ferro prejudica a mielinização do cérebro e o metabolismo de monoamina. A deficiência de ferro está associada a apatia, depressão e fadiga. A anemia por deficiência de ferro em crianças está relacionada com um risco significativamente maior de doença psiquiátrica, incluindo transtornos do humor, transtorno do espectro autista, transtorno de déficit de atenção e hiperatividade e distúrbios do desenvolvimento mental. O ferro desempenha papel essencial na sinalização dopaminérgica. O microelemento essencial selênio é um constituinte das selenoproteínas, que desempenham importante função estrutural e funcional. Conhecidas como antioxidantes, atuam como catalisadores para a produção do hormônio tireoidiano ativo e são necessárias para o funcionamento adequado do sistema imune. A deficiência foi associada ao humor adverso. Um estudo descobriu que a baixa ingestão dietética de selênio foi associada a praticamente o triplo de probabilidade de desenvolvimento de transtorno depressivo maior. O zinco pode atuar na regulação da produção de dopamina no cérebro. Os mecanismos de ação pelos quais o zinco reduz os sintomas depressivos incluem: (1) diminuição da recaptação de dopamina (por ligação ao receptor de dopamina); (2) aumento da conversão do hormônio tireoidiano T_4 a T_3; e (3) promoção da função de neurotransmissores excitatórios.

Referência bibliográfica
Mahan, K.L.; Raymond, J.L. (2018) Krause: Alimentos, nutrição e dietoterapia. 14ª ed. Rio de Janeiro: Elsevier, p. 3102-3104.

7ª QUESTÃO: E
Comentário: Dietoterapia para o tratamento de ansiedade: avaliar a concentração de vitamina D, magnésio e vitamina B; reduzir a ingestão de cafeína; reduzir a ingestão de sacarose e outras formas de açúcar; adicionar um multivitamínico contendo altas doses de vitaminas do complexo B e minerais, incluindo cobre, cromo, zinco e selênio, mais 200 mg/dia de magnésio; aumentar a ingestão de proteína de alta qualidade ao longo do dia.

Referência bibliográfica
Mahan, K.L.; Raymond, J.L. (2018) Krause: Alimentos, nutrição e dietoterapia. 14ª ed. Rio de Janeiro: Elsevier, p. 3120-3121.

8ª QUESTÃO: D
Comentário: Os suplementos de óleo de peixe no tratamento da depressão são mais eficazes quando apresentam 60% de AEP e 40% de ADH. Os suplementos de óleo de peixe com 60% de AEP, em doses de 200 a 2.200 mg/dia, mostraram-se eficazes contra a depressão primária. A curcumina parece ser promissora no tratamento da depressão. Um estudo recente mostrou que a forma especial e altamente absorvível da curcumina (BCM-95® ou CuraMed® 500 mg 2/dia) é eficaz no tratamento da depressão maior após 8 semanas de uso. As deficiências de vitamina B e magnésio também foram associadas à depressão. Os pacientes tratados com 0,8 mg de ácido fólico/dia ou 0,4 mg de vitamina B_{12}/dia apresentaram melhora significativa.

324 Krause | Alimentos, Nutrição e Dietoterapia – Perguntas e Respostas

Nos pacientes com depressão atípica, a suplementação com picolinato de cromo em dose de 600 µg/dia ajudou a reduzir o desejo alimentar, mas não houve diferença nas pontuações de depressão entre os indivíduos tratados com cromo e placebo. Os principais efeitos do cromo foram sobre o desejo de carboidratos e a regulação do apetite. Baixas concentrações séricas de zinco predispõem a uma resistência ao tratamento da depressão.

Referência bibliográfica
Mahan, K.L.; Raymond, J.L. (2018) Krause: Alimentos, nutrição e dietoterapia. 14ª ed. Rio de Janeiro: Elsevier, p. 3143-3144.

9ª QUESTÃO: B

Comentário: Em um estudo ecológico, a maior ingestão de açúcar foi associada a maior risco de desenvolvimento de esquizofrenia. Um estudo realizado com pacientes esquizofrênicos observou concentrações plasmáticas de cobre significativamente maiores do que no grupo-controle. A concentração de manganês e ferro era significativamente menor. Essas observações sugerem que eventuais alterações nos microelementos essenciais Mn, Cu e Fe podem atuar na patogênese da esquizofrenia. Os efeitos colaterais dos antipsi-cóticos podem incluir boca seca, constipação intestinal e aumento do apetite. Alguns antipsicóticos não devem ser usados com toranjas (*grapefruit*) e determinadas frutas cítricas. O consumo de álcool é contraindicado. A esquizofrenia parece estar associada ao metabolismo alterado. Um estudo com tomografia computadorizada mostrou que, com a mesma gordura corporal total e gordura subcutânea, os pacientes esquizofrênicos apresentavam o triplo de depósito de gordura visceral. Essa população tem menor requerimento energético. O ganho de massa corporal, após a instituição do tratamento com medicamentos antipsicóticos, é um motivo comum para os pacientes interromperem a terapia. Ganhos de massa corporal de 10 a 30 kg ao longo de vários anos foram relatados. O ganho de massa corporal clinicamente significativo foi definido em 7% acima do basal e pode ser um bom motivo para consulta com um nutricionista. Os fatores dietéticos que afetam a esquizofrenia e a depressão são similares àqueles que preveem doenças como a cardiopatia coronária e o diabetes. Observou-se baixa concentração de ácidos graxos essenciais em membranas e eritrócitos. Isso, porém, não parece estar relacionado com a ingestão dietética, e sim ao metabolismo dos fosfolipídios. Os suplementos foram eficazes na elevação da concentração de ácidos graxos essenciais em membranas celulares e eritrócitos. A elevada ingestão de óleo de peixe também está associada a melhor prognóstico, e a fração AEP é mais importante que o ADH. Necessário cuidado com o consumo de toranja e/ou suco de toranja (que pode alterar a concentração sanguínea de medicamentos) e de álcool. Monitorar a massa corporal: o ganho de massa corporal acima de 7% deve levar à avaliação para a detecção de síndrome metabólica.

Referência bibliográfica
Mahan, K.L.; Raymond, J.L. (2018) Krause: Alimentos, nutrição e dietoterapia. 14ª ed. Rio de Janeiro: Elsevier, p. 3158-3163.

10ª QUESTÃO: A

Comentário: Um dos nutrientes mais importantes para a prevenção da DA é o ácido fólico. As concentrações inadequadas de vitamina B_{12} podem aumentar o risco de desenvolvimento de DA e demência. As baixas concentrações e funções da vitamina

D também foram implicadas como importantes na DA. A vitamina E pode ajudar a diminuir a velocidade de progressão, mas apenas em caso de uso de tocoferol natural misto contendo gama-tocoferol. O suporte probiótico e prebiótico adequado também é importante. Há evidências crescentes na literatura de que a composição do microbioma, as espécies, a identidade e as combinações, densidade e distribuição dessas bactérias podem influenciar a forma como envelhecemos. A curcumina pode ter efeito neuroprotetor geral, com benefícios também na doença de Parkinson.

Referência bibliográfica
Mahan, K.L.; Raymond, J.L. (2018) Krause: Alimentos, nutrição e dietoterapia. 14ª ed. Rio de Janeiro: Elsevier, p. 3128-3136.

CASO CLÍNICO

Doença psiquiátrica

Parecer nutricional
Paciente apresenta depleção do compartimento proteico somático e adiposo segundo avaliação CMB e DCT; o diagnóstico nutricional é eutrofia de acordo com o IMC. A conduta nutricional adotada é dieta por VO de consistência branda, hiperproteica, hipolipídica, com suplementação proteico-calórica 2 vezes/dia.

Dietoterapia para Lactentes com Baixo Peso ao Nascer

1ª QUESTÃO: E

Comentário: As crianças prematuras estão em alto risco de déficit no estado nutricional, em decorrência das baixas reservas de nutrientes, imaturidade fisiológica, doença (o que pode interferir no cuidado e nas necessidades nutricionais) e exigências nutricionais para o crescimento. A maior parte das reservas fetais de nutrientes é depositada nos últimos 3 meses de gestação; portanto, o recém-nascido prematuro começa a vida em um estado nutricional comprometido. O recém-nascido pré-termo pequeno é particularmente vulnerável à subnutrição. A desnutrição em lactentes prematuros pode aumentar o risco de infecção, prolongar a doença crônica e afetar negativamente o crescimento e o funcionamento do encéfalo. O recém-nascido pré-termo alimentado com fórmula infantil para lactentes pré-termo ou com leite materno demonstra melhor crescimento e desenvolvimento do que crianças prematuras alimentadas com fórmulas infantis convencionais. A alimentação no primeiro mês de vida com o leite da mãe da própria criança tem sido associada a maior crescimento e desenvolvimento.

Referência bibliográfica
Mahan, K.L.; Raymond, J.L. (2018) Krause: Alimentos, nutrição e dietoterapia. 14ª ed. Rio de Janeiro: Elsevier, p. 3184, 3186-3187.

326 Krause | Alimentos, Nutrição e Dietoterapia – Perguntas e Respostas

2ª QUESTÃO: B

Comentário: No método de gavagem gástrica oral, insere-se uma sonda de alimentação macia pela boca do lactente, que vai até o estômago. Os principais riscos dessa técnica incluem aspiração e distensão gástrica. Por causa dos reflexos de tosse fracos ou ausentes e dos músculos respiratórios mal desenvolvidos, a criança pequena pode não ser capaz de desalojar o leite da via respiratória superior, o que pode causar bradicardia reflexa ou obstrução das vias respiratórias. A alimentação transpilórica por sonda é indicada para crianças que estão em risco de aspiração do leite para os pulmões ou que têm esvaziamento gástrico lento. O objetivo desse método é contornar o esvaziamento gástrico frequentemente lento da criança imatura, passando a sonda de alimentação pelo estômago e o piloro, e colocando sua ponta no duodeno ou no jejuno. A alimentação mamilar pode ser tentada em crianças cuja idade gestacional seja maior do que 32 semanas e cuja capacidade de se alimentar sugando um mamilo seja indicada por evidências de um reflexo de sucção e movimentos de sucção estabelecidos.

Referência bibliográfica

Mahan, K.L.; Raymond, J.L. (2018) Krause: Alimentos, nutrição e dietoterapia. 14ª ed. Rio de Janeiro: Elsevier, p. 3217-3219.

3ª QUESTÃO: C

Comentário: Embora o leite materno exija a suplementação com nutrientes para satisfazer às necessidades de recém-nascidos pré-termo, seus benefícios para a criança são diversos. Durante o primeiro mês de lactação, a composição do leite das mães de lactentes pré-termo difere da de mães que deram à luz crianças a termo; os teores de proteínas e sódio do leite materno são mais elevados em mães com recém-nascidos pré-termo. Quando o lactente pré-termo é alimentado com o leite de sua própria mãe, cresce mais rapidamente do que as crianças alimentadas com leite materno maduro dos bancos de leite. Além de seu teor de nutrientes, o leite materno oferece benefícios nutricionais, por causa de sua combinação única de aminoácidos e ácidos graxos de cadeia longa. O zinco e o ferro do leite materno são mais facilmente absorvidos, e a gordura é mais facilmente digerida por causa da presença de lipases. Além disso, o leite materno contém fatores que não estão presentes nas fórmulas. Esses componentes incluem: (1) macrófagos e linfócitos T e B; (2) fatores antimicrobianos, como imunoglobulina A secretora, lactoferrina e outros; (3) hormônios; (4) enzimas; e (5) fatores de crescimento. Relata-se que o leite materno, em comparação à fórmula infantil para o lactente pré-termo, reduz a incidência de ECN e sepse, melhora o desenvolvimento neurológico, facilita uma progressão mais rápida da alimentação enteral e leva à alta mais cedo. O uso de leite doado tem sido associado a início mais precoce da alimentação, menor uso de fórmulas e nenhuma mudança no percentual de uso do leite da própria mãe.

Referência bibliográfica

Mahan, K.L.; Raymond, J.L. (2018) Krause: Alimentos, nutrição e dietoterapia. 14ª ed. Rio de Janeiro: Elsevier, p. 3223-3228.

4ª QUESTÃO: A

Comentário: O cálcio e o fósforo são apenas dois dos muitos nutrientes que os lactentes pré-termo em crescimento necessitam para a mineralização óssea ideal. As diretrizes de ingestão foram estabelecidas em teores que promovem a taxa de mineralização óssea que ocorre no feto. Os recém-nascidos pré-termo necessitam de maior quantidade de vitamina E que os nascidos a termo, por causa de seu estoque tecidual limitado, da diminuição na absorção de vitaminas lipossolúveis e do crescimento rápido. A vitamina E protege as membranas biológicas contra a quebra lipídica oxidativa. Como o ferro é um oxidante biológico, uma dieta rica em ferro ou ácidos graxos poli-insaturados (AGPI) aumenta o risco de deficiência de vitamina E. Os recém-nascidos pré-termo estão em risco de anemia por deficiência de ferro por causa das reservas de ferro reduzidas associadas ao nascimento precoce. Ao nascimento, a maior parte do ferro disponível está na hemoglobina circulante. O recém-nascido pré-termo, especialmente aquele com MBPN, é suscetível à hiponatremia no período neonatal. Essas crianças podem ter perda urinária excessiva de sódio, por causa da imaturidade renal e da incapacidade de conservar uma quantidade adequada de sódio. Além disso, suas necessidades de sódio são elevadas, em decorrência de sua rápida taxa de crescimento.

Referência bibliográfica
Mahan, K.L.; Raymond, J.L. (2018) Krause: Alimentos, nutrição e dietoterapia. 14ª ed. Rio de Janeiro: Elsevier, p. 3213-3215.

5ª QUESTÃO: D

Comentário: Os recém-nascidos pré-termo que recebem NP com baixas concentrações de cálcio e fósforo estão em risco de desenvolver osteopenia da prematuridade. Diminuir a displasia broncopulmonar: um estudo sugere que fornecer injeções IM de vitamina A a 5.000 unidades/dia, 3 vezes/semana, durante o primeiro mês de vida, a lactentes pré-termo de EBPN diminui a incidência de DBP. A síndrome do desconforto respiratório do recém-nascido (SDRRN) é uma doença que ocorre nos lactentes pré-termo logo após o nascimento porque essas crianças apresentam deficiência de uma substância do pulmão denominada surfactante. Assim que nascem, todos os lactentes recebem uma injeção intramuscular (IM) de 0,3 a 1 mg de vitamina K para evitar a doença hemorrágica do recém-nascido pela deficiência de vitamina K. Após os primeiros dias de vida, o sódio, o potássio e o cloreto são adicionados às soluções parenterais para compensar a perda de fluido extracelular. Para evitar hiperpotassemia e arritmias cardíacas, o uso de potássio deve ser suspenso até que se veja fluxo renal. Em geral, o recém-nascido pré-termo tem os mesmos requerimentos de eletrólitos que o lactente a termo. Contudo, seus requerimentos reais variam, dependendo de fatores como função renal, estado de hidratação e utilização de diuréticos.

Referência bibliográfica
Mahan, K.L.; Raymond, J.L. (2018) Krause: Alimentos, nutrição e dietoterapia. 14ª ed. Rio de Janeiro: Elsevier, p. 3197, 3200-3202.

Dietoterapia para Distúrbios Metabólicos Genéticos

1ª QUESTÃO: C
Comentário: Ver quadro a seguir.

Distúrbios	Características químicas e bioquímicas	Dietoterapia
Citrulinemia	Vômitos, convulsões, às vezes coma → morte. Sobreviventes geralmente têm DI, ↑ amônia e glutamina plasmática	Alimento: pobre em proteínas. Fórmula: sem aminoácidos não essenciais
Galactosemia	Vômito, hepatomegalia, DD, catarata, DI, frequentemente sepse precoce ↑ galactose na urina e sangue	Eliminar lactose, diminuir galactose, utilizar fórmula de proteína de soja isolada
Doença do armazenamento do glicogênio tipo Ia	Hipoglicemia profunda, hepatomegalia.	Baixa lactose, frutose, sacarose; pobre em lipídios; carboidratos muito complexos, evitar jejum
Fenilcetonúria		Alimento: pobre em proteínas. Fórmula: padrão (sem fenilalanina, suplementada com tirosina)
MSUD	Convulsões, acidose, leucina, isoleucina, valina plasmática 10 × o normal	Alimento: pobre em proteínas. Fórmula: padrão (sem leucina, isoleucina, valina)
Homocistinúria	Descolamento de retina; doenças tromboembólicas e cardíacas; leve a moderado DI; anormalidades ósseas; cabelo e pele claros; ↑ metionina, homocisteína	Alimento: pobre em proteínas. Fórmula: padrão (sem metionina, suplementada com l-cistina)

DI = déficit intelectual; DD = déficit de desenvolvimento; MSUD = doença da urina em xarope de bordo.

Referência bibliográfica
Mahan, K.L.; Raymond, J.L. (2018) Krause: Alimentos, nutrição e dietoterapia. 14ª ed. Rio de Janeiro: Elsevier, p. 3262-3264.

2ª QUESTÃO: D
Comentário: Ver tabela a seguir.

Comparação de menus apropriados para crianças com e sem fenilcetonúria

Refeição	Menu para PKU	Fenilalanina (mg)	Menu regular	Fenilalanina (mg)
Café da manhã	Fórmula livre de fenilalanina	0	Leite	450
	Cereal de arroz *puffed*	19	Cereal de arroz *puffed*	19
	Suco de laranja	11	Suco de laranja	11
Almoço	Sanduíche de geleia com baixa proteína	18	Sanduíche de manteiga de amendoim e geleia	625
	Banana	49	Banana	49
	Cenoura e aipo em tiras	12	Cenoura e aipo em tiras	12
	Biscoitos de chocolate com baixa proteína	4	Biscoitos de chocolate/bolinhos de chocolate	60
	Suco	0	Suco	0
Lanche	Fórmula livre de fenilalanina	0	Leite	450
	Laranja	16	Laranja	16
	Batata frita (saco pequeno)	44	Batata frita	44
Jantar	Fórmula livre de fenilalanina	0	Leite	450
	Salada	10	Salada	10
	Espaguete de baixa proteína com molho de tomate	8	Espaguete com molho de tomate e	240
			almôndegas	600
	Sorvete	10	Sorvete	120
	Consumo estimado	201	*Consumo estimado*	3.156

PKU = fenilcetonúria.

Referência bibliográfica
Mahan, K.L.; Raymond, J.L. (2018) Krause: Alimentos, nutrição e dietoterapia. 14ª ed. Rio de Janeiro: Elsevier, p. 3285-3286.

330 Krause | Alimentos, Nutrição e Dietoterapia – Perguntas e Respostas

3ª QUESTÃO: E

Comentário: O tratamento nutricional requer o monitoramento muito cuidadoso das concentrações sanguíneas de leucina, isoleucina e valina, bem como a adequação do crescimento e da nutrição em geral. Várias fórmulas especificamente projetadas para o tratamento desse distúrbio estão disponíveis para fornecer uma mistura razoável de aminoácidos e vitaminas. Estas geralmente são suplementadas com uma pequena quantidade de fórmula infantil padrão ou leite de vaca para prover os AACR necessários para sustentar o crescimento e o desenvolvimento. Alguns lactantes e crianças podem necessitar de suplementação adicional com L-valina ou L-isoleucina para manter o equilíbrio bioquímico.

Referência bibliográfica
Mahan, K.L.; Raymond, J.L. (2018) Krause: Alimentos, nutrição e dietoterapia. 14ª ed. Rio de Janeiro: Elsevier, p. 3294.

4ª QUESTÃO: B

Comentário: A galactosemia é tratada com restrição de galactose ao longo da vida. Embora a galactose seja requerida para a produção de galactolipídios cerebrosídeos, estes podem ser produzidos por vias alternativas caso ela seja retirada da dieta. A restrição de galactose impõe que seja evitado restritamente todo leite e produtos do leite, e alimentos contendo lactose são hidrolisados em galactose e glicose. A restrição efetiva de galactose requer a leitura cuidadosa dos rótulos de produtos alimentares. O leite é adicionado a muitos produtos, e a lactose aparece quase sempre no revestimento de medicamentos em forma de comprimidos. Bebês com galactosemia são alimentados com fórmulas feitas de soja. Algumas frutas e vegetais apresentam quantidades significativas de galactose.

Referência bibliográfica
Mahan, K.L.; Raymond, J.L. (2018) Krause: Alimentos, nutrição e dietoterapia. 14ª ed. Rio de Janeiro: Elsevier, p. 3308.

5ª QUESTÃO: D

Comentário: A administração de amido de milho cru (p. ex., uma pasta de amido de milho misturada com água fria) a intervalos regulares e carboidratos de alta complexidade, com baixo teor de lipídios no padrão alimentar, é defendida para evitar a hipoglicemia. Alguns lactentes e crianças respondem bem à administração de amido de milho por via oral, enquanto outros requerem polímeros de glicose administrados por meio de infusão gástrica de polímeros de glicose por gotejamento contínuo para evitar episódios de hipoglicemia durante a noite.

Referência bibliográfica
Mahan, K.L.; Raymond, J.L. (2018) Krause: Alimentos, nutrição e dietoterapia. 14ª ed. Rio de Janeiro: Elsevier, p. 3310-3311.

Dietoterapia para Distúrbios de Deficiência Intelectual e do Desenvolvimento

1ª QUESTÃO: A

Comentário: Apresenta uma incidência de 1 em 600 a 800 nascidos vivos e resulta da presença de um cromossomo extra em cada célula do corpo. Entre as características físicas e de desenvolvimento estão: baixa estatura, doença cardíaca congênita, deficiência mental, diminuição do tônus muscular, hiperflexibilidade das articulações, pontos brancos na periferia da íris (manchas de Brushfield), fissura inclinada dos olhos, dobras epicânticas, cavidade oral pequena, mãos curtas e largas com única prega palmar, e um grande afastamento entre o hálux e o segundo dedo do pé.

Referência bibliográfica

Mahan, K.L.; Raymond, J.L. (2018) Krause: Alimentos, nutrição e dietoterapia. 14ª ed. Rio de Janeiro: Elsevier, p. 3342.

2ª QUESTÃO: D

Comentário: A prevenção da espinha bífida é possível hoje. Nos anos 1980, estudos relataram um efeito positivo da suplementação de mães com ácido fólico e multivitaminas, o que reduziu o risco de uma segunda gestação com espinha bífida. Inúmeros estudos mostraram que a suplementação com ácido fólico antes da concepção é eficaz; a recomendação nacional é de 400 µg/dia para todas as mulheres em idade fértil. Por meio do seu Programa de Saúde Pública, a Organização Mundial da Saúde defende globalmente a suplementação com ácido fólico. O ácido fólico foi adicionado a várias farinhas e outros cereais, e produtos à base de grãos nos alimentos desde 1996.

Referência bibliográfica

Mahan, K.L.; Raymond, J.L. (2018) Krause: Alimentos, nutrição e dietoterapia. 14ª ed. Rio de Janeiro: Elsevier, p. 3359.

3ª QUESTÃO: B

Comentário: A amamentação é difícil para esses bebês por causa de problemas com a sucção, embora os bebês com apenas fissuras labiais possam obter sucesso na sucção. Geralmente, é recomendado à mãe que deseja amamentar que ela retire seu leite e dê ao seu bebê em uma mamadeira especializada. As necessidades energéticas são, geralmente, as mesmas para um bebê ou criança não afetada, porém, se o processo de alimentação for muito difícil, as necessidades energéticas podem não ser alcançadas. Estratégias para solucionar esse problema variam, com alguns profissionais aconselhando sonda de alimentação, enquanto outros recomendam continuar com mamadeira e bicos adequados, mas utilizando uma fórmula mais concentrada ou leite materno. Os obturadores de palato têm sido utilizados para cobrir a fissura palatina até a criança poder realizar a cirurgia para fechá-la; sua utilização resulta na melhora da ingestão, melhores habilidades de alimentação, no aumento da massa corporal e no crescimento dos arcos dentários. As desvantagens incluem custo e o inconveniente de refabricar os dispositivos, à medida que a criança cresce, para manter a eficácia.

332 Krause | Alimentos, Nutrição e Dietoterapia – Perguntas e Respostas

A introdução de alimentos sólidos para o bebê com FL/FP pode seguir o protocolo usual dos 4 aos 6 meses de idade. Neste momento, a fissura labial deve ter sido reparada, a criança tem boa sustentação da cabeça e estabilidade do tronco. É importante que o alimento seja apresentado lentamente, permitindo que o bebê possa controlar cada mordida enquanto aprende, pouco a pouco, a direcionar o alimento em torno da fissura, se esta ainda não foi reparada. Após a reparação e cicatrização da fissura palatina, a alimentação pela via anatômica normal progride devagar, mas normalmente. Na maioria das vezes, a reparação cirúrgica da fissura labial é realizada com 2 a 3 meses de idade, e a reparação da fissura palatina, aos 9 meses. Outras cirurgias podem envolver pequenas melhorias no lábio ou nariz e geralmente são concluídas antes que a criança comece na escola.

Referência bibliográfica
Mahan, K.L.; Raymond, J.L. (2018) Krause: Alimentos, nutrição e dietoterapia. 14ª ed. Rio de Janeiro: Elsevier, p. 3383-3385.

4ª QUESTÃO: E

Comentário: As medições de estatura e massa corporal devem ser verificadas e reg50adas regularmente, uma vez que os medicamentos utilizados no tratamento podem causar anorexia se forem administrados em horários inapropriados, resultando em ingestão de energética inadequada e potencial desaceleração do crescimento. No entanto, um estudo prospectivo de 10 anos com mais de 250 crianças com e sem TDAH, tratadas ou não tratadas com medicação, não encontrou evidência de limitação de crescimento na estatura ao longo do tempo. Uma sugestão é que a falta de AGEs seja uma possível causa de hiperatividade em crianças. É mais provável que resulte de uma variedade de influências bioquímicas. Essas crianças têm uma deficiência de AGEs porque não conseguem metabolizar normalmente o ácido linoleico; elas não conseguem absorver os AGEs efetivamente no intestino, ou suas necessidades de AGEs são mais elevadas do que o normal. Um estudo realizado pela Universidade de Purdue relatou que muitas crianças poderiam estar consumindo muito mais corantes do que se pensava. Uma das principais fontes de corantes alimentares artificiais são líquidos como as bebidas esportivas, bebidas em pó e refresco de frutas, não suco. A quantidade recomendada de corantes alimentares para crianças foi fixada em 12 mg/dia; embora o uso elevado de bebidas, cereais coloridos e doces possa resultar em 100 mg/dia. O momento e o tipo de medicação devem ser ajustados para que haja o mínimo de influência sobre a ingestão dietética da criança. Se o indivíduo estiver fazendo uso de medicamentos, o tempo de administração em relação ao horário das refeições é importante. Deve-se obter informações sobre qualquer dieta específica para a criança ou indivíduo e o quanto esta dieta está sendo seguida. Outras recomendações incluíram a eliminação de açúcar, a eliminação da cafeína, ou a adição de grandes doses de vitaminas (terapia com megavitaminas).

Referência bibliográfica
Mahan, K.L.; Raymond, J.L. (2018) Krause: Alimentos, nutrição e dietoterapia. 14ª ed. Rio de Janeiro: Elsevier, p. 3376-3379.

5ª QUESTÃO: C

Comentário: Este é um problema frequente para a criança com SD devido ao tônus muscular reduzido globalmente, associado à falta de fibras e líquidos na dieta. O tratamento deve envolver o aumento de fibras e líquidos, com ênfase no consumo de água. O conteúdo de fibras da dieta, para crianças após 3 anos, é de 5 a 6 g por ano de idade/dia.

Referência bibliográfica
Mahan, K.L.; Raymond, J.L. (2018) Krause: Alimentos, nutrição e dietoterapia. 14ª ed. Rio de Janeiro: Elsevier, p. 3350-3351.